中原历代中医药名家文库

现当代卷

鄭紹周

主　审◎郑绍周
主　编◎武继涛

总主审◎毛德西
总主编◎郑玉玲　朱光
副总主编◎禄保平　张瑞　金杰　常学辉

河南科学技术出版社
·郑州·

内容提要

郑绍周教授从医五十余年，深谙经典，博采众长，治学严谨，潜心临床，专事儿科，多有建树。本书通过郑绍周传略、学术思想、临床精粹、用药心悟、诊余随笔、弟子感悟等，较系统地介绍了郑绍周教授坎坷的学医道路、艰辛的奋斗历程、深厚的学术造诣、丰富的临证经验和高尚的医德情操。全书结构简洁，内容精练，见解深邃，实用性强，是中医临床医师、大学生、研究生，特别是青中年中医工作者学习、继承、发展中医学术的重要参考书。

图书在版编目（CIP）数据

中原历代中医药名家文库. 现当代卷. 郑绍周 / 郑玉玲，朱光总主编；武继涛主编. — 郑州：河南科学技术出版社，2019.10

ISBN 978-7-5349-9516-3

Ⅰ.①中… Ⅱ.①郑… ②朱… ③武… Ⅲ.①中医临床—经验—中国—现代 Ⅳ.①R249

中国版本图书馆CIP数据核字（2019）第075700号

出版发行：河南科学技术出版社

地址：郑州市郑东新区祥盛街27号　　邮编：450016

电话：（0371）65788613　　65788629

网址：www.hnstp.cn

策划编辑：马艳茹

责任编辑：邓　为　董静云

责任校对：金兰苹

整体设计：张　伟

责任印制：朱　飞

印　　刷：洛阳和众印刷有限公司

经　　销：全国新华书店

开　　本：787 mm × 1092 mm　1/16　　彩插：24　　印张：16.5　　字数：280千字

版　　次：2019年10月第1版　　2019年10月第1次印刷

定　　价：80.00元

中原历代中医药名家文库·现当代卷

总　主　审　毛德西

总　主　编　郑玉玲　朱　光

副总主编　禄保平　张　瑞　金　杰　常学辉

总主编委员会（按姓氏笔画为序）

毛德西　朱　光　张　瑞　金　杰

郑玉玲　常学辉　禄保平

中原历代中医药名家文库·现当代卷

郑绍周

主　审　郑绍周

主　编　武继涛

副主编　赵　铎　王　丹

编　委（按姓氏笔画为序）

马利红　王　丹　王全民　王佳樌

王厚强　王猛川　王维峰　孙燕富　武继涛

赵　铎　柴少龙　潘亚茹

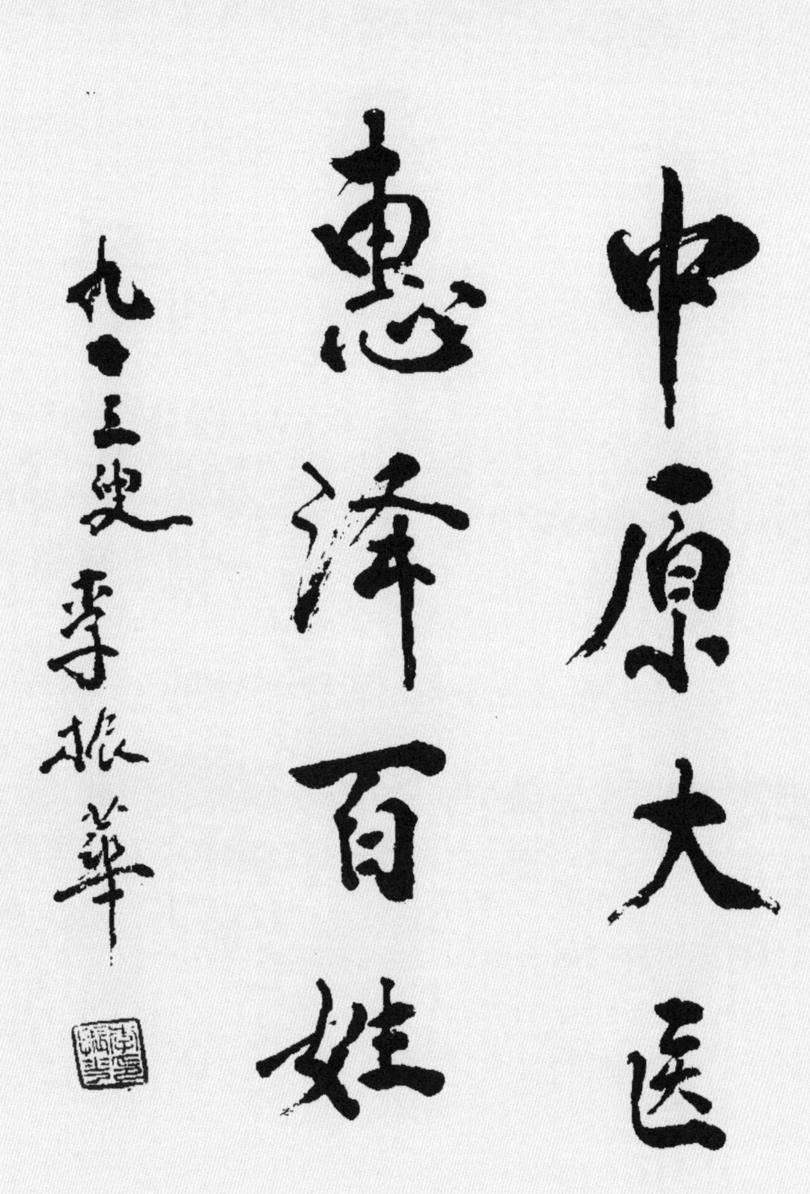

国医大师李振华题词

郑绍周简介

郑绍周，男，1938年出生，河南省内黄县人，河南中医药大学第一附属医院脑病科主任医师，国家中医药管理局重点学科中医脑病学科学术带头人。首届河南省中医事业终身成就奖获得者，第三批、第四批全国老中医药专家学术经验继承工作指导老师，第三批全国名老中医药专家传承工作室指导老师。

郑绍周1964年毕业于河南中医学院，先后工作于三门峡黄河医院、河南中医学院中医内科和伤寒教研室，后调至河南中医学院第一附属医院任急诊科主任，20世纪90年代创办该院脑病科并工作至今。

郑绍周教授从事中医临床55年，在中医药治疗中风、痿证、痫证、内伤发热、恶性肿瘤等方面颇有建树。上世纪90年代中期，郑绍周在中医脑病界较早提出了“补肾益气”法治疗缺血性中风，近年来提出并系统阐释了“肾虚致病”理论，提出以“补肾解毒通络法”治疗多发性硬化等独特理论。

郑绍周教授科研上作为主要承担者，完成十余项省部级、厅局级课，发表论文60余篇，主编《中风急症》《中医内科急症临床》《慢性肺源性心脏病》等著作。郑绍周教授学术上倡导衷中参西、以中为主，人才培养方面注重师承，迄今已培养出30名余名硕士研究生、5名学术继承人和1名博士。不仅如此，许多中青年医师在郑绍周教授身边习得经验、探得要旨，成为各自单位的业务骨干，为河南省中医事业的发展不断做出贡献。

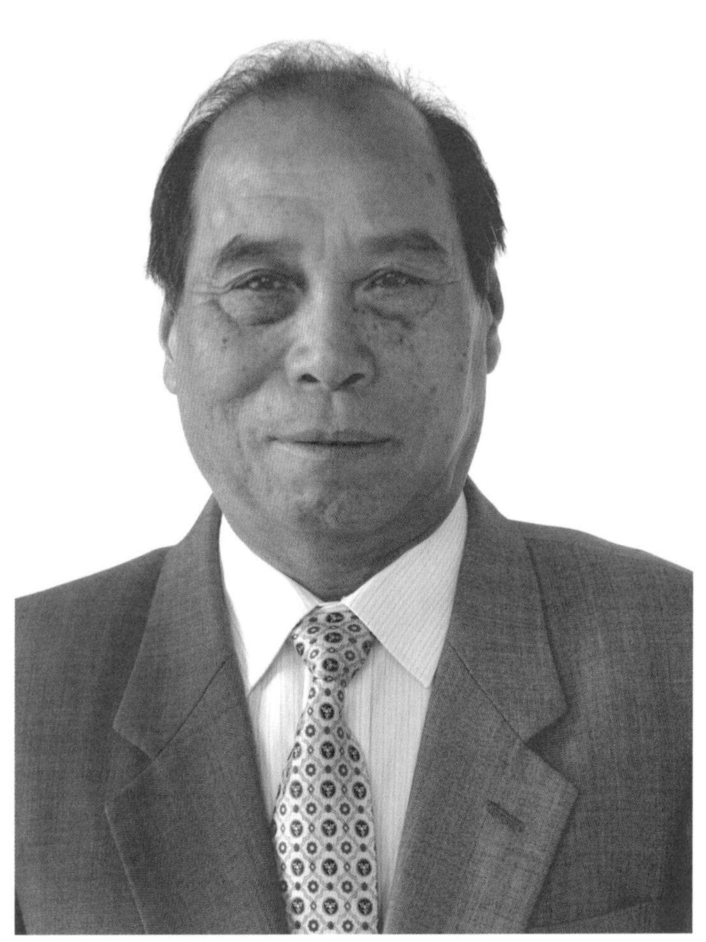

郑绍周教授

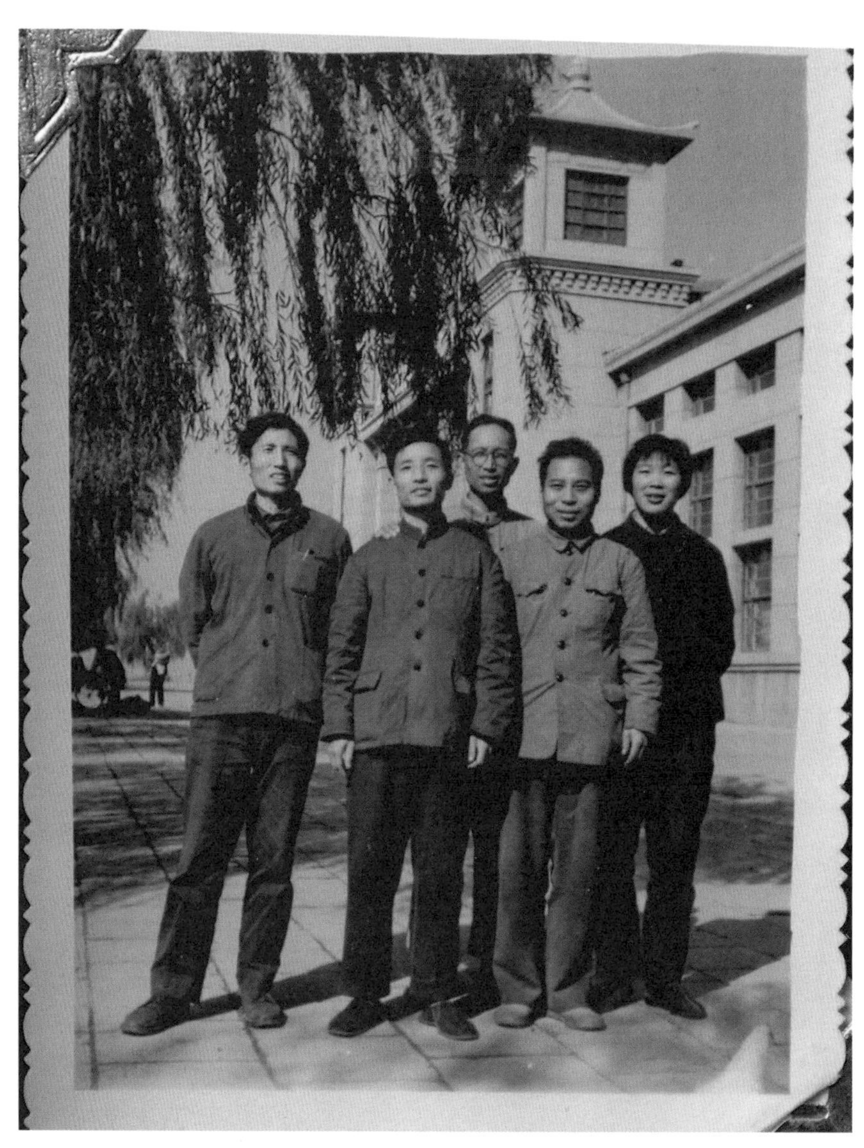

郑绍周任三门峡黄河医院中医科主任时与同事合影

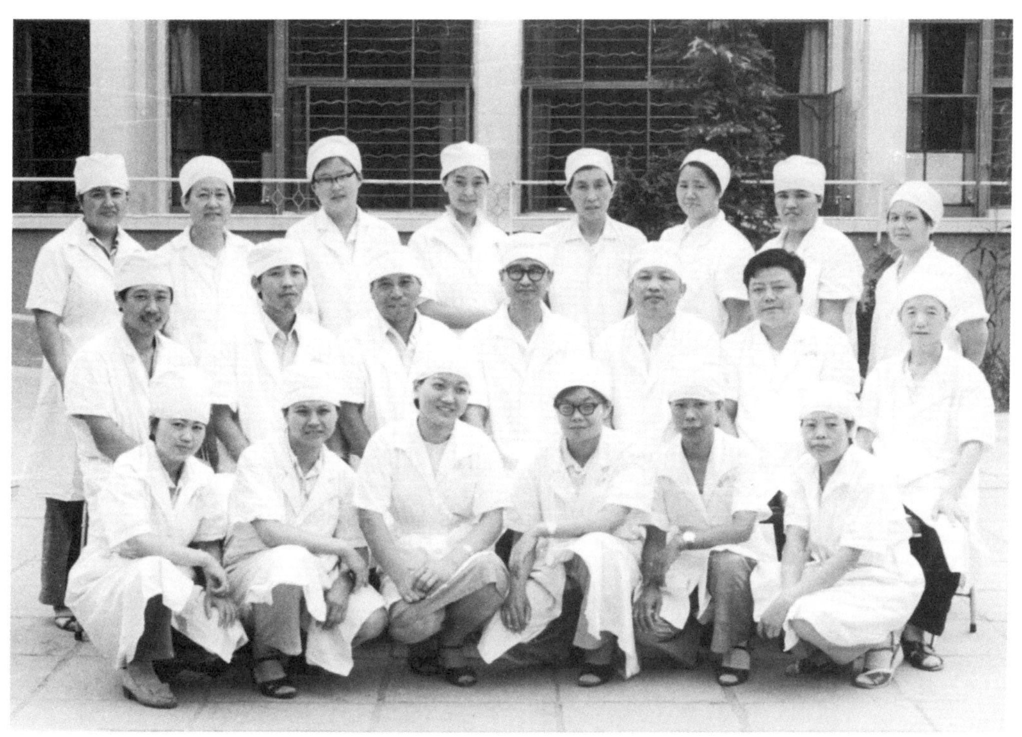

郑绍周任河南中医学院第一附属医院急诊科主任时与同事合影

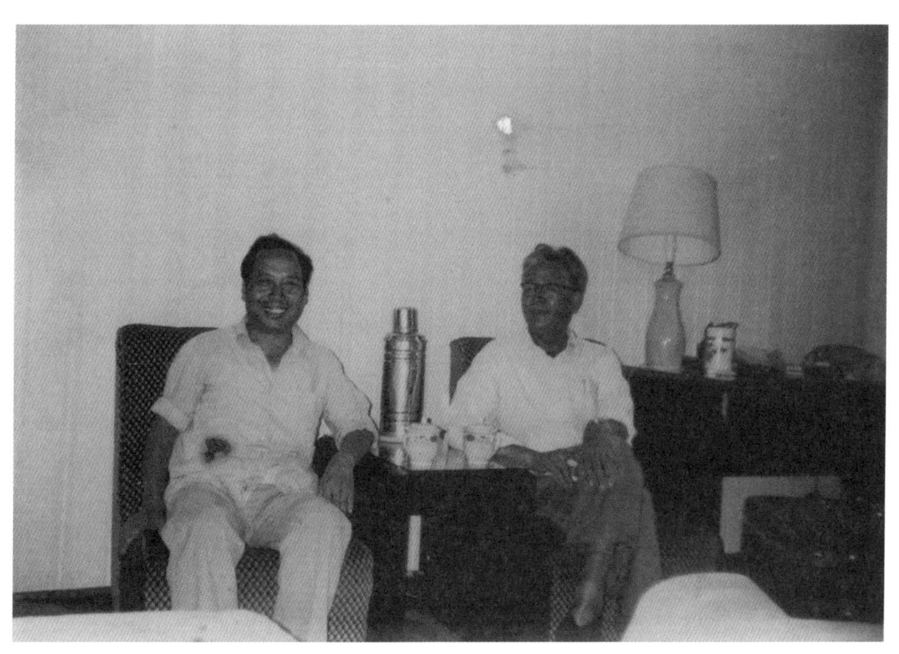

郑绍周与老一代中风病专家李秀林教授讨论学术

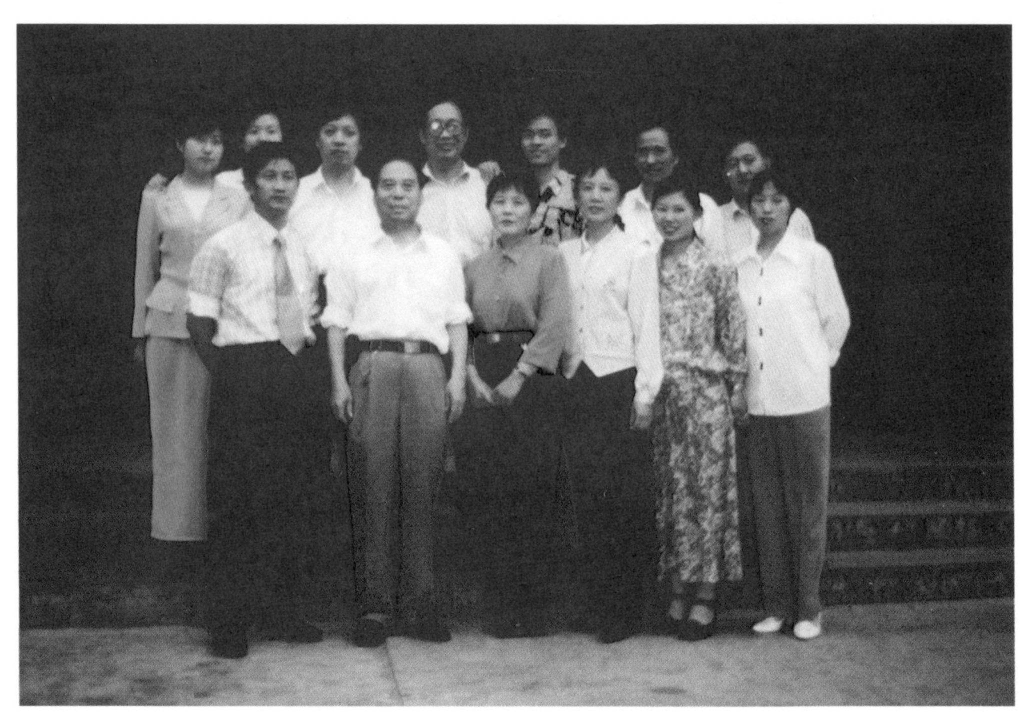

郑绍周任河南中医学院第一附属医院中风科主任时与同事合影

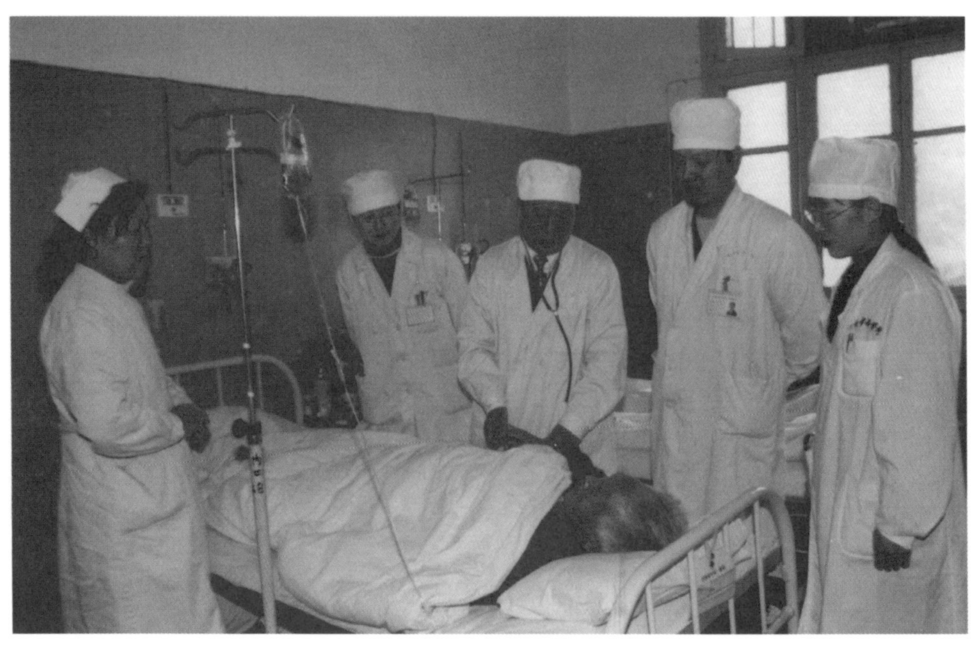

郑绍周带领脑病科研究生查房

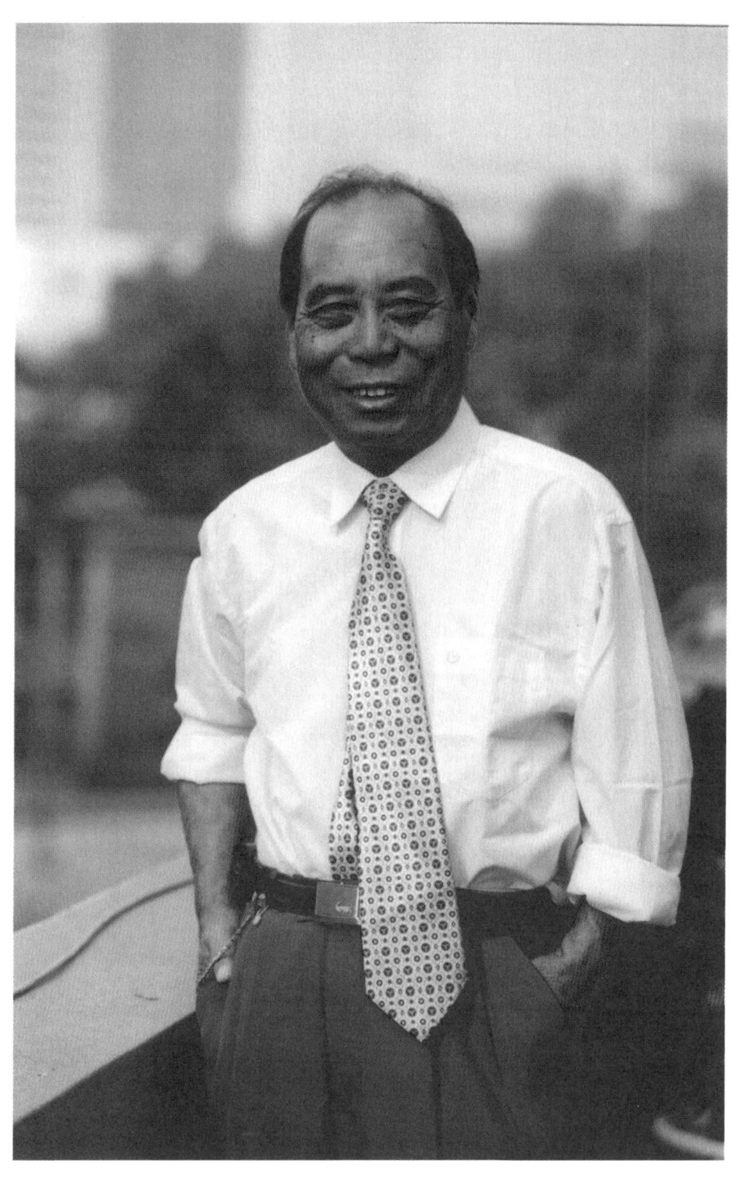

郑绍周于2002年评为第三批全国老中医药专家学术继承工作指导老师

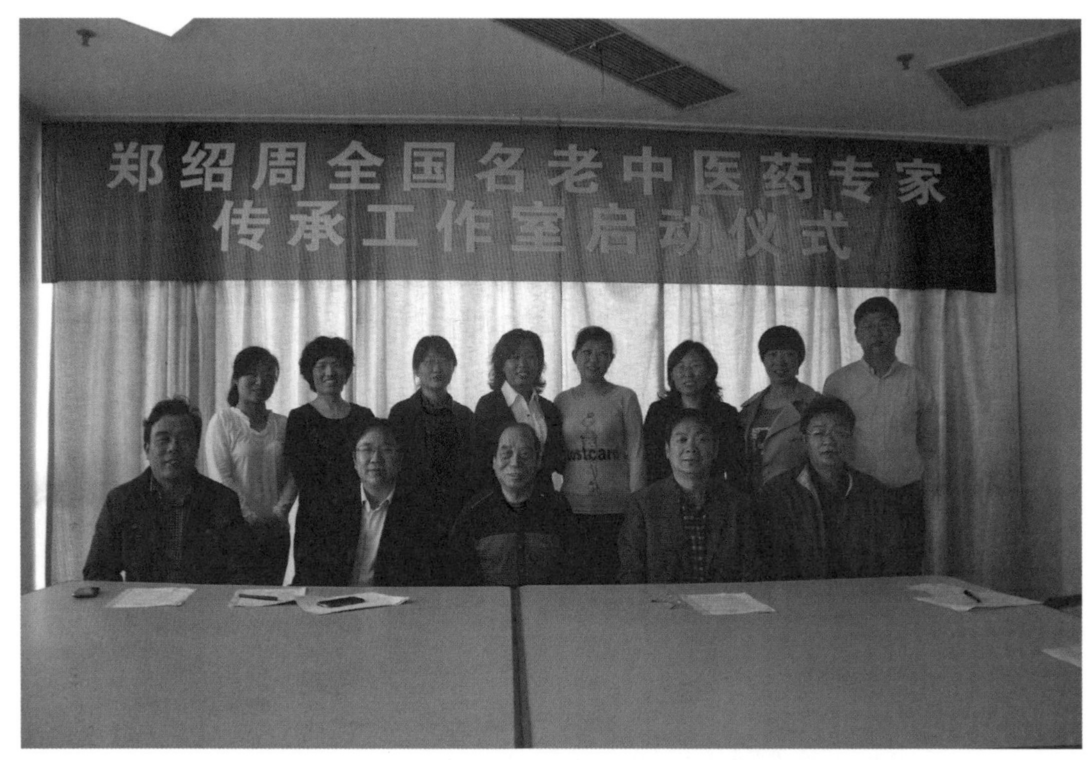

郑绍周教授与工作室成员合影

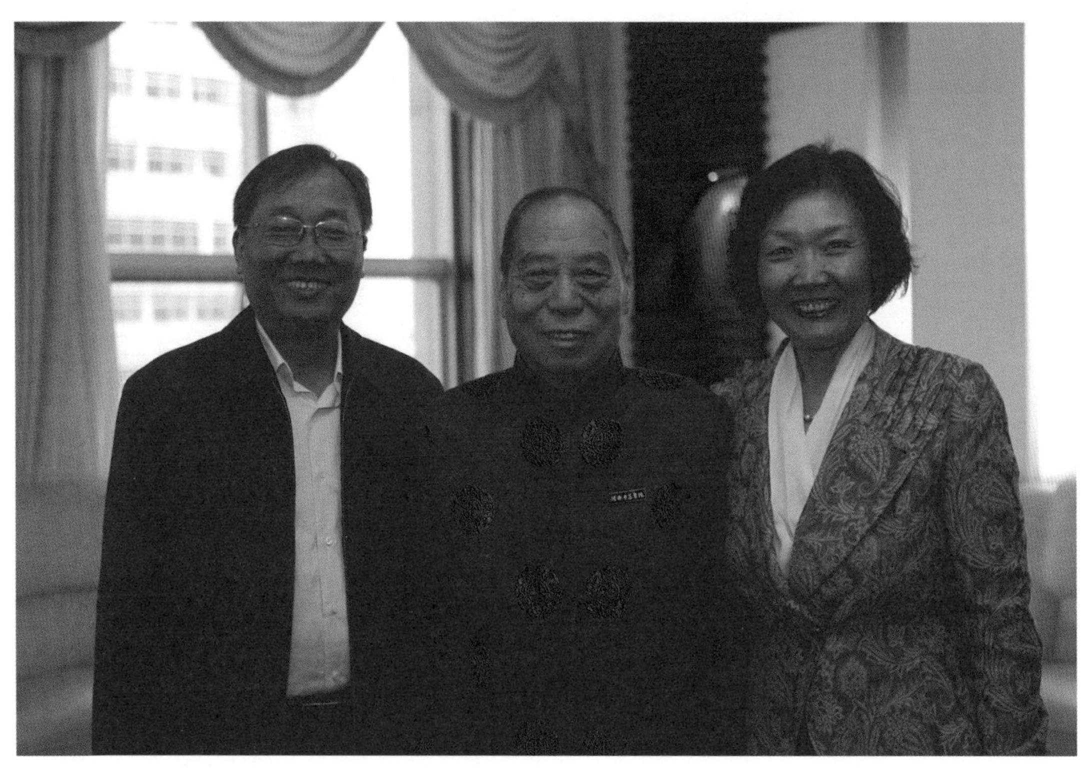

郑绍周教授行医五十周年学术研讨会上与郑玉玲校长、朱明军院长合影

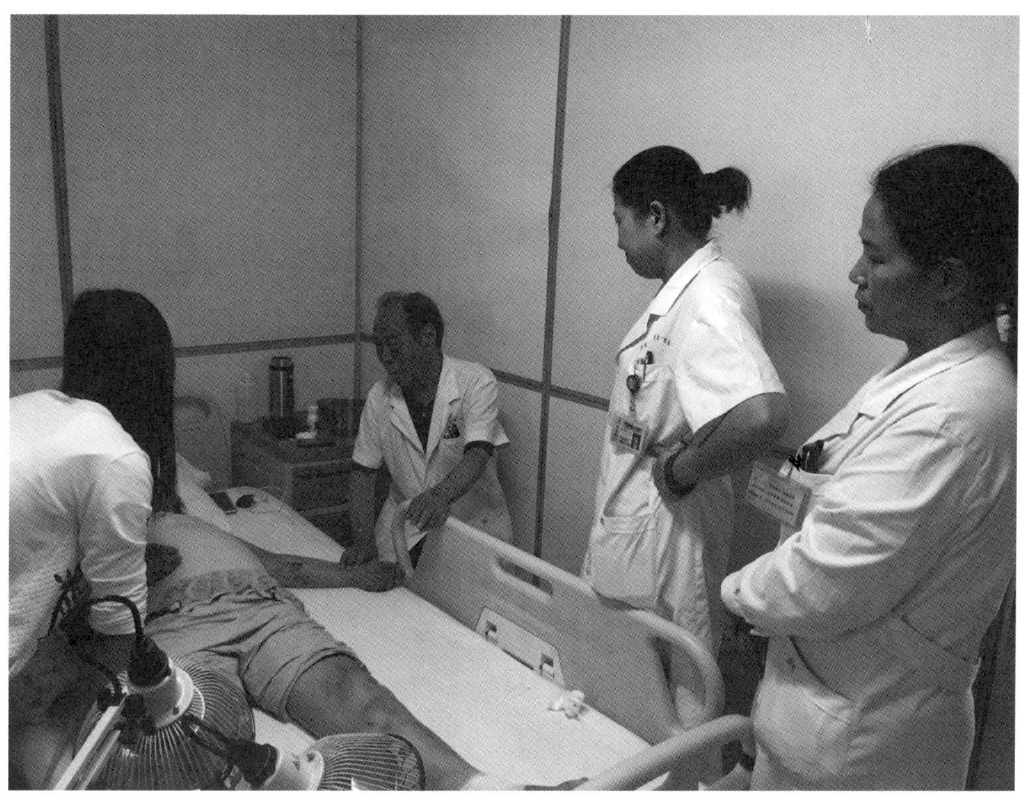

郑绍周教授退休后坚持疑难病例会诊和查房

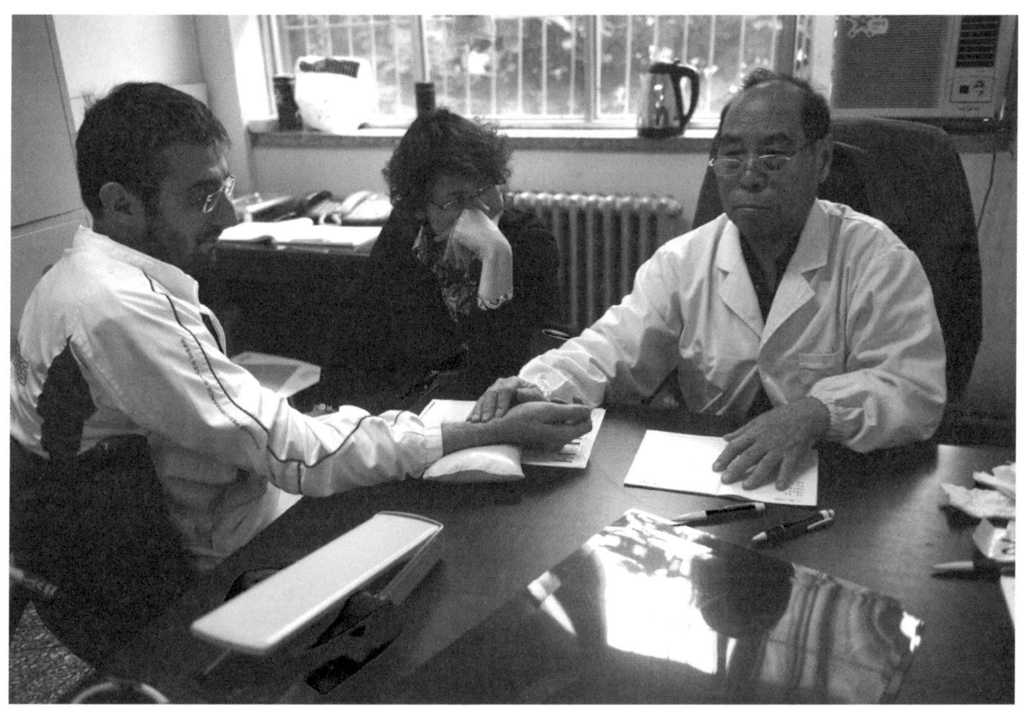

郑绍周教授为来自法国的多发性硬化患者诊病

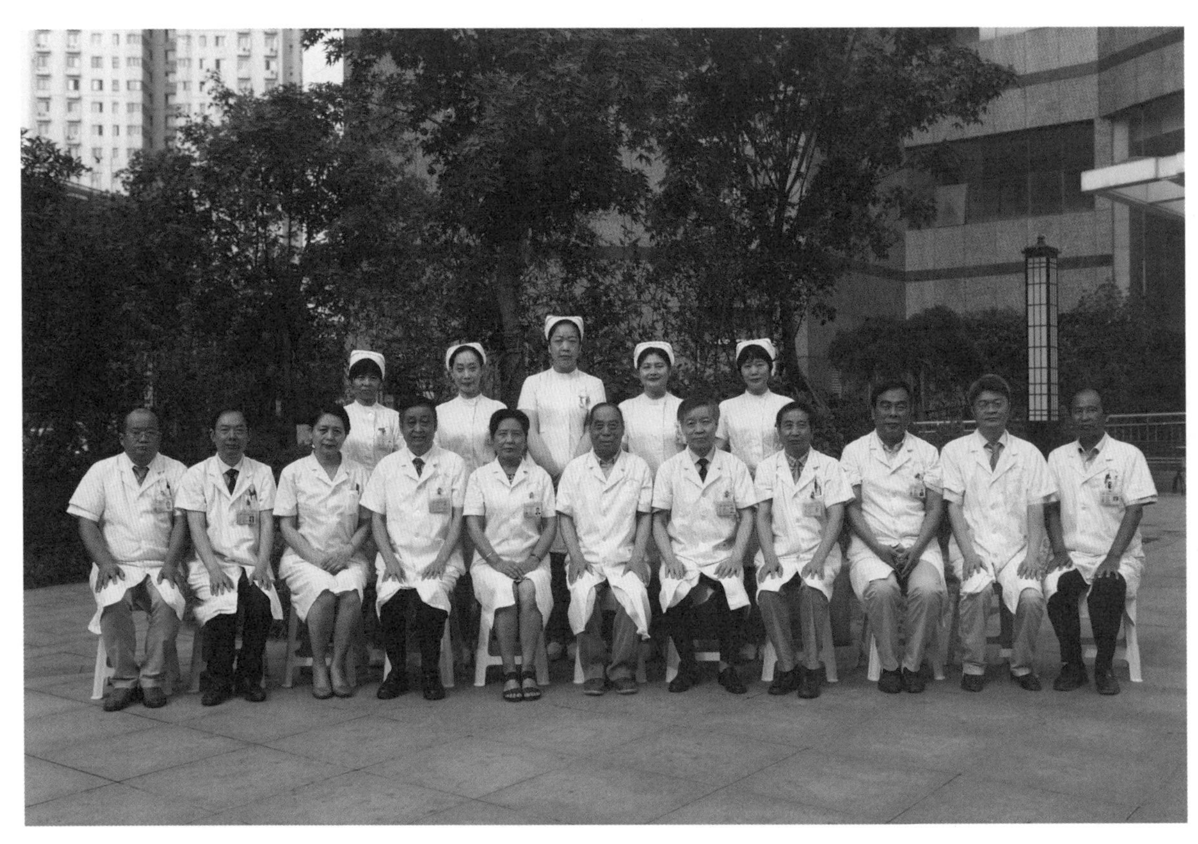

郑绍周教授与脑病医院专家队伍

序

中医药学历史悠久，源远流长，涌现出灿若繁星的医药学家。正是由于他们的辛勤耕耘与绵延传承，才使得中医药学在世界医学体系中独树一帜，影响寰宇并造福人类。

河南地处中原，人杰地灵，是中华民族优秀文化的重要发祥地之一，自古及今医药大家更是层出不穷。诞生于河南南阳的张仲景，被后世尊崇为“医圣”，以其巨著《伤寒杂病论》及其独特的辨证论治思维，深远地影响着中医学的传承与发展，至今仍然在指导着中医理论研究与临床实践。其后，河南历代名医名著辈出，比较著名的如褚澄的《褚氏遗书》、王怀隐的《太平圣惠方》、郭雍的《伤寒补亡论》、张子和的《儒门事亲》、滑寿的《十四经发挥》、李濂的《医史》、景日昣的《嵩崖尊生书》、吴其濬的《植物名实图考》、杨栗山的《伤寒瘟疫条辨》等，对中医药学的发展和提高，发挥了承前启后的推动作用，产生过重要影响。

新中国成立以后，河南的中医药事业又得到了长足的发展，在业内占有较重要的地位。著名中医学家李振华是第一批国医大师，我与他交好多年，深知他理论功底深厚，临床经验丰富，治学严谨，桃李遍天下，他对河南中医药学的教育、科研、临床工作，做出了非凡贡献；还有石冠卿、吕承全、赵清理、邵经明、杨毓书等，都是闻名全国的中医药学家。

中医药这一伟大宝库有三个组成部分：浩如烟海的典籍，名老中医的经验，民间的验方绝技。其中名老中医的经验是最接近临床实践的，是理论与实践相结合的典范，也是我们亟待传承的中医精华。而随着时间的流逝，名老中医越来越少，中青年能用中医思维去认识疾病、防治疾病的也越来越少。所以现在的问题是抓紧将这些名老中医的经验继承下来，学习他们的学术思想，学习他们的临床经验，学习他们的医德医风。这是时代的需要，是发展中医的需要，是培养年轻一代名中医的必由之路。

我过去曾讲过要做一名“铁杆中医”，有人对此产生误解，认为这是保皇党、保守派。我所说的“铁杆中医”，就是要立足自身，坚信中医，坚守中医，同时要做好与现代尖端科学的结合。中医本身就是尖端科学，两个尖端科学结合，那就是更好更高的医学。中医药在治疗SARS中的作为、国医大师王绵之教授对航天员的养生调护及其特效药用于航天员，这不是很能说明一些问题吗？我所说的“铁杆中医”，不是不学习科学，而是要站在现代科技的尖端上面，这样结合，中医就会发展。我们应该相信，只要特色不丢、优势常在、传承不息，中医药必将为呵护人类健康再立新功。

要学习好中医，就要从经典入手，因为经典是中医学之根，是后世各家学说之源头，必须下一番功夫才能学好。“不经一番寒彻骨，哪得梅花扑鼻香”！而要学习好经典，还必须注重临床实践。老百姓之所以对中医信赖，是因为中医疗效是肯定的，是经过几千年临床实践所证明了的。临床实践是中医的生命线，离开临床实践，就无从证明中医理论的正确性。中医学的方法论，是完全符合唯物辩证法的实践论、符合哲学的系统论的。

十年树木，百年树人。要发展中医，就要抓紧抢救老中医学术经验，许多老中医带徒，办名医传承班，这是很好的传承方法。抓紧时间整理老中医的经验，上对得起祖宗，下对得起百姓，这不但是对中医学术发展的贡献，也是对人们健康事业的积极奉献。希望更多的名老中医毫无保留地将自己的学术经验撰写出来，传承下去；也希望更多的中青年学子虚心地、踊跃地加入师承的队伍，使岐黄之术薪火相传，不断发扬，更好地为全人类的健康服务！

说起来，我在河南有两位祖宗，一位是医圣张仲景，算是我们中医人的共同祖宗；一位是邓氏的祖宗，邓氏祖地在河南邓县（现邓州市），从中原南迁广东珠玑巷，我是第25代，500年前我们是一家。所以我对河南有一种自然的亲切之感，对河南中医更是有着特别的关注之情。

今闻河南同仁计划编纂《中原历代中医药名家文库·现当代卷》，我非常高兴，这不但是河南中医界的盛事，也是我们国家中医界的盛事。这部巨著，是为名老中医学术经验的传承做了一件大好事，值得庆贺。在其出版之际，聊述几句，以表一位期颐老者的意愿心境。

是为序！

国医大师 邓铁涛

2017年11月

前　言

中华医药，肇之人祖，岐黄问对，仲景垂法。

中原大地，是中华灿烂文化的重要发祥地，也是中医药文化的发源地、医圣的诞生地。在这片沃土上，有两部著作名垂青史，流传千古。一部是《黄帝内经》，它是中医学第一部经典大作，为中医学的传播与发展奠定了理论基础。其具体编著者虽无可考，但与中华民族的先人——黄帝是密不可分的。书中采用黄帝与大臣岐伯等对话的方式，对人类生命科学进行了详尽而科学地讲述。而黄帝出生于河南新郑，他的智慧使得中医药学跻身于世界医学之林。另一部是《伤寒杂病论》，该书创立了中医基本理论与临床实践相结合的辨证论治体系，为中医临床学科的发展开辟了无限法门。其作者是东汉时期河南南阳人士张仲景，他的治学态度是尊重先人，尊重实践，独立思考，敢于创新，用他的话说就是“勤求古训，博采众方，……并凭脉辨证”。书成之后被奉为中医经典之作，张仲景则被后世尊为“医圣”，为人们所景仰。

继“医圣”张仲景之后，中原大地以其悠久的历史及丰厚的文化底蕴，为中医药事业的继承与发展做出了卓越贡献。当我们站在黄河岸边回溯历史的时候，历代名医包括他们的名著犹如灿烂的星光闪烁在我们面前。比较著名的如南朝时期的褚澄与其《褚氏遗书》，隋代甄权与其《针经钞》，唐代孟诜与其《食疗本草》，宋代王怀隐与其《太平圣惠方》，金代张子和与其《儒门事亲》，元代滑伯仁与其《十四经发挥》，明代李濂与其《医史》，清代杨栗山与其《伤寒瘟疫条辨》、吴其濬与其《植物名实图考》等；还有近代陈其昌与其《寒温穷源》、陈青云与其《痘疹条辨》、刘鸿恩与其《医门八法》、龙之章与其《蠢子医》等，他们为河南乃至全国中医药事业的发展与提高做出了不可磨灭的贡献。

目光回到新中国成立以后，河南中医药事业得到了长足的发展。随着河南中医药大学（原河南中医学院）以及各级中医院的先后建立，一大批名家出现在教学与临床岗位上，他们为河南中医药的教育、医疗和科学技术的发展，倾尽全部心血，可谓“鞠躬尽瘁，死而后已”。他们中的杰出代表有国医大师李振华，国家级名医石冠卿、赵清理、杨毓书、高体三、吕承全、邵经明、武明钦、郭维淮、乔保钧等。他们秉承张仲景、孙思邈“大医精诚”之旨，怀仁心仁术，志存高远；为人民服务，任劳任怨；教年轻学子，挑灯备课；为病人除恙，废寝忘食；他们学术渊博，通晓经典，经验丰富，技术精湛；他们在百姓心中，犹如华佗再世，高山景行。他们教书育人，桃李满天下，我们为有这样的先辈、老师，感到骄傲、自豪。

时光荏苒，岁月飞逝。一批老前辈已经驾鹤西去，健在的专家、学者多已垂垂老矣。如何将他们的学术思想与临床经验记载于史，传给后人，将是摆在我们面前的迫切任务。我们要以抢救“国宝”的紧迫感去承担这项任务，以完全敬畏的心态去承担、去做事。初步统计，急需整理的全省著名专家约有近百名，我们将分批整理，全部出版问世大约五六年时间。这次整理工作必须以严谨的科学态度，精细的工作程序，一丝不苟地去设计，去编撰。要坚持“信、达、雅”的写作态度，做到内容准确可信，行文畅达通顺，词语得体文雅。而要做到这一点，认真是第一位的。正如中医大家岳美中先生在《名老中医之路》第二辑“序”中说，对于编辑老中医经验这样的书，要有“手里如同捏着一团火”的责任心，看准了的事就要做到底，做出成果来，精心设计，虚心征求、细心组织。

对于本丛书的学术与临床价值，我们总编委员会在召开第一次会议的时候，就有所评议。这种评议是从上世纪八十年代出版的《名老中医之路》谈起的。当时中医宿老吕炳奎在该书“序”中写道，“这有利于鼓励广大青壮年中医师进一步下苦功深入研究和精通中医药学，有助于当今一代名中医的成长，而这正是青壮年同道们应当努力的方向”。该书“编者的话”中谈到，这样的书有利于一代新名医的成长，有利于改善中医教育工作，有利于中医学术“与时俱进”地发展。反复阅读老前辈的话语，如同当面教诲，沁人心脾。本丛书虽然只是记载河南省现当代名医的经验，但它的影响会波及全国，甚至于海外。这对于传承中医、培养中青年中医名家，是教科书，是经验书，是师承必读之书，必将在河南中医药事业发展史上留下浓墨重彩的一笔。

对于本丛书的编写与出版，还有一位老人在默默地关心着，他就是为这套丛书作序的国医大师、年高一百零一岁的邓铁涛教授。丁酉初秋，在总主编郑玉玲教授的带领下，我们一行四人南下羊城，专程拜访了邓老。当天上午十时许，邓老在其子邓中光教授的搀扶下，高兴地在客厅接见了我们。只见邓老红光拂面，精神矍铄，在我们问候邓老之后，邓老开口道：“丛书进程如何？”又问道，“何时可以出版？”“希望这套丛书能走向全国！”邓老的关心使我们非常感动。回郑后，总编委员会及时召开了会议，对邓老的关怀做了传达。并表示，不辜负老前辈的关心与期望，希望尽快能让邓老看到这套由他作序的丛书。

在此，谨对邓老表示诚挚的谢意！并遥祝邓老椿龄无尽，福寿康宁！

同时，对河南中医界的老前辈，关心中医药事业发展的老领导，关心、参与丛书编著、出版的同仁，表示衷心的感谢！

《中原历代中医药名家文库·现当代卷》总编委员会

2017 年国庆

目 录

第一章

医家传略

郑绍周，男，1938年生，河南省内黄县人，中共党员，河南中医学院（现河南中医药大学）第一附属医院主任医师、教授，第三批、第四批全国名老中医，首届河南省中医事业终身成就奖获得者，全国名老中医药专家传承工作室指导老师，河南中医学院第一附属医院脑病科创始人。曾任河南中医学院第一附属医院急诊科主任、中风科主任、脑病医院院长、中风研究所所长，河南省医学会急诊医学专业委员会副主任委员、名誉主任，国家中医药管理局脑病急症协作组河南分组组长。现任河南省中医内科会诊中心中医脑病（神经内科）首席专家、河南省中医药学会络病专业委员会顾问、河南中医学院痿证研究所顾问、河南省保健局专家。

郑老擅长治疗中风、眩晕、癫痫、痿证及内伤发热等疾病。他于20世纪90年代初期在国内较早提出用“补肾益气”法治疗缺血性中风，获得中医脑病界认可。10余年来，他采用补肾、解毒法治疗多发性硬化，疗效显著；他辨治内伤发热，举重若轻，享誉中原；他提出“肾虚痰瘀”致病学说，并倡导“补肾、活血、化痰”法治疗多种疑难脑病，丰富了中医脑病临床。

郑老从医50年来，发表学术论文50余篇，主编《中风急症》《中医内科急症临床》《慢性肺源性心脏病》等著作。几十年来，作为主要承担者，完成十几项国家、省局级课题。

郑老早年家境贫寒、命运多舛，进入河南中医学院后，把学好中医、当好医生视为自己一生的志向，勤求古训，博采众长，精究方术，思求经旨，在医疗、教学等方面取得了丰硕的成果。现将郑老的成长经历、工作概况及一生的治学经历概述如下。

一、艰辛成长、笃实好学

家贫而志坚，是少年郑绍周生活的真实写照。

1938年1月，郑绍周出生于河南省内黄县。当时日本占领下的中原大地，到处是人间地狱。他跟随父母颠沛流离，辗转于河南、河北。在他7个月大时，父亲因急性霍乱暴病而逝，使本就艰难的生活更加贫寒。母亲抱着还在襁褓中的郑老回到老家，从此母子相依，艰难度日。

郑母是一个勤劳的人，白天她一家一家地给人洗衣，夜晚借着月光一针一针地纳鞋底。冬天，她的手布满了裂口、血痂，即便是这样，她也从未抱怨过，含辛茹苦地抚养郑老长大。郑母是一个待人和善的人，虽然家里的条件已经很差了，但碰到乞讨、残疾的人，她也会舀一碗稀粥给他送过去，并告诉他“有这一口饭他们就饿不死”。郑母是一个有智慧的人，日本鬼子被赶出中国后，全国各地开始建学堂，年幼的郑老虽然想分担母亲的辛劳，多帮母亲种地，可是学堂一开课，他就被母亲赶进了学堂，从此开启了他的漫漫求知路。母亲是郑老成长中的第一位良师，她不仅给予郑老生命，更是教会郑老自立、自强、善良……

在母亲的影响和鼓励下，尽管生活贫穷、艰辛，少年的郑老却喜欢读书识字。“悬梁刺股”“凿壁偷光”等古人勤奋好学的故事激励着郑老，“勤能补拙”四个字鞭策着郑老。当时学校教授各种知识，从“四书五经”到革命思想教育，甚至还有数学、图画课，无论哪一门课，他都沉浸其中。他酷爱学习，不落下任何一门课。老师讲的每一点知识，他都如获至宝，慢慢消化。那时的郑老经常在放学后帮母亲种地，帮别人家放羊以贴补家用。有一次放羊时，因为看书入了迷，傍晚郑老才发现跑丢了两只羊，结果到深夜才把羊找到，尽管这样也没有耽误第二天的功课。因为没钱点灯，郑老常常是学校里去得最早、走得最晚的一个。从小学到高中，郑老一直都是班里的第一名。学校的老师都被郑老的勤奋打动，纷纷把自己的藏书借给他，甚至给他“开小灶”。郑老在知识的海洋中如饥似渴地遨游，学业迅速精进。郑老后来在郑州工作后，和曾经教过他的一位老师重逢，老师对他记忆尤深，两人至今还是亦师亦友。

在郑老成长的历程中，堂兄郑学诗是他的恩人。12岁那年，因家庭条件贫困，实在交不起学费，母亲四处借债。懂事的郑老要求休学以担起养家的重任。在最艰难时期，堂兄郑学诗不顾自家的孩子还要抚养，先帮助郑老把学费交了，郑老才得以继续学业。这位堂兄不仅对郑老家施以援手，还经常帮助别人。堂兄是村里的名人，邻里红白事、纠纷事都来找他，他往往能将事情处理得双方都满意。堂兄常告诉郑老：“谁都有难念的经，敬人等于敬己；给别人留余地等于给自己留后路。”这样的人生态度影响着郑老，使郑老在以后的几十年里尊重别人、无私地帮助周围的人，也赢得了大家的尊重。

郑老喜爱运动，功课之余，还爱上了书法、绘画。当时的老师都写板书，一位老师的字写得很飘逸，他每天偷偷模仿，没钱买本子练习，他就将这个老师的字刻在脑子里一遍遍地复习。后来郑老的书法成就皆得益于其年少的热爱和根基。他还担任过校板报组长，喜欢上了诗歌创作，当时写的几十首诗歌，经常被老师和同学们传阅。他和同学一起组织各种活动，很多同学都被郑老身上向上、乐观的精神感染着，自觉地聚集在郑老周围。

由于郑老的父亲因病早逝，加上当时医疗条件差，农村更是缺医少药，每年都有生病得不到有效救治而死去的人，这些都在郑老的成长中打上了深刻印记。因此，从青年时期，他便立志精研岐黄之学，把中医学立为自己倾注一生心血的事业。在报考大学时，郑老毫不犹豫地报考了河南中医学院，并以优异的成绩通过了入学考试。然而好事多磨，虽然郑老以优异的成绩通过了考试，但迟迟未收到入学通知书。辗转打听才得知，原来是当时的一位村干部妒忌郑老学习比自家孩子好，因而在郑老的政审中诬告了郑老。得知原委后，郑老在愤怒中没有失去冷静，并没有采取报复或是用极端的方式，而是在堂哥的带领下，找到这位村干部，用自己的求学志向打动了他，化解了矛盾，并一起找相关领导，证明自己的清白，终于澄清了事实，赶上了开学时间，成为一名中医药专业的大学生，开启了50余年的从医生涯。

二、勤求古训、进德修业

学生时代，郑老便立下鸿鹄之志，为成为一名合格的中医人孜孜不倦地努力着。

1959年9月，青年郑老背着简单的行囊迈进了河南中医学院的大门。当时正是河南中医学院成立之初，清晨校园朗朗的读书声，课堂上老先生们一丝不苟的教学，操场上同学们矫健的身姿……无一不吸引着年轻的郑老。

中原大地名家辈出。进校伊始，郑老受先贤老师的教诲，把医德作为修身立业之根本。他严格要求自己以仁爱精神为准则，时时以“恒德”约束自己，并在以后50余年的行医生涯中时刻践行着，急病人所急，想病人所想。

为善而未与人知，因而心存善念，行则久远。医生以治病救人为根本，只有把患者治好了才能称为合格的医生。他深深地认识到这一点，其后5年的学习阶段，苦读经典，专心致志，虚心求教，刻苦钻研，为成为一名出色的医生打下了坚实的基础。

中医理论的鸿篇巨著《伤寒论》和《金匮要略》深深地影响着郑老。加之20世纪五六十年代中国因传染性疾病死亡的人数不胜数，让郑老对该经典的研习格外精益求精。他常说，我们学习经典，进可以爱人知人，退可以爱身知己，固其根本，见病知源。当时老师教导学生，《伤寒论》虽是六经辨证，但需以五运六气学说做基础。郑老常在业余时间细细体会。“人禀五常，因风气而生长。风气虽能生万物，亦能害万物”，“伤燥，肺先受之……”，“寒之为病，肾先受之……”，故而郑老认识到六经病是客主加临人体所表现的临床症状的全面总结，因而常由症状悟及根源，以期理解前人的遣方用药。郑老在跟随老师学习经典的同时，熟读原文，背诵经典。据郑老讲，当时他课间背，吃饭时背，甚至睡觉时做梦都在背诵，他以自己的经验教导学生：“你只有在熟背了经典以后才能慢慢参悟，临证时才能得心应手”。不仅能够熟背，郑老还精研着每一类方药，像麻黄汤、越婢汤、小青龙汤、大青龙汤等麻黄剂，苓桂剂类方中茯苓甘草汤、苓桂术甘汤、苓桂枣甘汤等。这些方子，仅仅几味药的变化，功效就发生了明显的不同，甚至用药剂量的差别，临床上的反应也会大有不同。他翻阅古代医案细细品味，慢慢琢磨，实在不懂就记在笔记上，请教老师，临证揣摩，知识量迅速增加，理解力突飞猛进。

郑老不仅做到熟谙经典，还勤于临证，参师襄诊，以症对方。在跟随老师出诊时，勤做笔记，不懂就问，摸索方药的临床特征，回来后认真总结，细心体会，理解更加深入。在后来的临床实践中，郑老得到了刘彦同、吕承全、袁子震等省内名家指点，之前不懂的地方在随老师出诊时有时恍然大悟，有时又有新的问题，在得到这些良师的教授点拨后，收获颇丰。这些老师的指点与经验，对郑老以后的临床诊治帮助很大。

郑老当时的同学中，有很多出身于中医世家，家学渊源。他意识到这种先天的差距，除了奋发图强、孜孜不倦地学习以外，还充分利用每一个学习机会。中药是中医的根基，为了对中药的性味有更深的认识，他在放假时，跟随老师一起上山采药、认药，甚至在中药炮制前、炮制后尝试中药，亲身体验药性的变化。在大学期间，郑老因家庭贫困，衣服常常是补丁摞补丁，一天只吃两顿饭。但如此贫困的生活，反而让他对大学期间的每一个学习机会都倍加珍惜。每每回忆起大学时代的生活，郑老总是笑言："那是一个物质匮乏的年代，但对知识的渴求和对真理的探索却从未因贫困的生活受到丝毫影响。"

事实确实如此，郑老没有因为贫困而自卑自弃，而是以乐观、自信的态度让自己的大学生活丰富多彩。大学的各种社团活动中都能看到他的身影。二胡表演、独唱、合唱等，极大地丰富了他的精神世界。同时，他还积极锻炼身体，拉单杠轻轻松松几十下，还喜欢鞍马运动。少年时的书法、图画根基，让他成为黑板报、校园文化的主要参与者。正是他积极阳光的心态、忠厚的品格、广博的学识，使他赢得了同学们的喜爱。当时的同学周骥、赵海好和郑老志同道合，成为一生的朋友。

三、广师求益、大胆探索

郑老学以致用，学用结合，勤于思考，融会贯通，夯实了中医基础知识，掌握了深厚的医学理论。

1964年，郑老大学毕业服从国家分配，至三门峡黄河医院中医科工作。黄河医院是国家为支持黄河水利建设而设立的大型医院，在当时有最先进的医疗设备和来自名牌大学的西医专家团队，是当时河南省最为先进的西医院。由于自民国时期，西医迅猛发展，而中医并未被纳入正规教育系统，几十年来被西医看不起。虽然中华人民共和国成立后各地陆续成立中医学院，可那时从业的中医师多无学历、无文凭，不懂现代医学知识，因此仍然被西医同行瞧不起。在当时的形势下，郑老却没有随波逐流，自暴自弃，而是坚信已经为中华健康服务几千年的中医依然会大放光彩，自己就是肩负传承和发展的重任者。他想："穿上白大褂都是医生。中医医生在这个西医院如果没有真本事，是干不下去的，必须发挥中医的优势。只要能为患者解除疾苦，解决临床问题就能被人们认可。"从此，他憋足一股劲，不是在门诊就是在病房，有时候吃饭都顾不上。那时，郑老或者跟随家传中医赵锡臣老先生，抄方悟方，撷取精华；或者师从王孟卿先生习针灸、熟经络；或者自己临证，分析经验和教训；或者挑灯研读中医经典寻求答案，在自己领悟不了时常常给学院的老师写信求教……遇到疑难病例暗自记下，经常把自己大学跟师的笔记拿出来复习、分析，为了见病知源，遍寻"妙方"。一边用中医知识丰富自己、治病救人，一边还利用业余时间学习全部西医大学课程。为了学习现代医学知识，他当时甚至自学了高等数学。就这样，郑老在那两年间，几乎就是在医院、宿舍埋头苦干，解决了一个个临床疑难病例，在这个小大夫周围聚集起了大量患者。日积月累，要么是复诊患者，要么是慕名而来，郑老的门诊总是患者盈门。郑老常常不待患者相告就推述病源，每每处方调剂，均见奇功，使得在短短时间内西医同事们就改变了对“土中医”的看法。当时医院一位西医大夫的母亲外感发热，热退后仍呕吐、腹泻一周不止，抱着试试看的心态，这位西医请郑老为他母亲诊治。患者服用郑老1剂药后便呕吐停止，又服3剂后痊愈。一例西医治不好的内科杂病，让许多同事从原来的瞧不起中医到了解中医、信任中医，扭转了对中医医生的看法。他们信任郑老，碰到疑难杂症、疗效不满意的病例，都会先找中医科这个小中医会诊。因为同事、朋友及患者的信任，仅参加工作2年多的郑老，常常坐门诊时不能按时吃饭，经常半夜被叫起来会诊患者。当时中医科主任王孟卿先生看到这个如此敬业、上进的年轻人，便积极向医院推荐郑老为中医科主任。参加工作第3年，年仅28岁的郑绍周即因出色的业绩、良好的口碑被破格提拔为中医科主任。在成为科主任后，郑老更加努力工作，并突出中医特色，把小小的中医科建设得朝气蓬勃。他没有辜负王孟卿先生的重托，成了三门峡当地小有名气的中医大夫。

20世纪60年代，乙脑曾在全国范围内大流行。患者高热、抽搐、昏迷，西药治疗没有特效药，且当时的护理条件差，死亡率甚高，沿死的患者也多数有后遗症，因而很多医院不是拒收患者，就是收了也束手无策，仅给予退热药等对症治疗。当时郑老不顾自身被传染的可能，也不顾治不好影响声誉，从不拒收乙脑患者。他潜心研究先贤医案，大胆地用羚犀白虎汤加减治疗了20余例乙脑患者，其中根据患者的身体条件，石膏用至60g甚至更大量，取得了良好的效果，仅有一例因就诊时已是绝脉不治身亡，余者均治愈出院，也没有留后遗症。此事震惊了当时三门峡医疗界，郑老更因为医术和医德受到一致好评。

三门峡地处湿地，风大湿气也大，咳嗽、咳喘患者很多。郑老想起在学校跟随吕承全老师坐诊时，老师常用麻杏石甘汤、射干麻黄汤，每取良效，因而学习临证使用，取得了一定效果。郑老又发现虽然短期患者病情得到缓解，但还有部分会复发，故又尝试联合金匮肾气丸合二陈汤，从本论治，从而治愈了大量咳嗽喘证的患者。他在临床中不断探索求知，患者也不断慕名而来。当时有一个当地的劳动模范是肝癌晚期患者，严重黄疸，在北京一家大医院被告知估计只有不到半年生存期。其辗转就诊于北京郊区的一个老中医（具体名字郑老已经忘记）后，回到三门峡求治于郑老。郑老看到这位老中医的方子，深受启发：传统观念认为癌症乃邪毒所致，而这位老中医开的都是培扶正气之药，这是结合中医理论“邪之所凑，其气必虚”“久病多虚”“脾胃乃后天之本”等，因而郑老在给这位患者开药时以调理脾胃、补脾肾、补扶正气为基础，少加软坚散结、清利湿毒的药，使这位患者后来又存活了5年之久。郑老从中悟出了很多肿瘤的诊治经验，陆续用来治疗乳腺癌、肺癌、脑部肿瘤、甲状腺肿瘤等，每获良效。其中郑老还结合现代医学的一些研究成果，把一些化学成分有明确抗癌作用的中药用到治疗中，也提高了疗效。

郑老就是这样不断探索着、感悟着，一点点积累着临证经验，为其学术思想奠定了坚实的基础。

1974年至1975年，郑老到中山医科大学第二附属医院心血管科进修。在进修期间，他再一次成为住院医师，跟随老师认真学习心血管病的诊断和治疗。其间他学习到了大量急症重症病的抢救知识，为后来创建河南中医学院第一附属医院急诊科积累了丰富的经验。由于踏实肯学，郑老的急症业务能力突飞猛进，带教老师对他非常放心。他独立抢救了不少心衰、心肌梗死的患者，挽救了不少生命。作为心血管科唯一的中医大夫，在一些患者抢救成功的后期治疗中，郑老征求老师同意加入中药，不仅缩短了患者的病程，而且极大地提高了患者的生存质量，多次获得患者的赞扬，很多患者出院后还来找他开药。其间他还用中药治好了不少疑难病例，其中有个香港富商不明原因发热9个多月，体温9个月来波动于36.5~39.8℃，在香港、广州多家医院看过病，吃过中药、西药无数，接受过激素冲击治疗，等等，仍然没有效果。患者自己都怀疑是否得了绝症，想放弃治疗，当时中山医科大学第二附属医院的老师给这个患者推荐郑老时，也只是抱着试试看的心态。患者见到郑老时，看到医生如此年轻，一脸失望。面对这个形如枯槁的患者，郑老认真观察其舌脉、询问病史后，认为患者乃久病多虚，虚甚致瘀，便大胆地根据甘温除大热的思想，给患者开了几剂补中益气汤加疏肝活瘀之品，受到周围医生及患者的质疑。他顶着巨大的压力坚持让患者服用，果然很快奏效，患者热退了，而且巩固治疗后体温完全正常，不到半个月时间就痊愈出院。这在当时广州医学界引起了不小的轰动，被留过洋的西医教授们赞为了不起的

"河南郑"。

郑老从此开始注意积累中医药治疗发热性疾病的经验，认为发热病并不是简单的清热泻火，而是应辨证施治。后来，他陆续研制了河南中医学院第一附属医院院内制剂"退热合剂"等系列药物，成为享誉河南的"发热病"专家，无论外感发热、内伤发热，在郑老这里几乎是药到病除。

郑老善于以能者为师，不仅向师长学习，而且民间验方、同道甚至患者顺口说的一个小经验，郑老都会随手记下来。《中医杂志》郑老每期必看，闲暇时间几乎都泡在图书室，当时郑老除去家用以外所有的钱都买了医学书籍。从广州学习回来，郑老的箱子里全是书。看到自己之前没有见到的某个病、某个证，之前看过的书、杂志上的临床报道，郑老反复揣摩、领悟，临床再加以应用。郑老以其扎实的基础、高度的领悟力、刻苦的努力，融会贯通，不断充实着自己的临证宝库。

四、教学相长、扎根临床

古之学者必严其师，师严然后道尊。

1972年，已经做了8年临床医生的郑老调回母校任教，先是在内科教研室，3年后又调往伤寒教研室。用"春风化雨，润物无声，诲人不倦"来形容郑老这一时期的工作再恰当不过了。

己先达而后才能达人。教学和临床是两个相互关联却又不同的行业，教师不仅会诊断、治疗，还担负着传道授业的重任！郑老虽然已经把自己所想所学较好地应用于临床，可是如何从临床回到课本，让学生理解、领悟、应用对郑老来说却是新的尝试。《伤寒论》是中医经典著作中最难理解的，文辞古奥，文意深远。正值壮年的郑老依然没有畏惧困难，深信"宝剑锋从磨砺出，梅花香自苦寒来"。基于学生时代打下的扎实基本功，他进一步研读各家注本，包括唐宋时期的成无己注本、柯韵伯的《伤寒来苏集》等，都一一详细阅读并记录心得体会。据郑老回忆，当时他把这些书看到"破得像被啃了一样"。就是这样，他讲课时深入浅出，娓娓道来，学生从中收获良多。郑老治学严谨，要求学生背诵条文必须一字不差，方证结合。上课气氛活跃，要求学生欲得真知，必须日读月讲，但并不要求学生一定要有标准答案，对条文的理解可以有自己的见解，大家可以一起讨论，所谓“如切如磋，如琢如磨”，只有这样才能继承、发扬、创新、提高。比如讲少阳病篇时，郑老举出几个病案并结合小柴胡汤的相关条文，让学生自己讨论、归纳其证治规律，不仅明确少阳的生理功能、病变特点，还让学生学会了如何临床应用小柴胡汤。

“学而不思则罔，思而不学则殆”是郑老常告诫学生的，对知识的掌握要一隅三反，融会贯通。放假期间，郑老还多次带领学生参加医疗队到农村救死扶伤。当时农村卫生条件差，外感病、传染病多见，郑老在安置好所带学生后，一边为患者治病，一边给学生讲解用药思路经验，使学生在实践中理解、体会。当时郑老带过的很多学生走上工作岗位后迅速成为单位的中坚力量，有的后来还在省内、国内享有较高的知名度。在8年的教师生涯中，郑老对中医经典理论有了更深的感悟，勤于临床、教学相长，临床水平也得到了显著提高。

1980年，河南中医学院第一附属医院筹建急诊科，郑老受命调往一附院任急诊科主任。当时的急诊科仅几间平房，条件艰苦，设施简陋。但就是在这样的条件下，郑老在20世纪80年代就把一个中医院弱小的急诊室变成了拥有30余张床位、日门诊110~190人次的名牌科室。他主张“中西结合、西为中用”，对于危症患者应用多年临床所得结合进修所学的西医知识，先以挽救患者生命为第一要务，病情稳定后即加入中药。当时的急诊科陆续配备一些先进的急救设备，并且每一个医生、护士用得得心应手，极大地提高了脑出血、心肌梗死等急危重症的抢救成功率。郑老常说，急诊医学虽然有较多的西医元素，但中医药也有自己的特色。他在急诊科配备简单的熬药设备，患者病情稳定能配合后给予中药口服，使得很多患者不仅保住了生命，常常也治愈了顽疾。对于一些发热性疾病，特别是病毒感染性疾病如上感发热、霍乱、脑炎等，中医优势尤为明显，屡屡见效。1991年，以老鼠为传播媒介的流行性出血热在郑州肆虐，轻则发热，重则出血、肾衰竭，死亡率极高。急诊科医务人员在郑老的领导下，不顾自己被传染的危险，守在临床一线，联合以清瘟败毒散为主方加减的中药治疗流行性出血热患者27例，全部抢救成功，无1例死亡，震惊了当时的河南医学界。由于当时没有专门的传染病医院，急诊科还时常收治各种脑炎、甲肝等急性传染病患者，病情重且有传染性。无论患者多穷、病情多重，郑老从不拒收，不顾自己安危，亲临救治第一线，给患者体检，制订治疗方案。他根据患者用药后的反应，及时调整治疗，输液加喂服中药，使中医和西医在临床得到最好的结合，无数患者痊愈出院。在抢救有机磷中毒、高颅压等患者时，常常被患者的呕吐物、渗出物弄到身上甚至脸上，郑老从不嫌弃，抢救一个阶段后洗把脸、换件工作衣，就又投入抢救中。尽管郑老家距医院仅几百米远，可是郑老常常因为患者48小时甚至72小时没有回过家，至于夜间被叫来参加抢救，更是数不胜数。当时一姓蔡的女患者，40岁，高血压脑病，送来时已经昏迷，血压高达240/150mmHg。郑老用硝普钠等药经过一天一夜才把患者的血压控制在安全范围内，患者逐渐恢复意识，又配合中药给予患者口服，使患者不仅恢复了身体健康，在以后的二十年中血压也维持正常，被患者及其当时两个才十几岁的女儿称为“救命恩人”。这样的“救命恩人”郑老当得不计其数。工作之余，郑老每周还给年轻医生讲课，提高他们的专业能力；抢救结束后，组织安排讨论，分析成功的经验，总结失败的教训。郑老还坚守当老师时的严谨风格，重视病历质量，要求临床病历书写字体工整，理法方药统一，辨证论治得当。当时医院正是发展阶段，人手较紧，在申请进修还是较为困难的情况下，郑老积极为年轻医生创造进修机会，使当时急诊科一批年轻医生快速成长起来，李郑生、王新志、马云枝、王宝亮、张怀亮、李连章、蒋自强、郭会军等都成了骨干。在工作之余，郑老率领科室医生，不断学习，陆续组织编写了《中风急症》《中医内科急症临床》《慢性肺源性心脏病》等多部著作，并在期刊、会议上发表学术论文数十篇。其间郑老及急诊科还承担完成省部级科研项目多项，多次获得省级、院级先进集体、先进个人称号。郑老也在1986年光荣加入了中国共产党，从此以更高的标准严格要求自己。

在郑老的带领下，河南中医学院第一附属医院急诊科经过8年的努力建设，成了当时郑州市规模最大、技术力量最为雄厚的急诊专科之一。他本人也被聘为河南省急诊医学专业委员会名誉主任，极大地提升了中医院的社会影响力。郑老退休7年后仍然被河南省急诊医学专业委员会聘为顾问。

1989年，随着国家经济的复苏，心脑血管病患者日益增多。郑老高瞻远瞩，在医院领导的支持下，带领一批急诊科青年骨干医师成立了我省最早的中风病区。当时郑老任主任，马云枝为副主任。中风病区自成立之初便牢牢立足于中医药优势，借助现代化技术设备，充分发挥中医传统特色治疗优势，极大地提高了急慢性脑血管病的诊疗水平，吸引很多患者前来就诊，取得了很好的社会效益，后来在此基础上又成立了脑病医院。在中药、针灸等治疗的基础上，郑老关注国内外先进技术和前沿知识，积极引进新技术、新项目。在听说“锥颅碎吸术治疗脑出血”这项技术后，立即派王新志为首的一批医生去学习，并很快应用于临床。后来这项技术不断更新、发展，直到现在也应用在脑出血、硬膜下出血患者的治疗上，为脑出血患者提出了一种新的治疗思路，降低了死亡率，避免了开颅手术的风险，减轻了临床残疾程度，减少患者的住院时间。20世纪90年代在脑梗死的治疗中，链激酶、尿激酶等溶栓药相继用于临床，郑老在看到期刊文献报道后，要求医院药剂科购进相关药物，以备临床之需。在脑梗死早期开展溶栓，尽管由于药物及当时条件限制，仍有部分取得良好的效果。2000年，郑老当时已过了花甲之年，仍密切关注国内外先进的脑病治疗手段，介入溶栓在当时北京、上海等大医院也是先进技术，郑老主动和医院介入科沟通，支持介入科与脑病科联合开展此项目，经过积极的知识及技术的准备，于2000年11月开展了我省的第一例介入溶栓治疗，并邀请了西医神经科的权威李建章教授一同参与。望着手术台上患者原本瘫痪现在却能抬起的肢体，两位教授欣慰地笑了。郑老在总结历代医家治疗血管性痴呆的基础上，结合自己多年的临床体会，认为血管性痴呆的基本病机是肾虚髓空，兼痰浊、瘀血，拟订了补肾益髓增智、活血化痰通络的基本治疗大法。2000年以后郑老在临床上发现多发性硬化、视神经脊髓炎等神经免疫疾病越来越多，反复发作，是造成青壮年残疾的一大类疾病。郑老又把研究方向转向了神经免疫疾病，在临床中不断摸索，认为肾虚是此类疾病的发病基础，毒邪侵犯、毒损脑络、络脉瘀滞是缠绵难愈的根本原因，因而提出补肾解毒通络是治疗此类病的基本治疗大法。用此法应用于临床，取得了良好的治疗效果。曾经治疗的周某，男性，当时发病时才二十几岁，陆续在郑州多所省级西医院治疗，激素冲击、免疫球蛋白治疗等多种治疗手段均用过，激素一减量就复发，半年内复发了三次。郑老接诊时患者截瘫、二便失禁，激素冲击治疗已无效。郑老按照补肾解毒通络的原则给患者施治，两月余始能站起来，半年后行走正常，至今未再复发。这样的病例郑老搜集了很多，现门诊此类疾病完整病例已逾600例。郑老指导武继涛、赵铎开展关于此疾病的相关研究，此两位医生指导研究生开展关于补肾解毒通络方治疗多发性硬化的基础研究已取得一定成果。郑老治疗此类疾病的经验仍在不断的总结中。

郑老就是这样不断在临床中体会、悟道，现已80岁高龄的郑老仍孜孜不倦地工作在临床一线上。

1997~1999年，在院领导的支持下，医院积极谋划并成立脑病医院，郑老担任脑病医院院长。1999年河南中医学院第一附属医院扩大脑病医院规模，成为当时河南省最大的脑病治疗中心。郑老这时却急流勇退，坚辞院长一职，只担任名誉院长，用他自己的话说“把机会让给年轻人，给他们更多的发展空间”。脑病科如今已发展成为具备急诊绿色通道、卒中单元及神经内科、神经介入、神经外科、康复等功能，下辖5个病区、4个研究所和1个工作室的脑病医院，在国内具有较大影响力的脑病诊疗和学术研究中心。相继被评为国家中医药管理局重点专科、国家中医药管理局重点学科、国家临床重点专科建设单位，并且是国家中医药管理局脑病重点专科组长单位及优势病种眩晕协作组长单位。郑老仍积极发挥余热，献策出力，为脑病医院再上新的台阶贡献力量。

五、传道授业、爱才若渴

良医之立德在于良好的医德，不计名利；良医之立功为挽救生命，为患者减轻痛苦；良医之立言是把自己的经验口授或以文字的形式传播出去。郑老始终遵从古人教诲，将立德、立功、立言贯穿于行动中。

郑老多年致力于中医典籍与临床实践相结合，他不仅是一名合格的医生，还是一位好老师，为河南省医学界培养了大批的中医人才。他一生这样奋斗着，并常以此影响着他的学生们。

郑老曾讲习中医内科、伤寒论两门课程。郑老学术严谨，讲课时课堂气氛活跃，学生除学到知识外，还收获了郑老的治学思想、治学态度和诊病思路。他还壮大了河南中医学院第一附属医院急诊科，创建了河南中医学院第一附属医院脑病科。脑病科后被评为国家级重点专科，在全国有着较大的影响和声誉。在病房时，郑老准时上班，从未按时下过班，不是在查看患者，就是在和学生讨论相关问题：如何调整患者的治疗方案，关于某个患者的治疗我们还能做哪些，关于科室的发展我们还需要学习哪些，等等；总结患者治疗效果好的原因，讲到某一病案时引经据典，结合自己临床的得失，分析此方用药的妙处在哪儿。经常讲到兴奋处忘记了时间、忘记了吃饭，以如此忘我的精神感染着学生们。郑老在急诊科时就坚持每周在科室开展一次业务学习，组织一次病例讨论。每位参加医生都要提前做准备，要发言、分析，极大地调动了医生学习的积极性，使得年轻医生的知识储备快速扩充起来，这一良好习惯至今在脑病科沿袭着。郑老每周一次大查房，为了让患者病情在学生脑中留下深刻印象，要求学生必须熟悉病历到会背的程度，然后根据患者情况将理法方药一一给学生分析。出门诊时，他更是耐心细致，回诊后，给每一个患者亲自书写处方，然后指导学生观舌切脉等，并给学生讲解遣方用药的原则。很多学生慕名纷纷从外地赶来，想从郑老这里学点"绝招"，郑老毫无保留，但是告诫学生："方子我都给你们了，但中医看病最重要的是思路，你一定要学习我对某个病的思路。"郑老的临证经验被很多优秀学生挖掘着，他在肿瘤方面的治疗思路被曾经侍诊的学生霍堪峰深刻领悟，现在该学生在南京自成一家，治疗肿瘤患者，取得了良好的效果。至今该学生在闲暇时间还常和郑老通过电话沟通、讨论。

老骥伏枥，志在千里。郑老工作之余，常思索自己的临床经验，为了让更多的患者受益，常熬到深夜。他陆续主编了《中风急症》《中医内科急症临床》《慢性肺源性心脏病》等著作，其中《中风急症》一书获河南省教委科技进步一等奖。其文章陆续发表在相关杂志及会议上，《黄芪及黄芪注射液在传染病治疗中的应用及实验研究进展》《血管性痴呆诊断治疗进展》等文章在大会宣读。

1993年，郑老被遴选为河南中医学院硕士研究生导师，并为国家培养了几十名优秀学生。郑老重视培养研究生的动手能力，认为研究生是高层次人才，首先临床方面要做得更好。他的学生除跟随郑老去门诊外，郑老还要求他们做住院医师，书写病历、观察病情变化、看书、跟随带教老师处理患者。郑老的研究生现在很多都担任着科室负责人等职务，业务能力非常强，这都得益于郑老的严格指导。此外，郑老认为中医药的科学研究对中医药的发展有着重大作用，其主持的"舒络胶囊治疗缺血性脑中风的临床与实验研究""退热1号治疗外感发热的临床及实验研究""息痛口服液治疗偏头痛的临床及实验研究""舒络美口服液治疗高脂血症的临床及实验研究"等科研项目陆续获省级局级奖励，其中"舒络胶囊治疗缺血性脑中风的临床与实验研究"在1997年获省教育厅科技进步一等奖。他指导学生做科研，认真帮助他们设计科研方案、技术路线等，并常常就某个思路对学生说"你按照这个思路写篇文章"。郑老指导学生撰写论文，始终认为是学生自己劳动的成果，从不要求署上自己的名字。郑老看待他的研究生就像自己的孩子一样，不仅关心他们的学业，还关心学生的生活。20世纪90年代，常有学生跟郑老出门诊到中午一两点，门诊结束后郑老不是带着学生回自己家吃饭，就是带着学生去饭店，并说“你们现在处于学习阶段，身体最重要，都是吃父母的，不能乱花钱”，从不让学生付钱。郑老的研究生现在大都成为当地名医，有几位还在北京、广州、深圳、南京等地发展。

郑老在治疗发热性疾病、心脑血管疾病、痴呆、神经免疫疾病及内科杂病等方面积累了丰富的经验。他治疗发热，无论外感还是内伤，均药到病除。特别是碰到发热一段时间的患者，除了舌脉外，还要问患者最早发病的原因，伴随哪些症状也很关键。有一次，一位56岁的男性就诊，咳嗽、低热两月余，肺部CT正常，结核相关检查不能确诊是结核，在某医院让患者接受抗痨治疗，家属遂来就诊。患者舌质暗红，有齿痕，苔薄，脉细，郑老先让随诊学生拟方，学生多按阴虚拟方，郑老告诉学生此患者最早洗凉水澡后出现发热，有外感寒邪病史，寒邪郁闭肌表，故而发热，寒邪犯肺因而咳嗽，很简单的一个病例却想复杂了，处以麻黄汤加几味止咳及活瘀药物，5天后未再发热，10天左右咳嗽症状也消失，随诊学生受益匪浅。

郑老退休后仍好学不倦，工作在临床一线。近十几年来，和病毒有关的一些自身免疫性疾病逐年增多，西药主要是激素、免疫抑制剂，这些药毒副作用大，对患者的身体有很大破坏性。郑老不顾年迈，废寝忘食、乐此不疲，致力于神经免疫疾病的研究，以其饱满的热情和审慎的态度影响着学生们。每一个病历郑老都让学生认真誊写，好好保存起来，他会经常把病历拿出来翻看，结合患者的病情转归，琢磨用药的得失，并最终确立了补肾解毒通络法治疗该病。郑老还指导学生武继涛、赵铎专注于该病的研究，包括临床及实验室研究，指导学生发表该病的相关论文20余篇，该方向获厅局级科研立项4项。由于现代物质和文化生活发生了重大变化，一些疾病也发生了变化，根据现代疾病的特点，郑老以深厚积淀的中医理论知识结合自己的临床经验，自拟了一些方子，在治疗眩晕、肿瘤及内伤杂病方面，立起沉疴。郑老把他的经验悉数传授，毫不保留。他常说：“我也是老师教出来的。我希望也像我的老师一样，把你们教好，做济世良医。”

郑老不仅毫无保留地奉献自己，还爱才若渴。郑老认为一家医院、一个科室要想有长远发展，必须要重视人才的培养，要吸引一批高素质、高层次的人才，要想法留住人才。在外出学习还不方便的年代，郑老多次为其学生争取进修、外出开会等学习机会，认为这是获取新知识、得到新信息的必要途径。很多学生进修、开会回来，纷纷把学习到的知识应用于临床，收到了良好的效果。郑老爱惜人才，学生郭会军在急诊科实习期间，郑老认为他具备一个医生良好的品质，假以时日必能成才，力主把他留下。可是拘于当时的体制问题，没有指标，眼看如此人才就要流失，郑老痛心疾首，先说服郭会军留在急诊科，从科内允许调配的一部分奖金中给他一些生活补助，并同时反复找院领导、学院领导，挨个做工作，最终把他留了下来。事实证明，郑老的慧眼识才是极其正确的，现在郭会军已成为主任医师、教授、博士研究生导师，任国家中医药管理局艾滋病检测三级科学研究实验室主任、国家中医药管理局艾滋病重点研究室副主任、河南省病毒性疾病中医药防治重点实验室副主任、河南省中医药防治艾滋病临床研究中心副主任、河南中医药大学艾滋病研究所所长、河南中医药大学第一附属医院艾滋病临床研究中心主任，兼任中华中医药学会防治艾滋病分会副主任委员、秘书长，世界中医药学会联合会艾滋病专业委员会常务理事。他主持、参与承担了科技部国际合作项目“扶正排毒片对艾滋病无症状HIV感染期的临床研究”、国家“863”计划、国家“十五”“十一五”“十二五”传染病重大专项、国家中医药管理局标准化专项和河南省杰出人才创新基金等多项课题，获科技成果奖16项，发明专利2项，发表学术论文189篇，出版学术专著17部。同时他还肩负着全省艾滋病患者的中医药救治任务。目前，郭会军也成为河南省名中医、河南省高级中医继承型专家。还有很多学生，因为其特长，郑老都力主调到或留在河南中医学院一附院，后来这些学生都是某一专业的领军人物。虽然郑老不认为职称代表一个医生的能力，但是郑老认为在目前这样的体制下，职称反映医生该得的一部分劳动成果，因而郑老对学生的职称晋升也很操心。有一次，郑老的一个学生在院级评审中未能通过，郑老在仔细审核这个学生的材料后认为他具备当年晋升副主任医师的实力，于是带着这个学生的材料找医院相关领导，最终为他争取到当年晋升的资格，并于当年成功晋升为副主任医师。郑老看到哪个学生一段时间内惰性大了，就会不断提醒“这个病例很有意思，你分析分析写篇文章吧”“这个个案你报道一下吧”“这一块内容你可以总结一下啊”……在郑老的影响和鞭策鼓励下，其学生也纷纷在自己的岗位上辛勤耕耘着。

六、虚怀若谷、淡泊名利

学习西医不是为了西化，而是为了治疗疾病。郑老在学术上始终倡导衷中参西、以中医为主。

中医学不仅仅是一门自然科学，同时也是社会科学，其内在的哲学思想对于现代科技的发展有着很好的借鉴意义。郑老在多年的临床实践中，形成了自己的学术思想。大致归纳有以下几点：①肾虚是许多疾病发生发展的病理基础。《素问·六节脏象论》说："肾者，主蛰，封藏之本，精之处也。"肾所藏之精分为"先天之精""后天之精"。郑老认为肾为先天之本，生命之根，受五脏六腑之精而藏之。肾虚则五脏六腑皆虚，从而脏腑功能低下，代谢紊乱，致痰致瘀，变生诸病。如心脑血管病、痴呆、多发性硬化、高脂血症、慢性支气管炎、糖尿病、肿瘤、抑郁症等多种疾病都与肾虚有关。②痰浊、瘀血是许多疾病的病理因素。中风病是因脏腑功能失常，阴阳失调、气血逆乱，形成痰浊瘀血，并贯穿于中风病各阶段；同时痰、瘀作为新的致病因素，导致痰、瘀再生，病情加重。郑老认为痰瘀交阻为中风病的主要发病机理之一 。在痴呆的病程发展中，痰瘀程度不同地相互夹杂，互为影响，共同推动着老年期痴呆的发展。一方面，津血同源，津亏而血虚，血少而津涸，因虚而致痰致瘀；另一方面，津血的运行均依赖气的推动，痰凝则气阻，气阻而血瘀，反之亦然。痰浊、瘀血还是多发性硬化、高脂血症等多种疾病的致病因素。③补肾化痰活血是许多疾病的基本治则。补肾益髓一则可补益脑髓，一则可使精气血俱旺，促进活血化痰。但肾精宜温润，喜润恶燥，当以柔润补之，又肾为水火之宅，过于柔腻则有壅滞之弊，故每于柔润中佐以温通，常选仙灵脾、肉苁蓉、菟丝子、女贞子等，阴中求阳，阳中求阴，共起填补肾精、扶助肾气之作用。郑老认为，痰浊闭阻常是疾病的关键所在，且痰浊的轻重与病情的程度呈正相关，因而主张重用化痰开窍之品。痰气停滞者，佐以海浮石、远志、菖蒲、白僵蚕、白附子；痰滞中焦者取化橘红、半夏、炒葶苈等；痰挟热邪者，用天竺黄、胆南星、竹茹等。郑老还认为，许多疾病的发展过程中都伴有不同程度的血瘀证候，临床根据辨证可采用补气活血、养血活血、破瘀活血等方法。常用药物有赤芍、当归、川芎、三棱、莪术等。郑老发皇古义，临床常有创新，常加土元、全蝎、蜈蚣等除风通络之品。

郑老认为中、西医是两种不同的医学模式，不能简单地认为孰优孰劣，而是应该取二者之长共同为人类健康造福。郑老常说："对于中医人，既要临证用中医思维，又要具备充足的西医知识，对中医人来说任务更为艰巨。'师夷之长'不是为了制夷，而是为了共同的目标——治疗疾病。"

郑老学术彰著，却淡泊名利。除了第三批、第四批名老中医外，郑老的荣誉多为省级、院级的，他多次拒绝评先进的机会，常常把机会让给需要的人。曾经有被评为国管专家的机会，郑老让给了别人。以至于有一段时间，郑老学生的挂号费都高过了郑老。有人在郑老面前为他抱不平时，郑老说："我又不缺钱花，我的学生比我有出息，我这当老师的最高兴。"从医五十余年，国内到处都有郑老的学生。郑老教育学生不要为名利所诱，常常对学生说："古人云'以利济存心，则其学业必能日造乎高明；若仅为衣食计，则其知识自必终囿于庸俗'。我们作为医生应首先立德，没有医德，医术再高也不要说是我的学生。"因而郑老更看重精研岐黄妙术的学生，无论学生学历高低，只要愿意跟郑老学习，郑老均倾囊相授。有学生和郑老沟通关于患者诊治的问题，郑老百问不烦，耐心解惑。如果那个学生因为学到郑老的经验而临床获得良效，这是郑老最为高兴之事，而且以后常常被郑老津津乐道。郑老耄耋之龄，仍坚持看医学书籍，翻阅相关资料，闲暇时总结自己临证的点滴经验，与学生分享。郑老常说："我做了一辈子医生，没有发什么财，但是问心无愧：无愧于病人，无愧于同事，无愧于朋友。"

郑老从医五十余载，医治患者无数，对待患者，一视同仁，从未想到在病人身上捞取好处。送来的急诊，郑老通常是先抢救后收费；常有患者来看病未带够钱，郑老帮患者垫上；常有患者赠送锦旗，夸郑老是"再世华佗""扁鹊再世""妙手回春"等的，郑老均让收起来，认为太夸张；患者写感谢信，郑老常常要求患者把科室写在前面，认为患者的治愈不是一己之功劳，而是大家共同努力的结果……郑老年龄大了仍坚持在临床一线，医院领导及子女为其健康着想早就限制患者挂号数量，但几乎每天都能遇到许多远道而来的患者没有挂到号，有时候快到中午12点仍然有要求加号的患者。学生看不过去，郑老依旧不紧不慢地给他们加号。有些患者家庭困难或需要长期用药，郑老就免费补号，多少年来，郑老上午的门诊鲜有中午1点前下班的。许多患者接受郑老的治疗后与之成了朋友，因而郑老的朋友年龄、职业跨度较大，大家都被郑老敬业、率真、直爽的魅力吸引着、感动着。

七、深谋远虑、孜孜以求

作为一位把治病救人当成人生使命的智者，郑老始终走在时代的前列。

河南中医药大学原校长郑玉玲教授曾在多个场合这样评价郑绍周教授："郑老师在学术发展和学科建设方面具有很高的战略眼光，为我省中医脑病的发展带好了方向"。这也是许多领导和同事对郑老的印象。

郑老毕业于1964年，当时中医医院较少，中医学院毕业的学生大多数被分配至基层综合性医院，或者国有企业附属医院。郑老工作的三门峡黄河医院即为水利系统的附属医院，当时其硬件设施、医疗技术和工资待遇在省内属于较好的医院之一。由于当时医学生较少，郑老本有机会从事外科、骨科等一些所谓的"热门"专业，但是由于对中医的信仰和热爱，郑绍周决定从事中医专业，待在了当时效益并不被看好的中医科。没想到，这个系统学习了现代医学知识的小中医大夫和科室内的老一辈中医形成了优势互补，大家相互学习，临床疗效有了很大的提升，很快就在当地群众中扬名，三门峡黄医院中医科就此走上了快速发展的道路，而郑老工作第二年即被任命为中医科主任，年仅28岁。

1980年，郑老从河南中医学院伤寒教研室调至河南中医学院第一附属医院任急诊科主任。由于当时观念落后，人们普遍认为，中医急诊科是一个摆设，各种急救硬件设施跟不上，制约了急救业务的开展。更为重要的是，急诊搞不上去，社会声誉就不好，急诊接诊量少，形成恶性循环。郑老上任之初，一附院急诊科仅仅起到一个"社区门诊"的作用，急危重症的患者多被送至附近的郑州市某些省级西医院。郑老上任之初，即号召全员学习气管插管和心肺复苏术，甚至要求每一个实习生和护士都必须掌握。同时派年轻医师赴西医院学习进修，要求急诊科医师必须西医够硬、中医够精。同时积极向院领导申请引进呼吸机等一系列当时较为先进的急救设备。经过数年的积累，一附院急诊科有了长足的发展，日门诊量在500人以上，床位使用率100%以上，同时还作为主要发起者成立河南省急救医学专业委员会，郑老任首届副主任委员。一附院急诊科在那几年取得了长足发展，增强了社会影响力，提升了中医院的社会知名度。

20世纪80年代末，脑血管病发病率较前有明显增高趋势，郑老意识到神经内科从大内科中划分出来是一种大趋势。当时全国中医院仅广东省中医院等极少数单位开设有中医脑病专科，在郑老的推动下1992年我省第一个中医脑病科成立，当时名为“中风科”，即为目前脑病医院的前身。时任院领导建议郑老继续担任急诊科主任，同时兼任中风科主任。郑老拒绝了领导的提议，主动请辞了急诊科主任。当时许多人都劝他：“急诊科是你搞起来的，现在经济效益和社会效益都这么好，你另起炉灶有可能出力不讨好啊。”但郑老不这样认为，他意识到今后无论中医还是西医，都需要走向专业化和精细化的道路，尽快成立中医脑病专科，是刻不容缓的任务。于是他将王新志等优秀的业务骨干留在急诊科，保证了急诊科的后续发展。同时带领马云枝等优秀的中青年医师成立了中风病区。新病区成立后，他不止一次告诉同事，虽然中医脑病科属于中医内科，但有其特定的内涵和外延，与其他内科病的区别还是较大的。此外急诊科主要处理急危重症，对于专科疾病均有涉猎，但研究并不深入，许多中西医诊疗的新进展不能及时学习。新专科成立后需要每一个人投入极大的精力去学习和钻研。郑老说到做到，他在不惑之年，没有任何职称晋升的压力下，系统学习神经病学、神经免疫学、神经外科学、神经影像学等知识。同时积极邀请李建章、冯周琴等当时省内知名的神经病科专家前来讲座、会诊，派遣青年医师赴西医院进修学习，选送优秀年轻医师攻读硕士、博士学位，经过几年的建设发展，河南中医学院一附院中风科改为河南中医学院一附院脑病一区，同时相继成立了脑病二病区、三病区。同时涌现出了马云枝、王新志、张怀亮、王宝亮等一大批享誉省内外的脑病专家。至此，院脑病科人才辈出，学术发展也走在了全国的领先行列。

2000年初，医院脑病科专科规模和服务能力已经在全国居于领先水平，越来越多的脑血管病后遗症患者面临后期康复的问题，同时许多脊髓炎、脑外伤、脊髓外伤患者均需要进行系统康复，脑病科有艾灸、针刺、穴位注射、推拿等中医特色治疗，在脑病康复方面具有较好的疗效，但是缺乏与现代康复医学的有效结合。郑老动员当时尚在脑病二区的冯晓东大夫，往康复医学方向转型，建议其系统学习现代康复医学理论和方法，同时结合中医理论和传统疗法，摸索一套中医脑病的康复治疗学。当时康复医学在国内还未兴起，冯晓东对此还不理解，但还是积极听取了郑老的意见。时至今日，经过10余年的努力，冯晓东教授已经成为医院康复学科的开创者和带头人，康复学科也成为河南省康复医学会会长单位。康复科自成立以来，取得了飞跃式发展，成为医院发展势头最为良好的专业，目前在我省乃至全国都享有较高的社会声誉和行业认可度。

2008年前后，郑老就酝酿脑病科进一步专业分化，结合中医药优势确立了中风病、眩晕病、颤证、痴呆和痿证等发展方向，规划了亚专业格局。并在人员招聘、研究生培养、课题申报、在职人员继续教育等方面做出一定的倾斜。目前脑病医院已经发展了中风病、眩晕病、颤证、神经介入等多个亚专业，在科研、教学等方面取得了丰硕成果，真正发展成为规模大、技术优、有内涵、有传承的中医脑病专科。这些丰硕的成果，与郑老的高瞻远瞩密不可分。

八、倾囊相授、老骥伏枥

踏着时间的列车，郑老进入人生的又一个丰收时期。

自2006年之后，郑老停止招收硕士研究生。2008年，郑老卸任一切行政管理职务，退休之余潜心于中医临床和学术研究。但是退休之后，郑老的学生更多了。许多中医脑病的硕士、博士要求到郑老门诊跟师学习，郑老均倾囊相授。许多基层进修医师慕名前来进修学习，他均以礼相待。因为少了行政事务的干扰，郑老在带教方面更加投入。他热情严谨，愿意和年轻学生一起探讨学术。吸收一些新的想法和观点，同时引领年轻人走向中医道路。

2008年夏天，一名大三的学生只身前往郑老门诊欲跟师学习。因为他两年前曾带家人找郑老看过病，对郑老精湛的医术和高尚的医德尤为敬佩，想利用暑假好好学习一番。这位同学表明来意后就后悔了，因为不大的诊室里已经坐满了五六名研究生和进修大夫，再加上求诊的患者，真的几乎无“立锥之地”了。自己一个本科生这样贸然前来学习，确实有些不妥。正在他忐忑不安地等待郑老“回绝”的时候，眼前的这位老专家从里间搬了一个凳子，掏出白大衣里的纸擦了擦，放到他面前，和蔼地说：“我这里学生多，大家挤一挤吧。”郑老就是这样平易近人、朴实无华，跟许多学生就是这样结下了师徒情缘。

30多岁的胡大夫是平顶山市一家社区门诊的医生。他家境殷实，爱人经营有一个效益不错的企业。但由于热爱中医，他仍坚持在社区门诊工作。听闻郑老医术高明，在治疗脑血管病方面疗效显著，他就申请到一附院进修半年，要求跟郑老坐诊学习。郑老对于这样一个不为名利、热心中医的年轻人特别欣赏，尽可能地将自己的经验传授给他。这位年轻大夫回原单位后，凭借良好的临床疗效，成为当地小有名气的中医专家。

郑老经常告诉他的学生，中医学习要注重传承。他常常对我们讲："我时常庆幸在求学时期和行医初期，跟随袁子震、吕承全、刘彦同等中医名家学习，他们的无私传授使得我对中医理论的理解更加深入，在治疗疾病的过程中少走了许多弯路。我也时常后悔跟老师们学习得还不够，没有将他们的经验系统整理，帮助他们著书立说。随着年龄的增长，我更加认识到要将中医精粹传承下去的重要性。"正是这种责任感和使命感，使得郑老对所有热爱中医的中青年医师，无论其学历高低、资历深浅，无论来自基层还是大医院，都倾囊相授，希望更多的人学中医、用中医，让中医继续发展下去。

郑老不仅在临床上指导学生，在科研和教学上也对学生们严格要求。他倡导中医的科研和教学都要回归中医理论，切记将现代医学的研究评价体系移植在中医课题上。他呼吁中医科研要用中医语言、中医符号表达中医的创新，他指导武继涛教授从"肾虚毒邪"致病角度研究多发性硬化的中医病因、病机，发表国家级核心论文数篇，获省级科技成果1项。他指导赵铎主任医师用"补肾解毒通络方"干预EAE大鼠，取得了可喜成果，获河南省中医药科技进步一等奖。

如今，年过八旬的郑老仍在组织学生编撰《多发性硬化中医证治》一书。他亲自批阅每一个章节，核对每一张图表，身体力行，为中医学术发展贡献着自己的余热。这种对中医事业的执著和热爱感染着每一位后来人。

第二章

学术思想

一、遵《内经》，重阳气，分清浊，升降相因

（一）阳气学说是《内经》的主导理论

郑绍周教授认为《内经》奠定了中医学的理论基础，确立了中医基本理论的核心内涵，是中医思维的源泉，包括朴素的阴阳、五行理论，脏腑相关的天人合一思想，内外相连的病因病机等概念。《内经》特别重视阳气在人体生理、病理过程中的主导作用，把人体的阳气比作自然界中的太阳，具有护佑生命、温煦脏腑、抵御外邪、推动气血运行、气化等与自然界中阳气一样的作用。正如《素问·生气通天论》所述："阳气者，若天与日，失其所，则折寿而不彰，故天运当以日光明。"明代医家张介宾在《类经附翼·大宝论》中云："天之大宝，只此一丸红日，人之大宝，只此一息真阳。"可见阳气对人是多么的至关重要。综合《内经》相关论述，阳气的作用主要体现在以下几个方面。

1. 阳气是人体生长发育的源动力

人体的阳气正像太阳主宰着万物生长发育的情况一样，人体的生长发育也靠人体的元气持续地推动、温煦、温养。《素问·上古天真论》曰："女子七岁，肾气盛，齿更发长。二七，而天癸至，任脉通，太冲脉盛，月事以时下，故有子。三七，肾气平均，故真牙生而长极。四七，筋骨坚，发长极，身体盛壮。五七，阳明脉衰，面始焦，发始堕；六七，三阳脉衰于上，面皆焦，发始白。七七，任脉虚，太冲脉衰少，天癸竭，地道不通，故形坏而无子也。丈夫八岁，肾气实，发长齿更。二八，肾气盛，天癸至，精气溢泻，阴阳和，故能有子。三八，肾气平均，筋骨劲强，故真牙生而长极。四八，筋骨隆盛，肌肉满壮。五八，肾气衰，发堕齿槁。六八，阳气衰竭于上，面焦，发鬓颁白。七八，肝气衰，筋不能动，天癸竭，精少，肾脏衰，形体皆极。八八，则齿发去。肾者主水，受五脏六府之精而藏之，故五脏盛，乃能泻。今五脏皆衰，筋骨解堕，天癸尽矣，故发鬓白，身体重，行步不正，而无子耳。"

2. 阳气是脏腑气化功能的源泉

阳气是人体脏腑气化功能的动力源泉，五脏六腑的功能活动、新陈代谢需要

阳气的气化功能来完成。肺的宣发肃降依靠肺气及宗气的气化功能来完成，心血的运行依靠心气和宗气的气化功能来完成，脾胃的升清降浊依靠脾气的气化功能来完成，肝胆的气机升降依靠胆气的气化功能来完成，肾的蒸腾气化是水液代谢的关键。《素问·水热穴论》曰："肾者，胃之关也。关门不利，故聚水而从其类也。上下溢于皮肤，故为胕肿。胕肿者，聚水而生病也。"

3. 阳气发病与中风的关系

《内经》认为中风依不同症状表现和发病的不同阶段而有不同的名称，如有神志障碍的称"暴厥""薄厥""大厥""煎厥""击仆"等，有肢体偏瘫的称"偏枯""偏风""卒中"等，还有"喑""痱"等称谓。从病因病机分析有以下几个方面。

（1）气虚推动乏力至经络气血阻滞，筋脉不用。如《素问·生气通天论》曰："阳气者，……有伤于筋，纵，其若不容。汗出偏沮，使人偏枯……"《灵枢·刺节真邪》云："虚邪偏容于身半，其入深，内居营卫，营卫稍衰，则真气去，邪气独留，发为偏枯。"这也是后世王清任补阳还五汤的理论来源。

（2）肾之气化功能失职，机窍不利。《素问·脉解篇》："内夺而厥，则为喑痱，此肾虚也。少阴不至者，厥也。"

（3）阳气阻隔，升降怪戾，神机失用。《素问·生气通天论》云："阳气者，大怒则形气绝，而血菀于上，使人薄厥。"《素问·调经论》云："血之与气，并走于上，则为大厥，厥则暴死，气复反则生，不反则死。"《素问·脉解篇》："肝气当治而未得，故善怒，善怒者，名曰煎厥。"

（二）清浊理论是《内经》认识疾病的重要依据

清浊理论是《内经》认识人体生理病理的一种重要依据，它把大自然的一种朴素的自然现象取类比象地应用于对人体五脏六腑功能的认识以及疾病的剖析，是天人相应思想的具体体现，给中医学的发展奠定了重要的理论基础，直到现在仍然具有很高的理论意义和指导作用。在《内经》中清浊的含义十分广泛，《内经》中涉及"清浊"之文共有122处，与寒热、气血、阴阳一样属于基本概念，是含义十分丰富的"元概念"。凡是清稀、明润、无形、升发、上部、温润等属于清气属性，凡是浑浊、晦暗、有形、下降、下部、滋养等属于浊气属性。《素问·阴阳应象大论》曰："故清阳为天，浊阴为地；地气上为云，天气下为雨；

雨出地气，云出天气。故清阳出上窍，浊阴出下窍；清阳发腠理，浊阴走五脏；清阳实四肢，浊阴归六腑。”很好地阐释了清浊的基本概念，是清浊理论的总概括。

1. 说明人体的生理现象

《素问·经脉别论》：“食气入胃，散精于肝，淫气于筋。食气入胃，浊气归心，淫精于脉。脉气流经，经气归于肺，肺朝百脉，输精于皮毛。”清晰说明了饮食物的消化吸收过程，经过胃腐熟消化吸收的精微物质，较轻清的一部分输送到肝脏，肝主筋，通过肝气的疏泄，浸淫滋养周身的筋脉；较稠浊的一部分注入心脏，再经过肺朝百脉的作用，输送至全身各脏腑组织器官。《素问·五脏别论》论述的六腑“受五藏浊气，名曰传化之府”，五脏“藏精气而不泻”把五脏六腑的功能进行了高度概括，对于临床治疗具有纲领性的指导意义。《灵枢·营卫生会篇》所说的“人受气于谷，谷入于胃，以传与肺，五脏六腑，皆以受气，其清者为营，浊者为卫，营在脉中，卫在脉外，营周不休，五十度而复大会，阴阳相贯，如环无端，卫气行于阴二十五度，行于阳二十五度，分为昼夜，故气至阳而起，至阴而止”，明确说明了营气、卫气的清浊属性和运行规律。

2. 阐释人体的病理机制

《素问·阴阳应象大论》说：“清气在下，则生飧泄；浊气在上，则生䐜胀。”就是对脾胃升降失调的病理总概括。正常情况下应该是“清阳出上窍，浊阴出下窍；清阳发腠理，浊阴走五脏；清阳实四肢，浊阴归六腑”。清气下陷，升举无力可致泄泻、脏器下垂；清窍失养可致眩晕、耳鸣；宣发不及，精微不布可致水肿、痿证；浊气在上，肃降不利可致痞满、头痛、咳喘等。

3. 指导疾病的辨证治疗

清浊的概念非常广泛，升降失常是很多疾病的基本病机，升清降浊、升降相因是治疗疾病的根本大法。正如《素问·六微旨大论》所述：“升已而降，降者谓天；降已而升，升者谓地。天气下降，气流于地；地气上升，气腾于天。故高下相召，升降相因，而变作矣。”比如：治疗气虚下陷引起的泄泻、脏器下垂、发热等，应用补中益气汤、升阳除湿汤；治疗气虚清窍失养引起的耳鸣、头晕等，应用益气聪明汤；治疗阳气郁滞、宣发不利引起的水肿，可用麻黄汤；治疗气虚精微不布引起的痿证、中风，可用补中益气汤、补阳还五汤；治疗浊气不降引起的痞满，可用半夏泻心汤、四磨汤；治疗肝阳上亢引起的头痛、眩晕，可用天麻钩藤饮；痰饮互结、肺失肃降引起的结胸、咳喘可用小陷胸汤等。

清气不升、浊阴不降往往相伴而生，在临床上升清和降浊要根据主次轻重灵活化裁应用。正如清代名医尤怡在《金匮翼·胀满门》中所说："膜胀即气胀，胸膈胀满也。《经》云：'浊气在上，则生膜胀'是也，宜升清降浊。盖清不升则浊不降也。……东垣云：'浊阴本归六腑而出下窍，今在上，是浊气反行清道，气乱于中，则胀作矣。'"《名医类案·痞满》载："东垣治一贵妇，八月中，先因劳役饮食失节，加之忧思，病痞结，心腹胀满，旦食不能暮食，两胁刺痛，诊其脉弦而细，至夜，浊阴之气当降而不降，膜胀尤甚。大抵阳主运化，饮食劳倦损伤脾胃，阳气不能运化精微，聚而不散，故为胀满。先灸中脘，乃胃之募穴，引胃中生发之气上行阳道，又以木香顺气助之，使浊阴之气自此而降矣。"

二、法《伤寒》，辨六经，重枢机，灵活加减

《伤寒论》是一部以论述外感病为主线的经典著作，以六经辨证为纲，充满着极其丰富的辨证论治思想，奠定了中医辨证论治的理论基础，对后世的影响巨大，其所创制的经方，直到现在仍然具有强大的生命力，应用范围广泛，临床疗效明确。

六经辨证就是将外感疾病演变过程中的各种症候群，进行综合分析，归纳其病变部位，寒热趋向，邪正盛衰，而区分为太阳、阳明、少阳、太阴、少阴、厥阴六经。它和八纲辨证、脏腑辨证、气血阴阳辨证、卫气营血辨证构成了中医认识疾病的完整的体系，既有区别，又相互联系。六经中的太阳、阳明、少阳多数属于六腑的证候，偏于表证、实证、热证；六经中的太阴、厥阴、少阴多数属于五脏的证候，多属里证、虚证、寒证。

太阳病以太阳膀胱经的病症为主，如发热、恶寒、头痛、项强、脉浮等。第1条："太阳之为病，脉浮，头项强痛而恶寒。"第2条："太阳病，发热汗出，恶风，脉缓者，名为中风。"第3条："太阳病，或已发热，或未发热，必恶寒，体痛呕逆，脉阴阳俱紧者，名为伤寒。"这三条经文基本概括了太阳经证的主要临床特点。邪气不解，可以随经入府，膀胱气化不利，气结水停，小便不利，形成蓄水证。第72条："发汗已，脉浮数，烦渴者，五苓散主之。"第127条："太阳

病，小便利者，以饮水多，必心下悸”；病邪入里，热邪与瘀血结于下焦，出现少腹结急，下血，神志如狂，发热，小便自利等症状是为蓄血证。第106条：“太阳病不解，热结膀胱，其人如狂，血自下，下者愈。其外不解者，尚未可攻，当先解外；外解已，但少腹急结者，乃可攻之，宜桃核承气汤。”对于太阳经证的治疗以宣发、达表、透邪为基本治则，麻黄汤、桂枝汤、葛根汤为其代表；对于太阳腑证的治疗以因势利导、驱邪外出为基本治则，根据蓄水、蓄血的不同可用淡渗利湿、破血逐瘀之法，五苓散和桃核承气汤乃为正治之方。

阳明病以足阳明胃经和手阳明大肠经的病变为主，以身热汗出，不恶寒，反恶热为基本特征。第179条：“问曰：‘病有太阳阳明，有正阳阳明，有少阳阳明，何谓也？’答曰：‘太阳阳明者，脾约是也；正阳阳明者，胃家实是也；少阳阳明者，发汗、利小便已，胃中燥、烦、实、大便难是也。’”同样阳明病也有经证和腑证之分，阳明经证以身大热，大汗出，口大渴，脉洪大为特征，或见手足厥冷，喘促气粗，心烦谵语，舌质红、苔黄燥等症，清代程国彭《医学心悟》更明确指出：“目痛、鼻干、唇焦、漱水不欲咽，脉长，此阳明本经证，其经去太阳不远，亦有头痛发热，宜用葛根汤解肌，不可误认为腑病，而用清凉攻下之法。”主要病因病机是热邪弥漫全身，充斥阳明之经，一派里热炽盛、肠胃实热之邪结聚之象。治以用辛凉苦寒之剂，宣透泻热，白虎汤为正治之方。阳明腑证指里热炽盛，伤津化燥，燥屎内结，腑气不通，形成“热、痞、满、燥、实”等特点。正如郝万山教授所讲：要诊断阳明腑实证的话必须具备这两个特征。一个是全身毒热内盛的证候，没有这个条件，没有里热盛，你不能诊断阳明腑实证；再一个条件是腹部的实证表现，腹部的实证表现包括腹满痛，绕脐痛，腹大满不通，腹胀满疼痛拒按，也包括了不大便这样一组证候。所以这两组证候必须同时存在，你才能够诊断阳明腑实证。在临床上要根据病情轻重缓急，分别选择大承气汤、小承气汤、调胃承气汤。

少阳病以足少阳胆经病变为主，以口苦、咽干、目眩，往来寒热，胸胁苦满，默默不欲饮食，心烦喜呕，脉弦细等为主要临床特点。即处于太阳、阳明之间，所谓半表半里之谓也。第263条：“少阳之为病，口苦，咽干，目眩也。”第264条：“少阳中风，两耳无所闻，目赤，胸中满而烦者，不可吐下，吐下则悸而惊。”第265条：“伤寒，脉弦细、头痛发热者，属少阳。少阳不可发汗，发汗则谵语，此属胃，胃和则愈，胃不和，则烦而悸。”第266条：“本太阳病不解，转入少阳者，胁下硬满，干呕不能食，往来寒热，尚未吐下，脉沉紧者，与小柴胡汤。”

太阴病以足太阴脾经病变为主，临床以腹满而吐，食不下，自利，时腹自痛，脉缓弱等为特征。第273条：“太阴之为病，腹满而吐，食不下，自利益甚，时腹自痛。若下之，必胸下结硬。”第277条：“自利不渴者，属太阴，以其脏有寒故也，当温之，宜服四逆辈。”

少阴病以足少阴肾经病变为主，临床以精神极度衰惫、下利清谷、四肢逆冷、昏睡不醒为主要特点，一般属于疾病的危重阶段，这一般属于少阴寒化证。第281条：“少阴之为病，脉微细，但欲寐也。”第315条：“少阴病，下利，脉微者，与白通汤；利不止，厥逆无脉，干呕，烦者，白通汤加猪胆汁汤主之。服汤，脉暴出者死，微续者生。”临床上还有一种情况属于少阴热化证，如心中烦、不得寐、口干、咽痛等为主。第303条：“少阴病，得之二三日以上，心中烦，不得卧，黄连阿胶汤主之。”第311条：“少阴病二三日，咽痛者，可与甘草汤；不差，与桔梗汤。”

厥阴病以足厥阴肝经病变为主，临床以上热下寒、厥热胜复、消渴为特点。第326条：“厥阴之为病，消渴，气上撞心，心中疼热，饥而不欲食，食则吐蛔，下之利不止。”第338条：“伤寒，脉微而厥，至七八日，肤冷，其人躁，无暂安时者，此为藏厥，非为蛔厥也。蛔厥者，其人当吐蛔。令病者静，而复时烦，此为藏寒。蛔上入膈，故烦，须臾复止；得食而呕，又烦者，蛔闻食臭出，其人当自吐蛔。蛔厥者，乌梅丸主之。又主久利。”

郑老认为《伤寒论》是一部全面论述外感病的恢宏巨著，利用六经理论将外感病的演变过程描述得详尽备至，在不同的环节和阶段都提出了有针对性的治疗措施和方药。这其中决定病情演变的关键因素在于枢机不利，在于肝胆、脾胃的气机升降不合。其中，厥阴、少阳为表里、阴阳之枢，脾胃为气机升降之枢。枢机旋转失常，则诸病生焉。

肝主升发、主谋虑，胆主肃降、主决断。《素问·灵兰秘典论》曰：“肝者，将军之官，谋虑出焉。胆者，中正之官，决断出焉。……”《素问·阴阳离合论》曰：“太阳为开，阳明为阖，少阳为枢。”“少阳为枢”之名虽出自《内经》，而少阳枢机之实质内容却是在《伤寒论》少阳病柴胡证的论述中提出来的，《伤寒论》以“口苦、咽干、目眩”作为少阳病的提纲证候，就是对枢机失调的高度概括。由于少阳位居表里阴阳之间，邪居少阳，枢机不利，失开则寒，失合则热，开合失常，故见寒热往来、胸胁苦满等证。而厥阴肝经为阴阳之枢，和少阳胆经主表里之枢，两经都主枢，因此在临床上有共同的特点：枢即枢纽，均有“往来”之意。具体区别：在临床上有一个特征性的症状即“往来寒热”，只有少阳才有，太阳和阳明不可能有，少阳主枢机才会“往来”；而厥阴主阴阳转换之枢，因此它在临床上也有个“往来”，所不同的是，厥阴病表现为厥热往来，或者称之为“厥热胜复”，就是一会儿手足发凉，一会儿手足发热。

脾与胃同居中焦，脾气主升，升则运化之水谷精微上输心肺，与宗气所合，使精微物质布散周身，滋养脏腑百骸；胃气主降，降则饮食得以受纳腐熟，传导排泄。因此，在人体气机升降中，中焦脾胃为气机升降之枢，为水谷精微运化传导之枢纽。升清降浊必赖枢机之调畅。《临证指南医案》对脾胃功能及生理特点做了言简意赅的概括：“纳食主胃，运化主脾。脾宜升则健，胃宜降则和。”脾胃升降相因，相辅相成，共同完成饮食物的消化、吸收和输布全过程。人体水谷精微之运化升降不已，生命始能生生不息。一旦脾胃枢机受损，升降失常，则百病蜂起。正如《素问·六微旨大论》所云：“升降息，则气立孤危……非升降，则无以生、长、化、收、藏。”

枢机理论在临床上具有重要的指导意义。对于顽固性的发热、眩晕、胃痞、腹胀、痿证、厥证、心悸、水肿、耳鸣、脏器下垂、泄泻等疾病具有很好的临床疗法。1999年我们曾经治疗一例大面积小脑梗死的患者，患者以顽固性的头晕、呃逆为主，经过多种方法治疗1个月左右未见明显疗效。后来根据枢机理论，脾胃为气机升降之枢，采取升清降浊法很快控制住头晕、呃逆等症，加减治疗月余，患者基本痊愈出院。

郑老认为，《伤寒论》的神秘之处还在于药物剂量的变化和灵活加减。剂量的变化代表了所治证候的变化。比如：桂枝汤是治疗表虚证的基本方，但是当桂枝由三两增加到五两即变成了桂枝加桂汤，温心阳，平肾邪，泄奔豚之逆气，成了治疗奔豚气的主方；而桂枝汤倍芍药，加饴糖就成了治疗“虚劳，诸不足”、腹满时痛的小建中汤。再比如治疗上热下寒、痰气交阻的半夏泻心汤，甘草由三两增至四两后就变成了治疗胃气虚弱导致的“下利日数十行，谷不化，腹中雷鸣，心下痞硬而满，干呕、心烦不得安”的甘草泻心汤。同时张仲景根据兼症的不同，在主方之后还附有丰富的、灵活多变的加减方法。比如《伤寒论》涉及桂枝汤证条文22条，涉及桂枝汤变证及加减方药的达19条之多。小柴胡汤后有“若胸中烦而不呕者，去半夏、人参，加栝蒌实一枚；若渴者，去半夏，加人参，合前成四两半，栝蒌根四两；若腹中痛者，去黄芩，加芍药三两；若胁下痞硬，去大枣，加牡蛎四两；若心下悸、小便不利者，去黄芩，加茯苓四两；若不渴，外有微热者，去人参，加桂枝三两，温覆取微汗愈；若咳者，去人参、大枣、生姜，加五味子半升、干姜二两”等7处加减。小青龙汤后亦有“若渴，去半夏，加栝蒌根三两；若微利，去麻黄，加荛花，如一鸡子，熬令赤色；若噎者，去麻黄，加附子一枚，炮；若小便不利、少腹满者，去麻黄，加茯苓四两；若喘，去麻黄，加杏仁半升，去皮尖”等5处加减。总之，根据病情的变化灵活加减是《伤寒论》的特色之一，也是中医疗效的源泉之一，是中医的灵魂和魅力所在。

三、看各家，既继承，又创新，百家争鸣

中医理论博大精深，中医治病方法灵活多变，中医的发展是后人在不断地继承前人的临床经验和优秀成果的基础上又不断地创新理论、丰富知识、完善方法，不断形成各具特色的学术思想、流派体系，在此基础上百花齐放、百家争鸣，推动着医学的不断成长和进步。

大家都知道，张仲景在写《伤寒论》的时候“勤求古训，博采众方，撰用《素问》《九卷》《八十一难》《阴阳大论》《胎胪药录》，并平脉辨证，为《伤寒杂病论》合十六卷，虽未能尽愈诸病，庶可以见病知源，若能寻余所集，思过半矣”。北京中医药大学钱超尘教授通过考证发现《汤液经法》，奠定了《伤寒论》的基础。梁代陶弘景《辅行诀五脏用药法要》（简称《辅行诀》）云：“商有圣相伊尹，撰《汤液经法》三□，为方亦三百六十首。上品上药，为服食补益方者百二十首；中品中药，为疗疾祛邪之方，亦百二十首；下品毒药，为杀虫辟邪痈疽等方，亦百二十首。凡共三百六十首也。实万代医家之规范，苍生护命之大宝也。”《辅行诀》又云：“外感天行，经方之治，有二旦、六神、大小等汤。昔南阳张机，依此诸方，撰为《伤寒论》一部，疗治明悉，后学咸尊奉之。山林僻居，仓卒难防，外感之疾，日数传变，生死往往在三五日间，岂可疏乎？若能深明此数方者，则庶无蹈险之虞也。今亦录而识之。”这说明，张仲

景是在继承了《汤液经法》的基础上写成《伤寒论》的。但是，仲师并没有照搬照抄，而是根据时代的变化进行了改进、提高。首先，理论体系更加成熟、规范。首创六经辨证体系，奠定了中医辨证论治的理论基础，是中医治病理论体系成熟的标志，直到现在仍然具有强大的生命力，其创制的思路、方法不仅仅对于治疗外感疾病，对于治疗内伤杂病仍具有重要的指导意义。比如桂枝汤不仅仅是治疗外感表虚证的基本方，更是治疗内伤杂病阴阳不和的基础方。正如柯韵伯在《伤寒附翼》中所说："桂枝汤为仲景群方之魁，乃滋阴和阳，调和营卫，解肌发汗之总方也。"其次，仲师在《汤液经法》的基础上完善、充实了一些经方，"以某药为名，以推主为识"，改变了西汉方剂名称之道家色彩，是方剂学一次重大进步。

国医大师张学文教授对中风病有独特的认识，提出"久病顽疾多瘀血"的观点。他认为中风病的六大发病因素虚、火、痰、风、气、血，其中"瘀血阻滞脑络"为其病理关键环节。或因精虚血不充、血少而行迟为瘀；或因气虚行血无力而为瘀；或因嗜食肥甘、恣好烟酒、脾失健运、痰湿内生、阻滞脉络致痰瘀交夹；或因痰生热，热生风，风助火热，燔灼津血而为瘀；还可因肝肾阴虚、肝阳上亢、生风生火而致瘀。总之，瘀血内阻脑窍是贯穿中风病始终的基本病机。而且张老认为在脑出血急性期及时应用适当的活血化瘀药是十分必要和有益的。在脑出血急性期及时加用活血化瘀药，既可减轻脑水肿的形成，加速血肿的吸收消散，防止再出血；又能控制和减轻脑水肿，防止脑疝形成，对于终止和延缓脑出血急性期病理发展环节具有十分重要的意义。张老的这一学术思想也是在继承前人的基础上不断发展创新形成的。《素问·生气通天论》云："阳气者，大怒则形气绝，而血菀于上，使人薄厥。"《素问·调经论》云："血之与气，并走于上，则为大厥，厥则暴死，气复反则生，不反则死。"金元时期李东垣提出"半身不遂，大帅多痰，在左属死血、瘀血，在右属痰属热。左以四物汤加桃仁、红花、竹沥、姜汁；右以二陈汤、四君子汤加竹沥、姜汁"的观点。清代唐容川在《血证论》"瘀血"篇明确提出："凡系离经之血，与荣养周身之血，已睽绝而不合……此（瘀）血在身，不能加于好血，而反阻新血之化机，故凡血证，总以去瘀为要。"张学文教授根据其临床实践经验，在继承前人经验的基础上总结出中风整个病变过程的发生、发展规律，并概括为四期六证。四期即中风先兆期、急性发作期、病中恢复期、疾病后遗期；六证，即肝热血瘀证、气虚血瘀证、痰瘀阻窍证、瘀热腑实证、颅脑水瘀证、肾虚血瘀证。

著名脑病大家王永炎院士从事中风病临床、科研与教学工作多年，理、法、方、药自成体系，为中医中风病的研究做出了卓越的贡献。王院士在前人研究的基础上对中风病进行了系统的整理，建立完善了中风病中医理法体系，强调多因素致病的病因学说，归纳总结气血逆乱犯脑的病机特点，病证结合，以证候为中心，建立诊疗标准，提出中风病肝阳暴亢、风火上扰，痰热内闭清窍，风痰瘀阻，痰热腑实，气虚血瘀等5个基本证型，开创现代病证规范诊治之先河，尤其是在治疗上创立通腑化痰基本治法，在各级医院得到广泛应用。同时，结合时代的发展和病情的需要，大胆创新，对其治疗中风的剂型改革、作用机理、给药途径等几个方面进行了探索，根据安宫牛黄丸的作用原理研制成清开灵注射液，现已经广泛应用于中风病的临床治疗，并成为国家中医药管理局推荐的中风病急症必备用药。

历代不同的医家，根据社会发展的需求，结合自己长期的临床实践，在前人研究的基础上，对于疾病的诊治会提出各具特色的医学观点，百家争鸣，在继承中创新，在争鸣中发展，这正是中医的特色之处，也是中医的生命力所在。

四、治脑病，重肾虚，兼毒邪，长程辨证

全国名老中医郑绍周教授中医临床50余载，精于内科疑难危重病的治疗。在长期的临床实践中，对脑病积累了丰富的临床经验，提出了肾虚毒邪理论是各种脑病的发病基础，在治疗上需要总揽全局，灵活应用补肾解毒的具体方法，坚持长程辨证用药才能取得较好的临床疗效。

（一）肾虚在脑病发病过程中的突出地位

郑老在多年的临床实践中认识到肾虚是许多脑病的发病基础，包括中风、眩晕、痴呆、痿证等。《素问·上古天真论》曰：“肾者主水，受五藏六腑之精而藏之。”张景岳提出“肾为水火之脏，寓真阴真阳，为五脏六腑阴阳的根本”，“五脏之阴气非此不能滋，五脏之阳气非此不能发”，有“阴阳之本”之称。赵献可曰：“君子观象于坎，而知肾中具水火之道焉。夫一阳居于二阴为坎，此人生与天地相似也。”昔贤每以卦象易理以释岐黄之学，以坎卦象于肾，

卦之上下各为阴爻而中间则为阳爻，以明肾中阴阳水火，含蓄交融之义。而坎中一点真阳，亦称命门之火，为人身生命之根，张景岳于“大宝论”中曰：“天之大宝，只此一丸红日，人之大宝，只此一息真阳。”著名老中医岳美中认为“人之衰老，肾脏先枯，累及诸脏”。古往今来的医家认为，肾虚证是人患病、衰老的主要原因之一。《素问·六节脏象论》说：“肾者，主蛰，封藏之本，精之处也。”肾所藏之精分为“先天之精”“后天之精”。前者禀受于父母，是构成人体胚胎的原初物质。“后天之精”是出生后机体摄取的水谷精气及脏腑生理活动过程中所化生的精微物质。二者相互资生、相互转化。先天禀赋不足、劳倦内伤等原因，可致肾精亏虚，肾主水液，司气化，水液代谢正常通利；反之，气化失职，可致水湿停聚，发生痰饮、水肿等证。肾阴亏损，阴血不足，脉道涩滞可致血瘀；肾阳虚弱，阳虚则寒，寒凝血脉而成瘀血。郑老认为肾为先天之本，内藏元阴元阳，为生命活动之根，受五脏六腑之精而藏之。肾主骨生髓，肾中阴阳为机体正气之本，对机体的免疫机能起着重要的调节作用。肾虚则五脏六腑皆虚，从而脏腑功能低下，代谢紊乱，致痰致瘀，变生诸病。如心脑血管病、痴呆、多发性硬化、高脂血症、哮喘、慢性支气管炎、糖尿病、肿瘤、抑郁症等都与肾虚有关。现代研究显示，肾虚常致以神经内分泌紊乱为主的机体内环境综合调控功能的障碍，免疫低下，自由基代谢及其清除系统的平衡失调等。因此，肾虚是许多疾病最为基本的病理生理特征，也是许多疾病发生发展的病理基础。

肾为先天之本，内含真阴真阳，就形质而言，阴阳即水火也。然朱丹溪倡“阳常有余，阴常不足”之论，奠定滋阴学说之理论基础。其实，肾中阴阳二气皆不可偏废。《素问·阴阳应象大论》曰：“阴在内，阳之守也；阳在外，阴之使也。”真阴为真阳之物质基础，无阴则阳为独阳；而真阳又为真阴之发挥运用，无阳则阴为孤阴，“孤阴不生，独阳不长”，孤阴独阳必致阴阳离决。故阴阳二气对于人身皆至关重要，不可执此以废彼。肾中真阴真阳并不等量齐观，虽有参差，但在健康人体，两者不断处于交融协调之动态平衡中。阳火刚劲，秉乾健之运；阴水滋柔，具坤顺之德。因而，在正常人体，以水多火少为顺。近贤彭子益于其遗著《古方推论》中曰：“肾中水火二气，水气多于火气为顺。缘人身中气，为身体整个运动之枢机，肾气为中气运动之始基。水气多于火气，火藏水中，乃能生气。若火气多于水气，水气不能包藏火气，火气遂直冲上越，运动遂灭。”

1. 肾虚与中风的关系

早在《内经》中就已认识到肾虚与中风发病具有密切的关系，真元亏虚是外风侵袭的内在基础。《素问·脉解篇》指出："内夺而厥，则为喑痱，此肾虚也。"《灵枢·刺节真邪篇》亦说："虚邪偏容于身半，其入深，内居营卫，营卫稍衰，则真气去，邪气独留，发为偏枯。"以上两段经文明确指出"厥证、喑痱"的发生是由于肾元亏虚，精气内夺而引起；"偏枯"的形成乃由于元气不足，卫外不固，感受风邪，由表及里，内居营卫，影响气血运行，筋脉失养所致。隋代巢元方承《内经》旨意，在《诸病源候论》中指出："偏风者，风邪偏客于身一边也，人体有偏虚者，风邪乘虚而伤之。"更进一步强调元气亏虚在中风病发病中的作用。

金元以后，随着"内风"学说的兴起，"肾虚"在中风病发病中的作用愈来愈受到广大医家的重视。刘河间力主"心火基甚"。李东垣强调"正气自虚"。朱丹溪认为"湿热生痰"。沈金鳌则一语破的，在《杂病源流犀烛》中明确指出："曰火曰痰，总由于虚，虚固为中风之根也，惟中风病由于虚。"《古今医彻》亦云："河间谓五志过极，言其因也；东垣谓本气自病，言其本也；丹溪谓湿痰生热，言其标也；而究其根，则在于肾元不足所致，盖肾元无亏，五志过极，即显五志之证，元气不足，即显虚损之证，湿热生痰，即显痰热之证。"明代张景岳倡导"非风"之说，强调"内伤积损"是导致本病的根本原因。《景岳全书·非风》中指出："凡病此者，多以素不能慎，或七情内伤，或酒色过度，先伤五脏之真阴，……阴亏于前而阳伤于后，阴陷于下而阳乏于上，以致阴阳相失，精气不交，所以忽尔昏愦，卒然仆倒。"强调肾中阴阳两虚在中风病发病中的作用。清代医家王清任专以气虚立论，认为"亏损元气，是其本源"，他在《医林改错》中明确指出"或曰元气既亏之后，未得半身不遂以前，有虚症可查乎？……偶尔一阵头晕者，有头无故一阵发沉者，有耳内无故一阵风响者，皆是元气渐亏之症"，更进一步强调元气亏虚在中风先兆发病中的作用。纵观历代医家关于中风本于肾虚气弱的论述，说明肾虚气弱与中风发病的内在直接相关性。

中风多发于中老年人，《素问·阴阳应象大论》曰："年四十而阴气自半。"《医经溯洄集·中风辨》云："中风者，非外来风邪，乃本气病也。凡人年逾四旬，气衰之际，或因忧喜忿怒伤其气者，多有此疾。"大抵人到中年，阳气逐渐衰弱，脏腑气化功能逐渐减退，推动、温煦、温养作用下降，体内各种代谢产物聚集，痰浊、瘀血集聚体内，气血运行不畅，脑脉痹阻形成中风。或先天禀赋不足，或将息失宜，或饮食不节，日久伤肾，或久病及肾。肾气不足，脏腑失和，气化无权，失其温煦推动之职，一则血流滞缓而为瘀，一则津液凝聚而成痰。正如《医林改错》所说："元气既虚，必不能达于血管，血管无气，必停留为瘀。"赵献可《医贯》云："痰从何来？痰者水也，其源发于肾。"张景岳亦说："凡经络之痰，唯是元阳亏损，神机耗败，则水中无气，而津凝血败，皆化为痰耳。"另外，肾精又能化生气血，"肾为精血之海"。若肾精不足，精不化血则血少，血脉不充，血行迟缓亦为瘀。正如张景岳所说："凡人之气血，犹源泉也，盛则流畅，少则瘀滞，故气血不虚则不滞，虚则无有不滞者。"痰瘀内伏，遇感引触，痹阻脑脉，或血溢脑外，脑髓神机失用，发为中风。中风在临床上除有半身不遂，肢体麻木，语言謇涩，口舌歪斜等表现外，常常伴有肢体酸困无力、头晕耳鸣、健忘、面色苍白、自汗、舌质暗红、脉细弱等肾虚气弱的表现。

现代医学研究表明，随着人体进入衰老期，在衰老的过程中机体发生了一系列极其复杂的生物化学改变，机体各器官都发生退行性改变及功能降低，免疫功能低下和内分泌功能失调，神经-免疫-内分泌网络功能紊乱，组织和器官中实质性细胞总数减少。这些改变大都以肾虚为基本病理改变。随着年龄的增长，体内自由基清除系统功能下降，自由基增多而引起脂质过氧化反应加强，细胞脂质氧化，细胞功能下降，而致机体衰老。许多研究表明，自由基损伤既是肾虚的基础，又是痰浊、瘀血产生的共同缘由之一。沈自尹也从多年的研究中揭示了人体衰老的实质是肾虚，指出老年人普遍存在着生理性肾虚，肾阳虚证患者具有下丘脑-垂体-肾上腺皮质轴不同环节、不同程度的功能紊乱，是神经内分泌系统中的一种隐潜性变化。

2. 肾虚与多发性硬化的关系

历代文献中没有多发性硬化这个病名，大多归属于"痿证""骨繇""痹证""视瞻昏渺""青盲""喑痱""风痱""眩晕"等范畴。郑老根据《素问·痿论篇》"肾虚气热"理论以及历代医家的认识，提出肾精不足、髓海空虚是多发性硬化的发病基础。先天禀赋不足，或五劳七伤或大病久病损耗脏腑，耗伤肾精导致肾精亏虚，精不化气，肾阳亏虚，气血不足，肌肉百骸失于温煦濡养则表现为腰膝酸软，畏寒肢冷，肢体无力，甚至瘫痪等；肾精不足、髓海失充则出现四肢不能自主，动作失其矫健而出现平衡障碍及步态不稳；肾精不足，不能上充于脑，清窍失养，则头晕耳鸣，视物不清，或有记忆力减退。故《灵枢·海论》说："髓海有余，则轻劲多力，自过其度；髓海不足，则脑转耳鸣，胫酸眩冒，目无所见，懈怠安卧。"

肾虚有三个方面的含义：先天禀赋不足（易感性）、劳累疾病伤肾（获得性）、疾病本身伤肾（自身性）。先天禀赋不足（易感性），本病具有明显的遗传倾向，患者的一级家属患病风险较一般人群大12~15倍；本病好发于青年女性，女子阴气盛而阳气弱；本病多集中在高纬度的寒冷地区，高纬度地区阴寒之气偏盛，阳气易于耗散。这都说明多发性硬化与先天禀赋不足有着直接的联系。劳累疾病伤肾（获得性），《素问·宣明五气篇》中提出："久视伤血，久卧伤气，久坐伤肉，久行伤筋，久立伤骨，是谓五劳所伤。"五劳所伤直接伤及对应五脏，但最终都伤及肾脏，因肾为五脏六腑之本，为元气之根，元气不足，推动、温煦、防御功能低下，则外邪易侵犯人体，外感湿热毒邪，郁于经络不解，伤及脑髓，发为本病。另外，本病易在感冒后诱发，平素多有自汗、舌淡、脉虚弱等肺气虚表现，但是正如《类证治裁》所说："肺为气之主，肾为气之根。金水相生，肺虚日久伤肾。"疾病本身伤肾（自身性），多发性硬化病程缠绵，易反复发作，症状特点复杂多样，可表现为五脏虚损的特点，尤与肝、脾关系密切。肝为藏血之藏，本病多发于女性，女子以血为用，易出现麻木、拘挛等肝血虚症。肝血虚日久，子盗母气，必然耗伤肾精，形成肾精不足或肾阴虚，肝肾阴虚，水不涵木，阳亢风动，则出现肢体拘挛、麻木，头晕，视物不清，心烦，不寐，潮热，烦躁不安，舌红、少苔，脉弦细数等症。脾为后天之本，气血生化之源，脾虚日久，肾精得不到有效的充养，最后形成脾肾两虚，症见精神萎靡，肢体痿软无力，形寒肢冷，舌淡，脉沉细微等症。

3. 肾虚与痴呆的关系

痴呆是由髓减脑消、神机失用所导致的以呆傻愚笨、智能低下、善忘等为主要临床表现的一种神志异常的疾病。郑老认为肾虚髓空、痰浊、瘀血阻窍是痴呆发病的基本病机。在痴呆的发病中，肾虚是发病的病理基础。首先，肾虚本身可导致痴呆的发生。脑为元神之府，其位最高，对全身机能活动和精神活动有统帅作用。肾为先天之本，内寓真阴真阳，人体五脏六腑都靠肾中精气资助与温养。肾藏精主骨生髓，脑为髓之海，是精髓聚会之所，故有"诸髓者皆属于脑"。脑为元神之府，灵机、记忆皆处于脑。精髓是脑的物质基础，肾精是脑生成的物质基础。《灵枢·五癃津液别》曰："五谷之津液，和合为膏者，内渗入于骨空，补益脑髓。"肾精肾气充足与否，生髓机能是否旺盛，与脑的生理功能正常与否密切相关，影响着脑髓的充盈与发育，脑为精明之府，髓旺则脑髓充盛，神机才能聪灵，思维、认知及统御五脏六腑的功能才能正常发挥。反之，肾精亏虚不能生髓充脑，脑髓失充，心无所虑，神机失用，阴阳失司，皆可发生痴呆。故唐容川在《内经精义》中说："事物所以不忘，赖此记性，记在何处，则在肾精。益肾生精化为髓，而藏于脑。"清代叶天士《临证指南医案》云："高年下焦根蒂已虚。"人至老年，或因房事不节，或因外邪久居，或因脏腑他病所犯均可影响于肾而渐致肾亏。神机失控，病发痴呆。其次，肾虚可生痰致瘀，导致痴呆。肾阴亏损、阴血不足，脉道涩滞可致血瘀；肾阳虚弱，阳虚则寒，寒凝血脉而成瘀血；肾气虚无力行血则血瘀、气化无力则津聚成痰而致痰阻。脑为至清之脏，不能受邪，邪犯则病。《证治准绳》所云："盖髓海真气所聚，卒不受邪，受邪则死不可治。"脑为清灵之府，阳气所聚之处，最忌秽浊之气。如痰浊瘀血等病理产物蕴积于脑，则成为重要的发病因素。痰浊、瘀血或杂于脑髓，上蒙清窍，破坏脑髓至清至纯的状态，呆傻愚钝随之形成。《医林绳墨》指出："有问事不知首尾，作事忽略而不记者，此因痰迷心窍也，宜当清痰理气；而问对可答，用之牛黄清心丸；……若痴若愚，健忘而不知事体者，宜以开导其痰，用之芩连二陈汤。"

（二）毒邪在各种脑病发生发展过程中的不同表现形式

"毒"字在中医中的应用十分广泛。如说明病因时有"热毒""湿毒""温毒"等，而治疗又有"解毒""化毒""以毒攻毒"等。考《说文解字》载："毒，厚也，害人之草，往往而生。"《辞源》对毒邪做了如下解释：①恶也，害也；②痛也，苦也；③物之能害人者皆曰毒。在古代医药典籍中，毒具有多重含义，或言病邪，或言病证，或言药物，或言治疗等。《内经》中首先提出了寒毒、热毒、湿毒、燥毒、大风苛毒等概念。《素问·五常政大论》说："少阳在泉，寒毒不生……阳明在泉，湿毒不生……太阳在泉，热毒不生……太阴在泉，燥毒不生……。"又说："大毒治病，十去其六，常毒治病，十去其七。"《素问·生气通天论》说："虽有大风苛毒，弗之能害。"毒邪致病表现复杂多变，各种毒邪致病特点不一，但共同特点表现为：第一，凶：致病力强，传变迅速，危害严重，极易致死，病情多呈急、危之象。第二，顽：毒邪凝结气血，燔灼津液，胶着不化，缠绵难愈，如尤在泾的《金匮要略心典》载："毒，邪气蕴结不解之谓。"第三，兼：由于毒邪每与风、火、痰、瘀等邪兼夹为患，临床见症多端，病情复杂难辨。

现代中医学家对毒邪学说不断地丰富和发展，认为"毒"为邪气（包括六淫、七情、痰饮、瘀血等）蓄积不能疏散，郁结日久而成。我们认为一切对人体有严重损害，使人痛苦的致病因素皆可归属毒的范畴。毒的这种破坏作用，使得疾病来势凶猛，过程缠绵，危害深重。外感风寒湿热之邪日久郁而成毒，脏腑功能失调产生的病理产物如痰饮、瘀血、水湿日久不化，皆可成毒。毒邪学说在临床各科应用领域逐渐扩大，解毒法被应用于临床各领域并取得显著疗效。如各种感染和非感染性疾病，心脑血管病，肾病，红斑狼疮等。

中风病是临床常见病、多发病，和恶性肿瘤、心脏病一起成为当今多数国家的常邮，致死疾病。在中风病的发病过程中，肾虚是始动因素，是形成瘀血、痰浊的内在因素。但是各种瘀血、痰浊、内风等郁久化热成毒是导致中风病发病的关键因素。这和王永炎院士提出的"毒损脑络"理论是一致的。王院士认为，中风病是由于毒邪损伤脑络，络脉破损或络脉拘挛瘀闭，气血渗灌失常，致脑神失养，神机失用，形成神昏闭厥、半身不遂的病理状态。常富业等认为，"毒损络脉"是中风病发展到一定阶段病情骤然发生变化的结点，标志着病情突然加重，诸邪气蕴结成毒，毒邪损络，引起毒邪蔓延，并序贯引起脏腑组织损伤，形质败坏，而使病情突然加剧的一种病理状态或动态过程。现代大量的临床研究证实，无论是缺血性中风或者出血性中风，毒损脑髓，神机失用是急性发病期的病理关键。

多发性硬化中医一般属于"痿证""骨繇""痹证""视瞻昏渺""青盲""喑痱""风痱""眩晕"等范畴。病程持久，反复发作，终成顽疾。郑老认为毒邪在多发性硬化发生发展过程中具有举足轻重的地位。毒邪除外来之邪侵袭外，亦可见内生之毒。内生之毒由阴阳失衡，脏腑功能和气血运行紊乱，使机体内生理和病理产物不能及时排出，蕴积于体内而化生。内毒多是在疾病过程中产生的，既是病理产物，又是致病因素。主要有内生五邪蕴而为毒或外感六淫之邪未除进而转化为毒，如痰浊郁久而成痰毒、瘀血蕴蓄日久而成瘀毒、湿浊蕴积而成湿毒。毒邪浸淫入络，沿络及督，督脉受损，连及脑络，使肾精上充脑髓之道受遏，髓海亦为其所累，髓海失其“主宰”之能，从而表现出复杂的临床症状。内生之毒与外毒相合诱发或加重病情。内生之毒蕴内，影响脏腑功能的恢复，使病情反复或迁延不愈。而患者以正虚为本，易受邪侵，亦可引起本病反复发作。现代医学认为，机体自身非特异性免疫炎症反应贯穿于多发性硬化发病机制的全过程。多发性硬化的发生多以病毒、细菌感染为直接原因，这种“外毒”因素侵入机体后，由于机体免疫炎症反应，机体在清“外毒”的同时，又产生了大量的“内毒”，如自身反应性T细胞、肿瘤坏死因子α、IL-2等，这些“内毒”长期持续存在将导致脑和脊髓白质多处免疫炎症损伤，形成脱髓鞘改变。因此，经常采用具有抑制机体免疫和炎症作用的激素类与细胞毒类（环磷酰胺等）药物，临床这两类药物都具有较为明显的毒副作用，以细胞毒类药物更为显著。这两类药物的作用机制虽然不尽相同，但都具有抑制机体正常的细胞和体液免疫作用，广泛用于多发性硬化的治疗中，尤其在急性发作期。这其实就是“以毒攻毒”方法的具体运用，因为只有药物之偏性才能纠正人体之疾病。这两种药物不论从中医或西医均认为是“有毒”或“剧毒”之品，而之所以能治疗疾病，其机制就是运用“以毒攻毒”的方法。

毒的产生有外感内伤两个方面，内伤有三个方面：脾胃失司，内生浊毒；肾失开和，酿生浊毒；三焦不利，清浊相混。

外感毒邪主要有风毒、热毒、湿毒。外感一六淫之毒主要指外感六淫侵袭人体蕴蓄日久不散，大范围损害人体的特定脏腑组织，造成脏腑功能减退或丧失，形成顽症。它和外感六淫之邪的主要区别是外感之邪害人一般病情轻微，病程较短，不易发生传变，不会或很少造成脏腑功能损害，治疗起来较容易；而毒邪害人则病情重，程度甚，易造成脏腑功能损害或丧失，治疗效果往往较差。

（1）风毒：风邪为百病之长，善行而数变，易侵犯人体的阳位。如风邪日久不散，蕴而为毒，则形成头痛、头晕、眼昏、发热、项强、咳嗽，随后出现痿、痹、项背部异常感觉或突然出现偏瘫麻木等。另外，本病进展迅速，变化多端，临床表现多样，若引起运动功能障碍可致截瘫及肌无力；感觉损害导致疼痛、麻木、束带感；损害视神经，引起脱髓鞘性球后视神经炎而致暴盲；自主神经功能损害者可致二便潴留；还有以眩晕为主要表现者。如此复杂多变的表现，非常符合风邪善行数变的特点。

（2）热毒：热为阳邪，其性开泄，火为热之极，易生风动血，易化火成毒。中风、多发性硬化急性期，发病即见内热症状，热毒损伤脑络的证候。热邪致病，充斥三焦，多脏受累。《医醇賸义》说："外因之病，风为最多，内因之病，火为最烈。……其因于风者为风火，因于湿者为湿火，因于痰者为痰火，阳亢者为实火，劳伤者为虚火，血虚者为燥火，遏郁者为郁火，酒色受伤者为邪火，疮疹蕴结者为毒火"；"火毒，一经激发，则金销水涸，木毁土焦，百病丛生矣"。热邪内聚成毒，损伤脑髓，神机失用，偏瘫麻木、失语等症出矣；肝火上炎，则头晕、头痛、目昏不明；热邪充斥上焦则口苦、口渴、发热、咽痛。同时热邪易与湿邪、风邪、痰浊、瘀血等相合，导致病情复杂，胶固难解。如热邪蕴蓄日久不散成毒，则出现高热、昏迷、烦躁、口苦口渴、小便黄赤、肢体拘挛、视力模糊、肢体偏瘫等。

（3）湿毒：湿为阴邪，其性黏滞，易袭阴位。湿有外湿和内湿之分，外湿多由气候潮湿、涉水淋雨、居处潮湿等引起；内湿多由嗜食肥甘醇酒、饮食生冷，导致脾气受困，运化失职所致。湿与热合，流于下焦，气血不运，筋脉弛纵不收，形成湿热痿。正如李东垣在《脾胃论》中所说："六七月之间，湿令大行，子能令母实而热旺，湿热相合，而刑庚大肠，故寒凉以救之。燥金受湿热之邪，绝寒水生化之源，源绝则肾亏，痿厥之病大作，腰以下痿软瘫，不能动，行走不正，两足欹侧。"临床常见：四肢痿软，肢体困重，或微肿麻木，尤多见于下肢，或足胫热蒸，或发热，胸脘痞闷，小便赤涩；舌红苔黄腻，脉细数而濡。湿为阴邪，其性黏滞，易侵犯人体脏腑肢体经络。如湿邪蕴蓄日久不散成毒，则出现尿频尿急，肢体痿软无力，视物模糊，头昏如蒙，舌苔黄腻，脉弦滑等。这符合经典的湿热致痿学说。正如《素问·生气通天论》所说："湿热不攘，大筋软短，小筋弛长，软短为拘，弛长为痿。"

内生毒邪包括内风毒、痰毒、瘀毒等。主要有外感六淫之毒入里传变造成脏腑功能失调形成的病理产物不能及时排出，蕴蓄体内日久成毒。如痰浊郁久而成痰毒，瘀血郁久而成瘀毒。内生毒邪一般是在疾病过程中产生的，既是病理产物又是致病因素。

（1）内风毒：内风多由肝风内动、热极生风、阴虚风动、血虚生风等引起，临床表现有突然头晕、头痛、眼昏、肢体抽动、震颤、麻木、偏瘫失语等。内风与肝有密切的关系，正如《素问·至真要大论》所说："诸风掉眩，皆属于肝。"《临证指南医案·肝风》华岫云按："倘精液有亏，肝阴不足，血燥生热，热则风阳上升，窍络阻塞，头目不清，眩晕跌仆，甚则瘛疭痉厥矣。”内风有虚实之分，虚证有阴虚动风，血虚生风；实证有肝阳化风，热极生风。而肝风内动除具有“掉眩”和“强直”的特点之外，还具有一般风邪的共同特点：“变”和“动”。风、痰往往相兼为患，留窜肢体经络，引起麻木疼痛。另外，瘀血亦能引起内风，最后风痰瘀血，痹阻脉络，导致病情复杂，顽固难愈。包括多发性硬化急性期出现的暴盲、头晕、肢体偏瘫等症，又包括反复发作后遗留的肢体拘挛麻木、皮肤瘙痒、耳鸣耳聋等症。

（2）痰毒：痰浊是脏腑功能失调形成的常见病理产物之一，主要和肺、脾、肾、三焦、膀胱等功能失调有关。在漫长的医疗实践中，中医对痰病、痰证有一套比较完整的理论体系和治疗方法。痰分为广义和狭义两大类。狭义的痰，一般是指呼吸道之痰，可吐出。广义的痰又称无形之痰，痰的形成主要是脏腑功能失调形成的体液代谢障碍，体液失去了正常的运行途径和规律，逐步停蓄凝结成为一种黏稠状的、有害的液体。“痰随气行，无处不到”，痰浊形成以后，随着气机的升降出入，无处不到，内而脏腑血脉，外而肢体经络。因而可产生各种病证。上蒙清窍则头晕、头痛、目昏、失语；阻于经络则麻木疼痛，甚则偏瘫不用。“百病皆由痰作祟”，早在《诸病源候论》中已揭示了“痰生诸病，其候非一”的病变特点。《诸病源候论·痰饮病诸候》云：“诸痰者，此由血脉壅塞，饮水积聚而不消散，故成痰也。或冷，或热，或结实，或食不消，或胸腹痞满，或短气好眠，诸候非一。故云诸痰。”王燕昌在《王氏医存》中指出：“肥胖之人，肢体颤动者，乃气隧既狭，痰涎复壅，而卫气滞碍，非风也。”痰浊往往与热邪相合，形成痰热之邪，痰热郁久成毒，毒损脑髓，经络气血不和，则出现肢体麻木、偏瘫、疼痛、头晕、舌苔厚腻、脉弦滑等症。

（3）瘀毒：瘀血亦是脏腑功能失调引起的常见病理产物，引起瘀血的原因很多，有因寒致瘀，因热致瘀，因气致瘀，因痰致瘀等。因寒致瘀者，寒则凝泣，血脉不畅而成瘀；因热致瘀者，热灼津液，血液壅聚而成瘀；因气致瘀者，一则气虚推动无力导致血行缓慢而形成瘀，一则气滞血流不畅而成瘀；因痰致瘀者，痰滞血脉，血流不畅而成瘀。血瘀致病有其明显的特点：一、疼痛，刺痛、拒按、固定不移；二、肿块、症瘕；三、偏瘫麻木；四、舌质紫暗、有瘀斑瘀点，脉涩；五、久病多瘀、慢病多瘀。《素问·痹论》曰：“病久入深，荣卫之行涩，经络时疏，故不通。”《证治准绳》曾说：“人知百病生于气，而不知血为病之胎也。”叶天士《临证指南医案》也说，“大凡经主气，络主血，久病血瘀”，“初为气结在经，久则血伤入络”。尤其在本病的后期血瘀证更加突出，久病多瘀，久病入络，常常出现神倦乏力、刺痛、肌肤甲错、口唇紫暗、低热等症。

（三）补肾解毒法在脑病治疗过程中的具体运用

1. 治中风补肾为本，灵活运用化痰通络之法

《素问·阴阳应象大论篇》云：“治病必求于本。”肾虚气弱是中风发病的病理基础。有鉴于此，本着“损有余而益不足”的原则，拟定补肾益气为基本治疗大法，旨在通过补肾益气来纠正患者气虚阳衰的表现，促进患者功能康复，补肾方药可使脑髓得充，气旺血生，一则可扶正温阳，振奋阳气促进肺、脾、肾三脏功能恢复，气化复常，痰饮自消；二则可促进血液流通瘀去新生，血络通畅，使脑部的局部循环得到改善；三则可促进气血的生成，血盛则畅，脑健得养，神机渐复，以达病愈体健之目的。现代药理学研究证明：一些补肾方药有提高超氧化物歧化酶活性，清除自由基，提高抗氧化作用，还有降脂、抗血栓形成作用。益气药可抗血小板聚集，改善血液的流动性，增加大脑的灌注，且有扩张血管及抗自由基损伤作用。因此，补肾益气法能从多环节、多层次改善中风后的病理状态，促进神经功能恢复。中风的形成和发展是一个长期和渐进的过程，根据其病机特点和临床表现一般将其分为中风先兆期、急性期和恢复期三个阶段。尽管这三期的病机特点不尽相同，但肾虚气弱是贯穿中风三期始终的病理基础，因此，补肾益气是中风三期治疗的一条基本治法。

中风先兆期，肾虚导致痰瘀内伏是其发病基础，因此在治疗时要以补肾益气为先。现代医学认为，短暂性脑缺血发作的最常见原因是脑动脉硬化，而脑动脉硬化与高脂血症和自由基损伤导致脂质过氧化密切相关。因此在此期治疗时要以补肾益气为主以治本，佐以化痰活血以治标。只有肾气充足，气化有权，痰瘀才能渐开，中风之危险因素才能消除。

急性期，痰瘀互结，痹阻脑脉，毒损脑髓，脑髓神机失用是其病机核心，但是治疗时，在化痰利水、化瘀解毒的同时不要忘记补肾益气这一基本法则。因为痰饮和水皆为阴邪，易伤阳气，得温则化，又为肺、脾、肾三脏气化失调的病理产物，因此在治疗时要适当应用一些温阳益气之品，遵张仲景“病痰饮者，当以温药和之”之旨，促使肺、脾、肾三脏尤其是肾脏的气化功能恢复正常。只有这样，痰饮、瘀血才能渐消缓散，神机才能逐渐恢复。

恢复期，中风发病超过2 周或1个月即进入恢复期，元气亏损，血瘀脑脉日久，久病入络，神机失用为其突出病机。因此，在此期应以大补元气为主，佐以活血通络，以促进神经机能的恢复，预防复中，只有元气充足、推动温煦作用正常，脏腑功能和调，气血流畅、四肢经络之顽痰死血才能逐步消解，痿废之肢体才有望恢复功能。

2. 治疗多发性硬化补肾解毒贯穿始终

肾虚是多发性硬化的发病之本，补肾益气是主要的治疗方法。肾虚不仅是多发性硬化的始动因素，同时病情缠绵，亦易导致肾气虚或五脏功能减退，因此，补肾益气作为一种基本治法广泛应用。肾气为人身元气之根，肾气足则五脏充，气化正常，痰饮瘀血渐消缓散，神经功能逐渐恢复正常，且不易复发。常用药物仙灵脾、黄芪、菟丝子、仙茅、巴戟天、山萸肉、杜仲、女贞子等。其中，郑老最擅长应用的是淫羊藿和黄芪。淫羊藿性辛、甘，温，归肝、肾经，有温肾阳、强筋骨之效，始载于《神农本草经》，认为其有益气强力之功用，言其“主阴痿绝伤，茎中痛，利小便，益气力，强志”。《分类草药性》曰：“治咳嗽，去风，补肾而壮元阳。”黄芪始载于《神农本草经》，其性甘，微温，归脾、肺经。具有健脾补中，升阳举陷，益卫固表之功效。《神农本草经》曰：“主治痈疽，久败疮，排脓止痛……补虚。”《珍珠囊》曰：“黄芪甘温纯阳，其用有五：补诸虚不足，一也；益元气，二也；壮脾胃，三也；去肌热，四也；排脓止痛，活血生血，内托阴疽，为疮家圣药，五也。”黄芪益气健脾而补后天之本。通过后天培补先天，这是郑老益肾法的重要特点。现代药理研究证明方中诸药可从不同方面调节免疫和内分泌功能，淫羊藿多糖可促进T淋巴细胞的增殖，并可促进Ts细胞产生，淫羊藿苷可减少Ts细胞产生，表明淫羊藿对机体免疫功能有双向调节作用。淫羊藿总黄酮（TFE）对一般性炎症和免疫性炎症均有不同程度的抑制作用，张逸凡等实验表明TFE对巴豆油所致小鼠耳肿胀、醋酸所致小鼠腹腔毛细血管通透性增加、角叉菜胶所致大鼠足肿胀及巴豆油所致肉芽组织增生具有显著抑制作用，对佐剂关节炎大鼠的原发性足肿胀和继发性足肿胀均有明显抑制作用。黄芪对免疫系统具有双向调节作用，能使紊乱的免疫机能恢复有序。黄芪多糖具有免疫调节作用，其机制大体上可通过对单核巨噬细胞、自然杀伤细胞（NK）、T细胞、B细胞、细胞因子及神经-内分泌-免疫网络的调节实现提高机体抗病能力，达到防病治病的目的。黄芪总苷、黄芪黄酮还具有抗炎、抗病毒的作用。

解毒法是多发性硬化急性期的基本治法，在急性期各种外邪皆可入里化热成毒，或伏邪遇感引触成毒直接表现为里热证候。常用的药物有黄芩、黄连、栀子、黄柏、白花蛇舌草、重楼、六月雪、土茯苓、苦参、败酱草、半枝莲、大青叶、薏苡仁等。根据毒邪的性质分别采用祛风解毒、化湿解毒、清热解毒、化痰解毒、通络解毒等方法。祛风解毒常用荆芥、防风、薄荷、全蝎、蜈蚣等，化湿解毒常用苡仁、土茯苓、泽泻、苍术、马鞭草、茵陈等，清热解毒常用射干、重楼、连翘、六月雪、大黄等，化痰解毒常用半夏、胆南星、茯苓、僵蚕等，通络解毒常用丹参、赤芍、葛根、土鳖虫、全蝎、川芎、莪术、皂刺等。但是，毒邪往往具有兼加的特点，在应用时几种解毒方法往往联合应用，才能取得较为满意的临床效果。前期的研究表明，这些解毒方法能够较快控制症状，减少激素用量，缩小病灶范围，减轻疾病程度等。袁拯忠等认为，解毒不是一个狭义的概念，其外延和内涵是极其丰富的，解毒只是一个提纲挈领的大法，针对不同病因病机转变过程演化出具体的治疗方法。治多发性硬化要以辨证论治为前提，在发病的不同阶段，根据湿热、痰瘀等病理因素程度的不同，采用相应的清热解毒、化痰解毒、祛瘀解毒、通络解毒的不同治法。

3. 治癫痫化痰息风为主

郑老认为，肾虚在癫痫病的形成过程中具有重要的作用，但是，痰浊闭阻脑窍是痫证发生的主要病机，因此，治疗癫痫以化痰息风开窍为主。“痫为痰蓄，无痰不作痫”，正如《医学纲目·癫痫》中说：“癫痫者，痰邪逆上也。”痰浊聚散无常，以致病发无定时，症状多端。故治疗过程中重化痰邪，选用息风豁痰、开窍豁痰、镇惊豁痰等药物。常用药物有半夏、胆南星、石菖蒲、白芥子、皂角、礞石等。郑老在搜集民间验方“青黛散”（青黛、硼砂、山药）的基础上结合自己的临床实践，在痫证的治疗中巧用硼砂取得了较好的临床疗效。硼砂甘、咸，凉，入肺、胃经。《日华子本草》载具有消痰止嗽、破症结喉痹的作用。硼砂治疗痫证的原理目前尚不清楚，郑老认为硼砂具有很好的消痰散结作用，这与痫证痰浊闭窍的病机相吻合，正如《本草经疏》所言：“硼砂，色白而体轻，能解上焦胸膈肺分之痰热。辛能散，苦能泄，咸能软，故主消痰，……”在应用时，将硼砂和其他药（颗粒剂）混匀冲服，日3次。本法对颞叶性癫痫无效。

4. 治痴呆补肾填髓为本

痴呆肾虚髓减为本，血瘀、痰阻为标，呆傻愚笨为其主要表现，故治疗宜补肾益髓增智、活血化痰通络。补肾益髓一则可补益脑髓，髓充神旺，智能恢复；一则可使精、气、血俱旺，促进活血化痰。活血化痰通络可使脑腑得清，所谓“纯者灵”，同时痰瘀化逐有助于肾虚的恢复。标本兼治，相得益彰。郑老强调，本病不论何型，有无明显肾虚症状，都应酌用补肾之品以治其本。补肾之法，应遵张景岳“善补阳者，必于阴中求阳，则阳得阴助，而生化无穷；善补阴者，必于阳中求阴，则阴得阳开而源泉不竭”之法。临床又宜根据每个患者的具体情况，补肾、活血、化痰亦有所侧重。病程短的患者，多以痰瘀为主；病程长者，多以肾虚为重。若此肾虚得补，脑髓得充，痰瘀得消，则脑海充盈，清灵之府纯净，故神机得用，神志得复。自拟健脑复智方由人参、鹿角胶、制首乌、菟丝子、仙灵脾、益智仁、丹参、水蛭、地龙、石菖蒲、远志、天竺黄、僵蚕等组成。其中人参味甘性微温，归心、肺、脾经，功用大补元气，补后天以充先天，可安神增智，《神农本草经》谓人参“补五脏，安精神，定魂魄，止惊悸，……开心益智”；鹿角胶味甘、咸，性温，归肝、肾经，功用温补肝肾、益精血，《开宝本草》谓其“炙捣酒服，补虚劳，长肌益髓”，共为君药，人参得鹿角胶补而不滞，鹿角胶得人参温而不燥，二者相得益彰，共奏补精益髓增智之功。制首乌味甘、涩，性微温，归肝肾经，功可补益精血、固肾乌须，《开宝本草》说：“久服健筋骨，益精髓，延年不老”；菟丝子味甘、性温，归肝、肾、脾经，功可补肾固精、养肝明目，《药性论》谓其“填精益髓”；仙灵脾味辛、甘，性温，归肝、肾经，功可温肾壮阳，《神农本草经》谓其“……益气力、强志”，《本草纲目》说“主治……老人昏冒，中年健忘”；益智仁味辛，性温，归肾、脾经，有温肾固精之功，《本草纲目》谓其“益气安神，补不足”。以上诸药益气，共为臣药，助参鹿补肾益髓、增智强志。丹参味苦、性微寒，功可活血安神，《日华子本草》谓其“……养神定志”；水蛭味咸、苦，性平，归肝经，功可破血逐瘀；地龙味咸、性寒，归肝、脾、膀胱经，功可息风通络。石菖蒲味辛苦，性温，归心、胃经，功可开窍宁神、和胃化湿，《神农本草经》谓其“主……开心孔、补五脏、通九窍，明耳目、出音声。久服轻身、不忘、不迷惑，延年，益心智，高志不老”；远志味辛、苦，性微温，归心、肾、肺经，功可祛痰开窍、宁心安神，《神农本草经》谓其“主……利九窍，益智慧，耳目聪明，不忘，强志”，《药性本草》谓其“治健忘、安魂魄、令人不迷……”天竺黄味甘，性寒，归心、肝经，功可清热化痰、清心定惊；僵蚕味咸、辛，性平，归肝、肺经，功可化痰、通络、息风。以上诸药功在活血化痰通络，而有开窍增智强志之功，为佐使之药。全方配伍，可奏补肾益髓、活血化痰之效，而有健脑增智之功。

第三章 临床治验

一、经方治验

（一）桂枝加葛根汤治项痹（颈椎病）

武某，男，37岁，于2016年12月12日初诊。2年前患者因运动后大量出汗，受凉后出现项背部疼痛，遇冷风后加重，给予推拿按摩治疗后疼痛缓解。随着天气变冷，1周前患者再次出现项背部的僵硬、疼痛，恶风，汗出，且伴有头晕症状，扭头时头晕加重，心中烦躁，于快走时出现心慌。平时性情急躁、易怒。患者因有“反流性食管炎”，胃部有灼热感，现不能进食生冷、坚硬食物，眠浅，梦多。既往有脂肪肝3年。查体：BP为112／74mmHg，舌质红、苔白中厚，脉弦细。

证机：营卫不和，汗出伤津，筋脉失养。

治法：解肌祛风，调和营卫。

方药：桂枝加葛根汤。桂枝12g，葛根30g，赤芍25g，大枣12枚，瓜蒌30g，薤白20g，砂仁10g，太子参25g，海螵蛸30g。7剂，日1剂。

二诊：服用7剂药之后复诊，项背部僵硬不适症状较前改善明显，遇冷风后稍加重，且头晕症状明显减轻，扭头时基本不发作，自诉于近日出现腰部酸痛，颈前部发胀，纳食一般，偶有嗳气，眠差，易醒，醒后难以入睡，梦多。舌质红、苔白，脉弦细。原方再进，加柴胡12g疏肝解郁，升麻12g升举脾胃之气，白术25g健脾益气，山萸肉20g、巴戟天20g补肾强骨，7剂。

三诊：项背部僵硬不适症状基本消失，遇冷风后无加重，汗出、恶风症状消失。且头晕症状明显减轻，扭头时基本不发作，腰部疼痛症状减轻，仍有酸困感觉。自诉现咽部不适，有异物感，晨起咳痰较多。纳食一般，口苦，偶有嗳气，小便可，大便溏，颜色发绿，约日3次，眠浅，梦多，易醒，醒后难以入睡。舌质红、苔白，脉弦细。继以上方去桂枝、生姜、大枣，加茯苓25g健脾宁心，狗脊25g补肾强骨，炒枣仁30g、远志20g、合欢皮20g、夜交藤30g养心安神。

嘱患者继续服用一周，以巩固疗效，症状明显好转后停药。

【按语】桂枝加葛根汤源于张仲景《伤寒论》太阳病篇，方由桂枝、葛根、芍药、生姜、大枣、甘草六味药组成，用于表虚寒证兼有项背强痛者，原文是

“太阳病，项背强几几，反汗出恶风者，桂枝加葛根汤主之”。几几，是指病人项背拘急，仰卧不能自如的情形。太阳病出现项背强几几的症状是因为足太阳经脉起于目内眦，上额交巅，络脑下项，夹脊而行。风寒之邪入侵足太阳经，以致经气不舒，津液运行受阻，经脉失去濡养，则表现项背强几几。结合患者症状，于大量汗出受凉后出现项背部疼痛，正是风寒之邪侵袭人体太阳经脉所致，故投以“桂枝加葛根汤”。郑老指出，此患者长期服药，且用药并不规范，只是控制症状，忽视了综合治疗及日常生活调护，正气亏虚，血运无力，清阳之气不能上养清窍而发头晕。外感风邪，风性开泄，卫气因之失其固护之性，不能固护营阴，致使营阴不能内守而外泄，故恶风，汗出。郑老考虑暂未影响到患者脾胃导致干呕症状，故不用生姜；患者时有心慌症状，方中加用瓜蒌、薤白宽胸散结。患者因有反流性食管炎，胃脘部有灼热感，加用海螵蛸以制酸止痛。纵观患者病情，郑老认为患者虽有一系列表证之象，但追其根本在“虚”，故一诊治其标，重在调和营卫。三诊患者表证已除，就要顾护其本虚，故去桂枝、生姜、大枣，加茯苓健脾宁心，狗脊补肾强骨等。所谓急则治其标，缓则治其本。

（二）小建中汤治疗腹痛（阑尾炎术后肠粘连）

刘某，男，12岁，学生。于1990年12月2日初诊。患者因阑尾炎入院行手术治疗，术中未见异常，术后第4天出现腹部疼痛，痛时自觉腹内抽动，按则痛稍缓。请郑老会诊，见患者于病床上紧裹衣被，但触其手脚温度尚可，问其症状，又言大便溏，查舌质淡、苔薄，脉弦细。

证机：中焦虚寒，虚劳里急。

治法：温中补虚，和里缓急。

方药：小建中汤加减。饴糖30g（烊化），桂枝12g，白芍25g，生姜3片，大枣3枚，当归25g，延胡索12g，乌药12g，郁金12g，青皮12g，陈皮12g。3剂，水煎服。

患者2剂后症状缓解，3天后复诊，腹痛、便溏消失。

【按语】患者术后脾胃失健，气血不足，中焦虚弱，因虚生邪，“痛则不通”，“不荣则痛”，治当以补虚泻实，通络止痛为主，选《金匮要略》小建中汤加减以补中缓急，加乌药、延胡索、当归入肝经以活血止痛，解术后之血虚气滞，青皮、陈皮、郁金调畅中焦气机。郑老认为，此症本属虚寒性腹痛，但患者四末不冷，脉象弦细非沉紧，正气不弱，并非虚寒之重症，且虚中夹实，不宜四逆或理中等辛热之剂，宜甘温补虚为主，甘入脾，可补虚止痛，桂枝、甘草之辛甘化阳以解虚寒，芍药酸甘以柔肝缓急，大枣、生姜滋脾胃之生化，再加行气血之药，可见奇效。

（三）黄芪桂枝五物汤治疗中风后遗症（脑梗死后遗症）

陈某，男，73岁，于2016年4月22日初诊。患者半年前出现右手麻木，因症状持续不减至门诊治疗，就诊时见：右手及口角麻木，咽干，口苦，乏力，易疲劳，肢体活动正常，纳食可，睡眠浅，易醒。舌质暗红、苔白中厚，脉沉细。既往吸烟史，无高血压及糖尿病。查头颅MRI提示陈旧性脑梗死，颈椎正侧位片未见明显异常。BP：130/80mmHg。

证机：营血不足，痰瘀阻络。

治法：益气养血，通络除痹。

方药：黄芪桂枝五物汤加减。黄芪30g，桂枝12g，赤芍25g，生姜5片，当归25g，葛根30g，羌活15g，半夏10g，泽泻30g，炒葶苈子10g，红花20g，水蛭10g，全蝎10g，僵蚕20g，蜈蚣3条。7剂，水煎服。

1周后复诊，诉现右手及口周麻木明显减轻，现仅余指尖麻木，睡眠好转，二便正常。舌质红、苔薄白，脉沉细。BP：130/70mmHg。守方去全蝎、僵蚕之辛散，加鸡血藤30g之甘温以补血活血通络。7剂，水煎服。4周后复诊，诉在家中坚持服药，现口角麻木消失，指尖间断性麻木，程度及持续时间明显减轻，饮食可，夜间心慌难以入睡，二便调。舌淡红，舌苔薄白，脉沉细。BP：130/80mmHg。予养血安神，祛风通络为主，处方：黄芪30g，党参20g，桂枝12g，赤芍25g，当归25g，葛根30g，羌活15g，半夏10g，茯苓25g，红花20g，水蛭10g，蜈蚣3条，炒酸枣仁30g，合欢皮20g，夜交藤30g。5剂，水煎服。

【按语】《金匮要略·血痹虚劳病脉证并治第六》："血痹……外证身体不仁，如风痹状。"患者以肌肤麻木不仁为主症，考虑营血不足之血痹重症，治当益气养血，祛风通络，以《金匮要略》黄芪桂枝五物汤加减，方中重用黄芪以补气养血，桂枝温经通络，去白芍易赤芍以活血通络，大量生姜助桂枝温阳通经，当归合黄芪取当归补血汤之意以行气行血，达到"气旺血自生，血行风自灭"的效果。加葛根、羌活引经并祛风通络。依据患者舌质脉象，夹有痰瘀实邪，加半夏、红花、水蛭等以去经络血脉之痰瘀。患者服药后病情好转，查舌脉考虑实邪已减，去全蝎、僵蚕之辛散，加鸡血藤之温润以养血活血。患者症状好转后，予以扶正祛邪，加党参、半夏、茯苓以健脾运湿，酸枣仁等养血安神，红花、水蛭、蜈蚣以活血通络祛风。郑老认为黄芪桂枝五物汤由桂枝汤加减而成，调和营卫以散表邪之余，还可益气养血，除风通络，佐以化痰通络之药，与补阳还五汤辨证使用治疗肢体活动不利有奇效，本方偏于气血虚衰之虚劳所致，补阳还五汤对中风后气虚血瘀、络脉瘀阻之证效果更好。

（四）麻黄汤治疗感冒（不明原因发热）

刘某，男，46岁，于1996年4月初诊。患者2年来反复低热（体温37.0～38.0℃），发热前周身发冷，随即发热，伴浑身酸痛，持续时间数分钟至数小时不等，体温可自行恢复正常，发作无定时。曾于多家西医院治疗，亦口服中药治疗，多为柴胡剂或温阳类，见效甚微，患者症状反复。至我院门诊就诊时前1天症状再发，查舌质暗、苔薄白，脉浮紧而微数。

证机：太阳伤寒，卫阳被遏，正邪交争。

治法：解表散寒，舒筋解凝。

方药：麻黄汤加减。麻黄12g（先煎），桂枝10g，甘草6g，葛根30g，赤芍25g，羌活12g。3剂，水煎服，避风寒，若服药后大量汗出则停药复诊。患者诉服药后少量汗出，体温36.5~37.0℃，周身酸痛减轻，纳眠可，二便可，查舌质淡、苔薄白，脉浮细，仍以上方为主，加党参20g，黄芪30g，酒萸肉20g，肉苁蓉12g，仙灵脾30g。7剂，水煎服。服药后症状消失。

【按语】患者恶寒无汗，周身酸痛，《伤寒论》“太阳病，头痛发热、身疼腰痛、骨节疼痛、恶风无汗而喘者，麻黄汤主之”，“太阳病，脉浮紧、无汗、发热、身疼痛，八九日不解，表证仍在，此当发其汗……麻黄汤主之”，为典型的麻黄汤证，故严格按麻黄汤用量及煎服方法，加葛根升津舒筋，羌活除风止痛，缓解周身肌肉酸痛。症状缓解后查舌质淡，脉浮细，考虑患者发热日久，耗气伤阴，予以益气温阳，滋补肾阴。《伤寒论》第101条“有柴胡证，但见一证便是，不必悉具”，郑老认为此非专指小柴胡汤的使用方法而言，乃示后人应用仲景方之大法，辨证论治，有是证，用是药，在具体应用时，细心辨识，抓住主症，如麻黄汤证之恶寒、无汗、脉浮紧，只要主症与仲景所论方证相符，便可放胆投之，临床上每收桴鼓之效。此病案辨证遣方虽无新奇之处，但郑老纯粹的中医辨证思路值得学习。熟读经典、践行临床是正确的中医学习方法。

（五）射干麻黄汤治疗喘证（哮喘）

贺某，男，46岁，于2014年12月1日初诊。发作性咳喘伴胸闷5年余。患者5年前受凉后出现发作性咳嗽，气喘，胸闷，咳痰，色白质稀；遇冷空气或吸入大量二手烟时易发，到当地医院就诊，诊断为“哮喘”，其间中西医治疗，效果不佳。经病友介绍，遂来就诊。现症见遇冷空气或吸入二手烟时，出现咳喘，胸闷，说话多时气短；面色浮白，肚圆体丰；纳眠可，二便调，舌质淡红、苔薄白，脉弦细。宜用《金匮要略》射干麻黄汤治之。

证机：寒饮伏肺，肾虚失纳。

治法：温肺化饮，补肾纳气。

方药：射干麻黄汤加减。射干12g，生麻黄12g，炙款冬花12g，炙紫菀12g，清半夏10g，白果25g，桑白皮30g，杏仁12g，蛤蚧粉15g，地龙20g，山萸肉20g，枸杞20g，楮实子30g，重楼30g，苦参25g，黄连12g。10剂，水煎服，日1剂，早晚分服。

二诊：患者服药后，咳喘，胸闷程度较前明显减轻。现症见遇冷气或吸入二手烟时仍轻微咳喘，胸闷，喉中有痰，最近有烧心泛酸症状，大便偏稀，每日1次，纳眠可，舌质淡红、苔薄白，脉沉细。守上方去半夏、楮实子、黄连，加黄芪30g，桑葚子30g，刘寄奴25g。40剂，水煎服，每日1剂，早晚分服。

三诊：服药后遇冷气或吸入二手烟时咳喘、胸闷症状消失，现已无明显不适，纳眠可，舌质淡红、苔薄白，脉沉细。效不更方，继守上方30剂，以善其后。

【按语】经方因其配伍严谨、方简效宏，受到历代医家的推崇，临床屡收奇效。郑老对经方素有研究，临床常以经方治疗难症，深有体会。本案患者患哮喘5年余，反复发作，实为难治之证。郑老辨证属本虚标实，选用射干麻黄汤，辨证选方精准。射干麻黄汤《金匮要略》记载原文为：“咳而上气，喉中水鸡声，射干麻黄汤主之”，后世将本条归属于哮喘病，故本条可看成对哮喘发作时较为形象的最早记载，射干麻黄汤则成为治疗寒哮的祖方。哮喘虽有偏寒偏热、偏虚偏实之分，但郑老皆用射干麻黄汤加减治疗，效果尚属满意。

患者初诊时，郑老结合患者病史和症状，诊断为哮病；患者遇冷气或吸入二手烟时，出现咳喘、胸闷，面色浮白，肚圆体丰，舌质淡红、苔薄白，脉弦细。病机为寒饮伏肺为外邪诱发，故治寒饮当以温化；患者患病5年，且就诊时说话较多时即稍觉气短，面色浮白，为肺虚久病及肾，肾虚失纳之证，治以补肾纳气，方选射干麻黄汤加减。方中射干祛痰利咽而止哮；麻黄宣肺平喘；紫菀、款冬花、清半夏、杏仁止咳平喘、降气化痰；桑白皮泻肺逐饮；白果敛肺化痰定喘，地龙解痉平喘，蛤蚧补肺益肾，纳气平喘；山萸肉、楮实子平补肝肾；重楼、苦参、黄连清热解毒燥湿佐制其他温热药，苦参现代药理研究具有抗过敏的作用。服药10剂，症状缓解，方对病证，二诊时在原方基础上加黄芪30g补肺益气，增强扶正力度。三诊时胸闷，咳喘症状已不发作，守原方30剂。三诊后患者又以原方加减断续服药1年余，停药后半年，电话随访未再发作。

郑老认为患者虽有寒饮伏肺之证，但患者发病5年余，故以本虚标实为主，重在本虚。治疗哮喘的思路，应以扶正祛邪为治则，重在扶正，"正气存内，邪不可干"。根据长期的临床观察，郑老认为治疗哮喘病的周期为1年左右，即使缓解期也要坚持服药，因为寒饮内伏非短期内可以清除，同时本虚也非短期可以培补，需长期缓补，方可达到扶正祛邪之目的。

（六）白头翁汤治疗痢疾（急性胃肠炎）

张某，女，55岁，于1970年9月初诊。患者自诉1周前于饭后出现腹痛，腹胀，下痢脓血黏液，肛门灼热，有明显下坠感，欲解大便，但排便困难。上述症状持续约1周，于当地医院用黄连素治疗未见明显好转，经人介绍到郑老门诊。现症见腹痛，下痢脓血，肛门灼热，腹胀，小便短赤，口渴欲饮，神疲，乏力，舌质红、苔黄腻，脉滑数。BP：150/82mmHg。

证机：疫邪热毒，燔灼气血。

治法：清热解毒，调气活血。

方药：白头翁汤加味。白头翁30g，当归20g，赤芍25g，秦皮15g，黄芩10g，大白12g，木香10g，砂仁10g，焦山楂30g，青皮10g，陈皮10g，甘草10g。3剂，水煎服，日1剂。

二诊：患者诉下痢脓血黏液次数减少，腹胀、腹痛减轻，仍便溏。纳差，眠可，小便正常。舌质红、苔微黄，脉弦滑。郑老嘱：注意饮食卫生，在原方基础上加炒扁豆10g，炒白术15g，党参15g，茯苓12g，半夏10g，砂仁10g，鸡内金10g。继服7剂，巩固疗效。

三诊：诉便溏症状改善，大便成形，纳眠可，二便基本正常。

【按语】白头翁汤出自汉代张仲景《伤寒论》。《伤寒论·辨厥阴病脉证并治》曰："热利下重者，白头翁汤主之。""下利欲饮水者，以有热故也，白头翁汤主之。"本方具有清热解毒，凉血止痢之功效，历来被医家认为是治热毒血痢的首选之方。

此病例病因为湿热壅滞，饮食所伤，属湿热邪毒侵入大肠，湿热与气血相搏，化为脓血、黏液，湿热邪毒蕴结壅滞肠中，脉络失和，故清热解毒，调气和血是治疗关键。本例采取清热解毒，调气和血为主选药组方，方中白头翁清热解毒，凉血止痢；黄芩、秦皮清热燥湿、泻火解毒，上三味药合用加强清热止痢之功。焦山楂行气散瘀，止血止痢。青皮调理脾胃气机。当归、赤芍入血分，活血散瘀；砂仁化湿，止泻理气；木香、大白疏理气机；此五味药调气和血，缓解里急后重之感。诸药合用以奏清热解毒，凉血止痢之功。郑老指出此类痢疾需重视调理气机、活血化瘀，方能达到理想的止痢目的。

二诊时郑老在原方基础上加参苓白术散，顾护后天之本脾胃，健脾化湿，改善便溏症状。同时增加调理脾胃药意在使攻邪不伤正，扶正而不留邪，达到痢去正安的目的。

整体思路：初诊患者以下痢为主要表现，且就诊时下痢持续约一周，郑老采用"急则治其标"的原则，予以凉血止痢方案。待患者下痢脓血黏液次数减少，采取"缓则治其本"的原则，调理后天之本脾胃，扶正以祛邪，正所谓正安邪自除。郑老采用分阶段的方法以达到标本兼治的目的，也是"治病必求其本"的具体体现。

（七）大柴胡汤治疗谷疸（黄疸性肝炎伴高热）

曲某，女，32岁，于1985年8月18日初诊。既往有肝炎病史。几天前因病毒性肝炎急性发作致肝细胞损伤，肝功能异常，黄疸指数明显升高，谷丙转氨酶（ALT）>450U/L，皮肤、面目发黄，伴高热，体温39.5℃，遂至门诊就诊。症见面黄，目黄，身黄，发热，寒战，无汗，大便干，舌红、苔黄厚腻，脉弦滑数。体温39.5℃。

证机：少阳阳明合病。

治法：和解少阳，通腑泄热。

方药：大柴胡汤加减。柴胡15g，黄芩30g，白芍20g，清半夏10g，枳实15g，厚朴15g，大黄20g，青蒿30g，栀子15g，生姜5片，大枣10枚。3剂，水煎服，日1剂，3次分服。

二诊：诉服上药后体温下降至正常。今体温波动在36.3~36.7℃，大便次数多，一日6次，舌苔薄黄，脉弦。于原方基础上去大黄、厚朴，加砂仁10g，7剂，水煎服，日3次。

三诊：面黄、目黄、身黄尽退，体温正常，唯身体乏力，自觉气短，于上方加人参10g，党参15g，白术15g，7剂。尽服后，诸症消失，恢复正常。

【按语】本病例为典型少阳阳明合病证。相关条文：太阳病，过经十余日，反二三下之，后四五日，柴胡证仍在者，先与小柴胡汤，呕不止，心下急，郁郁微烦者，为未解也，与大柴胡汤下之则愈。本病症见寒热、冷战，病在少阳，大便干、舌苔黄厚腻，病在阳明，为典型的少阳阳明合病证。方药以大柴胡汤加减。因患者发黄、高热明显，说明体内热毒炽盛，方中重用柴胡、黄芩、大黄清少阳阳明热毒，并在大柴胡汤基础上加入青蒿退热退黄、栀子清三焦火热，药简力专，作用力强，故服用后退热、退黄效果明显。经方强调中病即止，过用恐伤正气，故发热、发黄控制后立即停用大黄等药，适当加入人参、党参、白术等补气扶正之药加以调理。治疗思路清晰，用药精当，故效果明显。

（八）当归四逆汤治疗颤证（不安腿综合征）

王某，女，50岁，于2008年7月15日初诊。患者因膝关节疾病于郑州某医院行手术治疗，术后膝关节功能恢复可，可站立，但经常出现小腿痉挛，疼痛难忍。医院诊断为不安腿综合征，治疗数月无明显效果。遂请郑老会诊，症见右腿不自主痉挛、抖动，情绪激动，舌质暗、苔薄白，脉沉细。郑老认为此为厥阴病，阴阳气不相交，方用当归四逆汤加减。

证机：厥阴寒逆，阴阳不交。

治法：温经散寒，理气通脉。

方药：当归四逆汤加减。当归15g，桂枝12g，柴胡15g，赤芍25g，牛膝15g，细辛3g，通草10g，木瓜15g，全蝎10g，僵蚕20g，葛根30g。7剂，水煎服，日1剂，2次分服。

二诊：患者诉前2剂服后小腿即安，7剂服尽症状几乎完全消失。久病多瘀，久病多虚，故在前方基础上加减变化调整用药，以达调理病余之目的。再服7剂，疾病痊愈，未见复发。

【按语】厥证概念始于《内经》，发展于《伤寒论》，完善于温病学派。《说文解字》训释："厥，屰气也，屰为逆。"《素问·方盛衰论》曰："是以气之多少，逆皆为厥。"《素问·阴阳应象大论》曰："厥气上行。"得知《内经》所述的厥是气机逆上，升而不降。张仲景秉承《内经》厥证理论体系并有创新和发展。张仲景认为厥证为阴阳失调，阴阳气不能相互顺接。其将厥证分为寒厥、热厥、气厥、血厥、水厥、痰厥、脏厥、蛔厥。少阴寒厥，治宜回阳救逆，方用四逆类；阳明热厥，治宜清下，方用白虎、承气类；气厥治宜疏肝解郁达阳，方用四逆散；血厥治宜养血散寒，温通经脉，方用当归四逆汤；水厥治宜温阳化水，方用茯苓甘草汤；痰厥治宜涌吐痰涎，方用瓜蒂散；脏厥治宜大剂回阳救逆，方用四逆加吴茱萸汤合方，更灸关元、气海等穴；蛔厥治宜清上温下，安蛔止痛，方用乌梅丸。其治虽异，但殊途同归，皆以贯通连接阴阳之气，达到阴阳平衡的目的。结合本患者，手术后出现筋肉抽搐、抖动、疼痛，肝主筋，筋为经络之气结聚之处，此手术伤膝关节附近筋骨，大伤经络之气，阴阳失衡，不相顺接，故出现反复抽筋、抖动症状，久治不愈。证属厥证之血厥，治用当归四逆汤加减。需要指出的是，郑老认为厥的症状不一定必须是手足逆冷，只要符合厥的病机，即可考虑从厥入手治疗。此患者用当归四逆汤效果明显，顽固性腿抽筋、抖动、疼痛症状，2剂小腿即安，7剂服尽症状已完全消失。为巩固疗效，又调理1次，无复发。

（九）苓甘五味姜辛汤治疗咳嗽（中风恢复期上呼吸道感染）

杨某某，男，65岁，于1991年11月9日初诊。患者3个月前患"脑梗死"在河南省郑州市某医院治疗1个月左右后，症状好转出院，遗留右侧肢体活动不遂、无力，言语欠流畅等症状。6天前天气降温，患者晨起于小区内活动锻炼后回家饮凉开水约200mL，当晚出现轻微咳嗽、咯痰，右侧肢体乏力加重，口黏腻、饮食无味。翌日晨起后咳嗽加重，咳痰，痰色白，量多，质偏稀，胸部不适，5天来上述症状未见减轻反有加重，其家属恐因此影响脑梗死恢复，遂来郑老门诊寻求治疗。初诊症见咳嗽，咯痰，痰色白，量多，质偏稀，发热，胸闷不适，右侧肢体乏力，口黏腻、饮食无味，二便调，舌质暗红，舌苔白滑，脉弦滑数。四诊合参，当辨为寒饮咳嗽，根据中医"急则治其标，缓则治其本"之原则，拟用苓甘五味姜辛汤加味治之。

证机：寒饮咳嗽。

治法：温阳化饮。

方药：苓甘五味姜辛汤加减。茯苓20g，甘草6g，五味子15g，干姜9g，细辛3g，清半夏10g，炒葶苈子10g，厚朴9g。3剂，日1剂，水煎3次，每次煎取药液约400mL，药液混匀后分2份，早晚服下。

二诊：3日后复来就诊，诉咳嗽明显减轻，痰量明显减少，胸部不适明显减轻，饮食量稍增加，体温未再升高，乏力、右侧肢体活动不遂为主未见缓解，舌质暗红，舌苔白腻，脉弦滑。再守原方加苍术、白术各15g，砂仁12g，九节菖蒲12g，3剂，服法同前。

三诊：3日后复来就诊，偶见轻微咳嗽，无胸部不适，饮食量较前明显增加，但乏力、右侧肢体尤甚未见明显缓解。郑老指出：患者处中风病恢复期，现表证已除，治则亦当调整，应“缓则治其本”。遂自拟“益气补肾活血方”治疗中风病，具体方药如下：黄芪30g，党参20g，白术15g，当归30g，葛根30g，赤芍25g，川芎12g，全蝎10g，僵蚕15g，三棱15g，莪术20g，砂仁12g，山萸肉20g，清半夏10g，炒葶苈子10g。7剂，水煎温服，日1剂。后患者多次前来复诊，诉咳嗽咯痰未再复发，且肢体乏力等症状均有好转。

【按语】本例患者为老年男性，3个月前曾患“中风病”，现处于中风恢复期，论其体质大致以虚为主。但患者因感受外邪，加之饮用凉水，寒邪直中太阴，乃发虚实夹杂之病症。患者以咳嗽，咯白色、量多质稀之痰为主要表现，大致观之便知晓为寒饮犯肺，然其口中黏腻、饮食无味，加之外出受寒，饮凉开水，乃知寒邪直中脾胃，损伤脾阳，以致水湿内停，聚湿成饮，最终造成饮邪犯肺之结果。因此治疗可予苓甘五味姜辛汤加味运脾化湿祛痰之药，且郑老强调应足够重视上方中运脾健脾之类药物，因其从“源头”——脾胃着手以杜绝“生痰聚饮”，方可将苓甘五味姜辛汤方之效于短期内发挥最大效力。

苓甘五味姜辛汤出自《金匮要略·痰饮咳嗽病脉证并治》：“咳逆倚息不得卧，小青龙汤主之。青龙汤下已，多唾口燥，寸脉沉，尺脉微，手足厥逆，气从小腹上冲胸咽，手足痹，其面翕热如醉状，因复下流阴股，小便难，时复冒者，与茯苓桂枝五味甘草汤治其气冲。……冲气即低，而反更咳，胸满者，用桂苓五味甘草汤去桂，加干姜、细辛，以治其咳满。”此方以干姜为君，既温肺散寒化饮，又温运脾阳以化湿。臣以细辛，取其辛散之性，温肺散寒，助干姜温肺散寒化饮之力；茯苓健脾渗湿，化饮利水，以杜绝生饮之源，合干姜温化渗利，健脾助运。为防干姜、细辛耗伤肺气，又佐以五味子敛肺止咳，与干姜、细辛相伍，一温一散一敛，使散而不伤正，敛而不留邪，且能调节肺司开合之职，为仲景用以温肺化饮的常用组合。使以甘草和中调药。方中加用半夏燥湿化痰、炒葶苈子泻肺利湿、化饮利水，厚朴醒脾化湿，于"源头断饮"，后复诊加用苍术、白术以健运脾胃，予砂仁芳香化湿，九节菖蒲既能祛湿化痰，又可健运脾胃、顾护中焦脾胃，乃一举两得之药。郑老指出：大凡治病除邪，当立法辨证得当，抓住主要矛盾，方可获得较好疗效，同时应注意顾护中焦脾胃，不可一味祛邪而伤后天之本，实乃中医治病之大忌，郑老每教育所授弟子均嘱谨记谨行。

（十）白虎汤治疗发热（流行性乙型脑炎）

王某，男，4岁，急诊住院患儿，于1968年10月8日就诊。3天前患儿出现低热，轻微头痛，不思饮食，喜睡，家长未予重视。就诊时嗜睡，头痛，高热，汗出，颈项部抵触感，偶见肢体不自主抽动，面色红，口渴喜饮，舌红、有点刺、苔薄黄，脉洪数。

证机：阳明热盛。

治法：清热生津。

方药：羚角白虎汤加味。羚羊角6g，生石膏30g，知母12g，粳米10g，甘草6g，二花12g，连翘20g，蒲公英12g 。3剂，水煎服，日1剂。

二诊（1968年10月11日）：服药期间，体温逐渐降低，3剂后未再发热，嗜睡明显好转，饮食量有所增加，轻微头痛，口渴喜饮，颈部抵触感明显减轻，肢体不自主抽动未再发作，舌质红、苔薄微黄，脉浮大数，二便正常，考虑热盛日久耗气伤阴，加：寸冬12g，生地12g，西洋参12g，继服3剂。

3剂服尽，患者意识恢复正常，未再发热，精神恢复稍乏力，纳食恢复正常，偶见轻微头痛，口稍偏干，二便正常。考虑患者年龄尚幼，发热日久耗气伤阴，恐邪入里，故调整方药思路，改表里双解之大柴胡汤方加减用之，具体方药如下：柴胡12g，大黄6g，枳实6g，黄芩9g ，清半夏10g，白芍9g，生姜6g，二花12g，连翘20g，地丁9g。

【按语】郑老治疗流行性乙型脑炎（简称"乙脑"）时值1968年秋季，时任三门峡市黄河医院中医科主治医师。此前10余年乙脑曾于河北部分地区暴发流行，某知名老中医即予“白虎汤”方治疗，屡见奇效，时值郑老求学问道之际，便铭记心中。恰逢1968年秋此类疾病暴发流行，郑老便尝试“白虎汤”治疗该类患者，屡试不爽，先后共30余例，其中2例因就诊较晚、1例于其他科室误诊后行手术治疗，效果不佳身亡，余治疗均见奇效。白虎汤，最早见于东汉末年张仲景所著《伤寒论》一书。历代中医奉它为解热退烧的经典名方。中医认为“白虎”为西方金神，对应着秋天凉爽干燥之气。以白虎命名，比喻本方的解热作用迅速，就像秋季凉爽干燥的气息降临大地一样，一扫炎暑湿热之气。其组成为生石膏30g，知母10g，炙甘草6g，粳米15g，此方清热解毒，主治阳明气分热盛证，症见壮热面赤，烦渴引饮，汗出恶热，脉洪大有力或滑数。本方是治疗阳明气分热盛证的代表方剂。方中石膏、知母清肺胃之热而除烦渴；甘草、粳米益气生津、养胃和中。四味合用，共收清热生津之功。现代药理研究表明白虎汤除具有解热作用外，还有增强机体免疫作用，常用于治疗感染性疾病，如大叶性肺炎、流行性乙型脑炎、流行性出血热、麻疹、牙龈炎等属气分热盛者。郑老分析该类病情时讲道：初期和高热期乙脑患者临床典型表现即为高热、意识障碍，结合舌脉等即可知其为阳明气分热盛之证候，治疗多以大剂量清热解毒之药以清热泻火。加羚羊角皆因此类患者亦出现惊厥抽动，用之以取清热解毒定惊之效。然此类患者易因初期病情一般而延误，易致外邪入里而致表里同病，故郑老强调高热已除，可酌情配合大柴胡汤方表里双解。同时，患者急性期度过后易因高热耗伤气阴，故后期应注意益气扶正、滋阴健脾养胃同用，黄芪、西洋参、白术、生地、麦冬、全瓜蒌等皆可酌情加减。

（十一）小柴胡汤治疗发热（不明原因低热）

王某，男，13岁，于2016年12月21日初诊。2个月前无明显诱因出现低热，于当地医院治疗效果不佳，1个月前患腮腺炎，经治疗后病愈，但仍留有低热。为求彻底诊治随来郑老门诊求治，现症见低热，体温37.3~37.6℃，自觉身体发热，常于下午2：00发热，夜间热退。发热时常伴有头痛，身体困重，乏力，纳眠可，二便正常。舌苔淡白，脉沉细。查血常规：淋巴细胞计数4.19×10^9/L，淋巴比率48.9%，中性粒细胞比率44.4%。高敏C反应蛋白：8.45mg/L。游离三碘甲状腺原氨酸：8.30pmol/L。

证机：少阳热证，正虚邪恋。

治法：和解少阳，补虚解毒。

方药：小柴胡汤加减。柴胡10g，黄芩15g，清半夏10g，人参10g，板蓝根20g，大青叶20g，常山12g，青蒿25g，葛根30g，赤芍20g。5剂，水煎服，日1剂，3次分服。

二诊：体温下降，身体困重乏力症状较前好转，舌脉同前。于上方加薏苡仁25g，茯苓20g，砂仁10g，5剂，用法同上。

三诊：体温正常，身体困重乏力感消失，舌脉同前。守二诊方，5剂巩固治疗。

【按语】《伤寒论》相关小柴胡汤条文第96条云：伤寒五六日，中风，往来寒热，胸胁苦满，默默不欲饮食，心烦喜呕，或心中烦而不呕，或渴，或腹中痛，或胁下痞硬，或心下悸、小便不利，或不渴、身有微热，或咳者，小柴胡汤主之。

第104条云：伤寒十三日不解，胸胁满而呕，日晡所发潮热，已而微利，……知医以丸药下之，此非其治也。潮热者，实也。先宜服小柴胡汤以解外，后以柴胡加芒硝汤主之。

在小柴胡汤诸条文中，有一句应用准则：少阳病但见一症便是，不必悉具，小柴胡汤与之。此患者发热两月余，且1个月前患腮腺炎，已治愈，但遗留低热一症。郑老认为，此患者发热时间长，且热势不高，发热规律明显，已传入少阳。条文中有"或不渴、身有微热，或咳者，小柴胡汤主之"。患者每日下午2：00发热，夜间热退，少阳病欲解时，从寅至辰上（3：00~9：00）；少阳病欲作时，从申至戌上（15：00~21：00），正合少阳病病证。患者身重无力脉沉细为久病伤正，人参可用。方药以小柴胡汤为基础和解少阳，并加入板蓝根、大青叶、常山、青蒿以清热解毒退热。板蓝根、大青叶最擅长清热解毒，大青叶更善于解血中热毒，两药相须为用解毒效果更明显。常山、青蒿最擅长退热，对于实热、虚热均可加减应用，郑老经常应用此两药于各种发热病证，退热效果明显。

（十二）小柴胡汤治疗往来寒热（围绝经期综合征）

吕某，女，55岁，于2015年3月31日初诊。患者以3年来发作性发热寒战交替为主诉就诊，频繁发作时可30分钟至1小时发作一次，发作时出现后颈部汗出、潮热，随即出现冷战，每次持续约10分钟，双侧胁肋部麻木发胀，午后加重，后枕部间断性跳痛，纳眠可，二便调。舌质暗红、苔薄白，脉沉细。既往高血压病2年，最高180/90mmHg，不规律口服替米沙坦片。BP：135/80mmHg。

证机：伤寒少阳，邪正交争。

治法：和解少阳，滋阴清热，疏肝解郁。

方药：小柴胡汤加减。柴胡12g，黄芩10g，半夏10g，人参10g，黄芪30g，当归25g，赤芍25g，地骨皮25g，知母12g，青蒿30g，乌梅15g，醋鳖甲25g，醋龟甲25g，山茱萸20g。3剂，水煎服，日1剂。服药后，寒热往来消失，查舌质脉象较前好转。

【按语】寒热往来是围绝经期综合征中常见症状。围绝经期寒热往来主要病机在于气血亏虚，气机失常，阴阳失调。治以益气养血，疏肝解郁，调畅气机，平衡阴阳，《素问·阴阳离合论》云："少阳为枢。"方选《伤寒论》小柴胡汤加减。本方为少阳枢机之总剂，以和解表里，疏调气机出入升降，去生姜、大枣、甘草之缓，加人参、黄芪、当归以补养气血，山萸肉滋补肝肾，合乌梅可敛阴清热，醋鳖甲、醋龟甲咸寒，清阴分虚热，青蒿、知母、地骨皮并用清气分虚热。《素问》有曰："肾气盛月经始，肾气衰月经绝。"郑老认为围绝经期综合征的病机主要在于肾虚，症状缓解后以滋补肝肾为主，酌加菟丝子、巴戟天、熟地黄等。

（十三）茵陈蒿汤治疗黄疸（肝癌）

张某某，男，46岁，于1999年3月18日初诊。患者既往肝癌病史，见患者一身面目俱黄，黄色鲜明，自诉发热，无汗出，口渴欲饮，时有恶心、呕吐，腹微满，小便短赤，大便偏干。问之心情，因病情原因而抑郁不快。舌质红、苔黄腻，脉滑数有力。BP：145/86mmHg

证机：湿热熏蒸，胆汁外溢。

治法：清热，利湿，退黄。

方药：茵陈蒿汤加减。茵陈30g，生栀子12g，青蒿30g，当归25g，赤芍25g，川楝子25g，郁金15g，黑矾3g（冲服），甘草10g。7剂，水煎服，日1剂。

二诊：服尽7剂后，效果显著，小便利，全身黄疸明显消退。患者今日出现食欲减退，不思饮食，食后脘腹胀满，上方加砂仁10g，青皮、陈皮各12g。7剂，服法同前。

三诊：黄疸退，汗出减少，小便利，大便通。由于湿为黏腻之邪，多缠绵难愈，故嘱患者继服10剂，且应坚持服药，不可中途停服，务必使湿热邪气尽去，黄疸退净，方能罢手，否则病情容易反复。

【按语】茵陈蒿汤出自《伤寒论》第236条："阳明病，发热、汗出者，此为热越，不能发黄也。但头汗出，身无汗，齐颈而还，小便不利，渴引水浆者，此为瘀热在里，身必发黄，茵陈蒿汤主之。"《金匮要略》曰："黄家所得，从湿得之。"结合病例，患者久病多虚、多瘀，瘀血阻滞，湿热残留，日久损肝伤脾，湿遏瘀阻，胆汁泛溢肌肤，故发为黄疸。患者发热，但见无汗出，这是"湿"与"热"相兼的表现，湿邪牵制热而不得外越；湿热之邪阻遏三焦、气化不利，故出现小便短赤，正合此病机，故用"茵陈蒿汤"加减。郑老考虑大黄过于峻猛，患者大便虽稍干，但还不到大便秘结不通状态，且患者肝癌日久，元气不足，若用大黄通便退黄，则既伤阴又耗气，故通过利小便来退黄，正如《金匮要略》所说："诸病黄家，但利其小便。"患者"久病多瘀"，故在基础方上加当归、赤芍、青蒿活血化瘀。因抑郁不快，遂加用郁金、川楝子行气解郁。黑矾，又称绿矾、皂矾，《本草纲目》曰："消积滞，燥脾湿，化痰涎，除胀满、黄肿、疟利、风眼、口齿诸病。"故加用黑矾，除取其利胆退黄功效外，还取其清脾胃湿热，调理脾胃功能，脾胃和则能使药物正常吸收，以发挥作用。总之，湿邪去则气机易畅，邪热除、瘀滞消则黄疸除。

（十四）猪苓汤治疗胸痹（心衰）

张某，男，61岁，于2015年11月18日初诊。既往患有冠心病、高血压、糖尿病，并有心脏冠脉支架植入术史（2008年）。4天前患者无明显诱因出现双下肢水肿，伴咳嗽、气喘，时有头晕、头沉。自诉小便量少，时有尿道涩痛，大便不实，纳可，心中烦而不得眠。舌质偏红、苔薄黄腻，脉细略数。BP：185/105mmHg。

证机：气虚津亏，水热互结。

治法：益气滋阴，清热利水。

方药：猪苓汤加减。猪苓30g，泽泻15g，滑石15g，降香12g，甘松15g，麦冬30g。10剂，水煎服，日1剂。

二诊：服尽10剂后，双下肢水肿程度较前明显减轻，咳嗽、气喘及小便量少症状均有所改善，但仍有口干、咽干、欲饮，此为热盛津伤，津液不足。上方加葛根30g以生津止渴。继服6剂。

三诊：服尽6剂后，双下肢水肿症状一直控制较稳定，头昏沉症状减轻，且口干欲饮明显改善，纳眠可，小便量少症状明显减轻，大便偏稀，日2次。舌质红、苔薄白，脉细。BP：180/110mmHg。上方加苍术25g，白术25g，芡实30g以燥湿健脾，继服7剂。

四诊：服尽7剂后，诸症悉平，脉亦缓和，纳眠可，小便通利，大便成形，水肿症状较前改善明显。继宜利水渗湿，养阴润燥兼消瘀之剂。继服7剂，服后水肿基本消失，食眠俱佳，二便正常，血压可，嘱其停药，以饮食调养，逐渐恢复健康。

【按语】《伤寒论·辨阳明病脉证并治》："若脉浮，发热，渴欲饮水，小便不利者，猪苓汤主之。"《伤寒论·辨少阴病脉证并治》："少阴病，下利六七日，咳而呕渴，心烦不得眠者，猪苓汤主之。"两条条文所述虽不尽相同，但是有着共同的病机、治法和方药。阳热蒸腾于外，则见脉浮发热；热盛津伤，并伴水热互结于下焦，津不上承，故渴欲饮水；阴虚生热，虚热扰心，见心中烦不得眠。少阴病下利有寒热之别，若属阳虚阴盛之虚寒下利，必伴见手足厥逆，畏寒蜷卧，但欲寐等症。本证见口渴、心烦、不得眠等症，则属少阴热化证无疑。少阴病在心肾，结合患者为支架植入手术后，正气亏虚，易受外邪侵袭，伤及心脾肾阳气，使气滞血瘀，水气不化，血瘀水泛，上凌心肺，外溢肌肤出现水肿。正如《宜明论方》："从脚肿，根在心。"郑老指出猪苓汤是通利小便之剂，结合患者小便量少、口渴等症状，辨证其病位在下焦，而非中焦，下焦离下窍尤近，治用清利，而猪苓汤正是因势利导，给邪以出路。正如孟承意《伤寒点睛》曰："下利而渴，知挟热也……少阴但欲寐，今反不得眠，而且咳而呕渴心烦，至是肾有燥邪，故亦以猪苓汤主之也。"患者既往有冠心病，遂加用降香、甘松；有咳嗽、气喘、口干、口渴及心烦症状，加用麦冬以养阴润肺，益胃生津，清心除烦。服后诸症悉平，脉和眠安。终以利水渗湿，益气补肾而善其后。郑老指出：猪苓入肾、膀胱二经，善"利水道"，且"专入膀胱利水"，利水作用较茯苓强，故可不用茯苓，猪苓加大用量。患者口渴，是阴虚水热互结致此，但是阴虚即阴液亏损并不是主要原因，水热互结，津不上承才是口渴的关键所在，虽说阿胶是一味滋阴固津之药，但有猪苓、滑石等大量利水药，阿胶的作用微乎其微，且阿胶滋腻碍胃，故不用阿胶。

（十五）瓜蒌薤白半夏汤治疗胸痹（冠心病）

张某，男，37岁，于2016年3月7日初诊。以“心前区闷痛5天”为主诉就诊。患者5天前，无明显诱因，突然出现心前区疼痛、心慌、胸闷、头昏，行走50米上述症状明显加重，休息可缓解。遂就诊于安阳市地区医院，行冠脉造影术提示：左前降支近段狭窄90%，诊断为“冠心病”，欲行“冠状动脉支架植入术”。由于患者不欲行上述手术，遂经病友介绍前来就诊。现症见心前区疼痛、心慌、胸闷，活动后加重，嗜食肥甘，形体肥胖，纳眠一般，二便可，舌质淡紫、苔白厚干，脉沉迟。宜用《金匮要略》瓜蒌薤白半夏汤治之。

证机：胸阳不振，气阴两虚，痰瘀痹阻。

治法：通阳豁痰，益气养阴，活血通痹。

方药：瓜蒌薤白半夏汤加减。瓜蒌30g，薤白20g，半夏10g，人参12g，葛根30g，赤芍25g，红花20g，水蛭10g，泽兰15g，甘松15g，麦冬30g，泽泻30g，炒葶苈子10g，白芥子20g，三棱25g，莪术30g。7剂，水煎服，日1剂。

二诊：患者诉活动后仍心痛、心慌、胸闷，间断头昏，但上述症状较前减轻，之前行走50米心慌胸闷明显，现在能行走200米，服上药后腹胀明显，大便次数多，日3次，便后仍腹胀，口干，纳食减少，眠可，小便可，舌苔白厚、质淡紫，脉沉细无力。去葛根、赤芍、炒葶苈子、麦冬，加黄芪30g，砂仁10g，降香12g，佛手15g，苍、白术各25g，芡实30g。12剂，水煎服。

三诊：患者诉服药后心前区闷痛、心慌等症状较前减轻，无腹胀，纳眠可，二便调，舌质红、苔白，脉沉细。继守上方去佛手加元胡15g。14剂，水煎服。

四诊：患者诉服药后休息时胸闷、胸痛未再发作，活动后或天气变凉时可诱发心前区隐痛不适，现行走5千米未觉不适，纳眠可，二便调，舌质红、苔白，脉沉细。方药：瓜蒌30g，薤白20g，泽兰15g，甘松15g，人参15g，黄芪30g，白术20g，芡实30g，红花20g，水蛭10g，降香12g，皂角刺20g，三棱25g，莪术30g，绞股蓝30g。14剂，水煎服。

五诊：患者诉休息时胸闷、胸痛未再发作，大量活动后或天气变凉时可诱发心前区不适，10日中有2～3次胸闷、心前区隐痛发作，口干，大便稍干，纳眠可，舌质红、苔白，脉沉细。守上方去芡实、绞股蓝，加草决明30g，元胡15g，麦冬30g。14剂，水煎服。

【按语】瓜蒌薤白半夏汤，为治疗“胸痹”或“心痛”的名方。《金匮要略·胸痹心痛短气病脉证治》篇曰：“胸痹不得卧，心痛彻背者，瓜蒌薤白半夏汤主之。”仲景以“阳微阴弦”，“责其极虚也”，指出本病以虚居多。郑老在总结前人经验的基础上，认为胸痹的病机为本虚标实，虚实相互影响，以胸阳不振，痰瘀互阻为多；胸中的阳气不足，以致气血津液运行不畅，痰浊水饮血瘀上犯胸中，痰浊可加重血瘀，瘀滞亦可加重痰阻，相互影响。故其治则应以补为主，通补兼施，补而不壅塞，通而不损正气。治法为通阳泄浊，豁痰宣痹，活血化瘀。即通过宣通阳气以散胸中之阴邪；化痰活瘀以助阳气宣通，胸阳振奋，气机舒畅，痰浊消散，则胸痹、心痛诸症自除。初诊时患者心前区闷痛，心慌，形体肥胖，舌质淡紫、苔白厚干，脉沉迟。左前降支近段狭窄90%，皆为痰瘀痹阻之象。舌苔干，脉沉为气阴不足之象。方中瓜蒌理气宽胸，豁痰散结；薤白温通滑利，通阳散结，行气止痛，为治胸痹之要药；半夏、泽泻、炒葶苈子、白芥子燥湿化痰化饮；赤芍、红花、水蛭、三棱、莪术活血通经，破血消瘀；人参、麦冬益气养阴护心。郑老认为葛根能扩张血管。二诊时患者心前区闷痛症状稍有改善，但腹胀明显，大便次数多，日3次，便后仍腹胀，故继守上方去葶苈子、麦冬、葛根、赤芍，加芡实、苍白术、砂仁温中健脾止泻；佛手、降香理气消胀；黄芪补气益气。四诊时，患者胸闷胸痛症状明显改善，继续以瓜蒌薤白半夏汤加减，绞股蓝、皂角刺化血中瘀浊。五诊时患者胸闷、胸痛症状明显改善，病情趋于稳定，且五诊之后，郑老继续以瓜蒌薤白半夏汤为基础方，随证加减，患者继续服药1年余，心前区闷痛症状完全消失。

郑老认为治疗胸痹更重要的是饮食调控和抗复发，故嘱患者清淡饮食，并以瓜蒌薤白半夏汤为基础方加减做成水丸，嘱其长期口服，并每年6月和11月分别继续服汤药1个月，对抗胸痹复发。

（十六）黄连解毒汤合白虎汤加减治疗中风后高热（脑出血后高热）

王某，女，54岁，因突发昏仆、右侧肢体瘫痪1小时，于2005年 10月11日急诊入院。急查头颅CT显示：左侧内囊大面积出血，量约40mL。采用脱水降颅压对症支持治疗等方法，次日患者身发高热，体温40℃，采用解热镇痛药、物理降温等方法，高热不退，症见高热神昏，鼻鼾痰鸣；舌质红、苔黄厚腻，脉弦滑。

证机：风火痰瘀，扰动清窍。

治法：清化痰热，化瘀开窍。

方药：黄连解毒汤加减。黄连15g，黄芩10g，赤芍15g，丹皮20g，栀子15g，水牛角粉3g（冲服），石菖蒲15g。3剂，水煎鼻饲。醒脑静注射液静脉滴注。

次日体温渐降至39℃以下，服药3剂后体温38.5℃。因患者3天未大便，口气臭秽，舌苔转黄燥。遂改用白虎承气汤：生石膏15g，知母15g，粳米15g，生大黄10g，枳实10g，炙甘草6g，水煎灌肠1次，排出大便后体温降至37.5℃。后调理月余，患者遗留右上肢活动无力，好转出院。

【按语】发热是中风病急性期常见的并发症之一，如不及时处理可影响患者的预后。瘀热腑实是中风病急性期发热的基本病理病机，通腑泄热是常用治法，但要注意中病即止，不可通腑过度，及时给予益气养阴之法，以防由闭转脱。本案患者痰热盛，以葛洪《肘后备急方》载黄连解毒汤加减，清泄三焦热毒，石菖蒲豁痰开窍，醒脑静注射液由冰片、麝香、栀子、郁金等组成，加水牛角粉清热定惊开窍。三焦热势下降，但仍有体温高、口中臭秽，此为胆胃积热，热结不下，以《伤寒论》白虎汤合小承气汤，清胆胃积热，引中焦热邪从下焦而出。

（十七）猪苓汤合青蒿鳖甲汤治疗高热（颅内感染）

王某，女，41岁，以昏迷伴高热3个多月为代主诉于2001年1月20日邀会诊。患者于3个月前因“脑出血”在黄山市人民医院行开颅血肿清除术，术后7天因换药出现颅内感染，导致昏迷、高热。曾先后给予各种抗生素治疗效果不明显，于1个月后转入南京军区总医院进一步治疗。但是，效果仍然不理想，患者体温经常在39～40℃波动，深昏迷，一直在重症监护病房治疗。于2001年1月20日邀请郑老前去会诊。初诊时患者处于深昏迷状态，生理反射消失，体温39.5℃，头颅手术开口处有一鹅卵大肿块，呼吸急促，双下肢轻度浮肿，舌质红、少苔，脉沉细数。

证机：热毒入里，水热互结。

治法：清热解毒，滋阴利水。

方药：猪苓汤合青蒿鳖甲汤加减。猪苓15g，茯苓15g，泽泻10g，阿胶10g，滑石30g，甘草6g，丹参15g，青蒿10g，鳖甲10g，生地12g，知母12g，丹皮12g。3剂，水煎鼻饲。并用安宫牛黄丸鼻饲，每日1丸。

3天后患者家属打电话诉，患者体温已降至38℃左右。后在此方基础上加减调治20天，患者体温维持在37～37.5℃。后转入我院治疗后病情稳定出院。

【按语】患者脑出血术后本有痰瘀阻络，复感外邪，毒邪化热入里，耗伤津液，痰瘀热毒结于脑络，患者持续昏迷、高热。单就发热一证，根据患者症状、舌脉象，辨证为热毒入里，水热互结，安宫牛黄丸溶于水中鼻饲以清热解毒，定惊开窍，以猪苓汤合青蒿鳖甲汤加减，采用清热解毒、滋阴利水的方法，取得了非常好的疗效。方中以猪苓、茯苓渗湿利水为君；滑石、泽泻通利小便，泄热于下为臣，君臣相配，既能分消水气，又可疏泄热邪，使水热不致互结；更以阿胶滋阴为佐，滋养内亏之阴液。诸药合用，利水而不伤阴，滋阴而不恋邪，使水气去，邪热清，阴液复而诸症自除；青蒿鳖甲汤中鳖甲直入阴分，咸寒滋阴，以退虚热，青蒿芳香清热透毒，引邪外出。二者合用，透热而不伤阴，养阴而不恋邪，共为主。生地甘凉滋阴，知母苦寒滋润，助鳖甲以退虚热。丹皮凉血透热，助青蒿以透泄阴分之伏热，再佐以丹参活血凉血。

郑老于危急重症之时，以中医理论辨证遣方，采用常见经方治疗重症、疑症，实为大家风范，同时通过该病案可以看出，中医药可以用来处理病情复杂的危重患者，辨证精良，可获奇效。

（十八）半夏泻心汤治不寐（失眠症）

张某，女，58岁，于2008年8月7日初诊。以“入睡困难伴多梦5个月”为主诉。患者5个月前因悲伤过度出现失眠多梦，入睡困难，时有惊恐，甚则彻夜不眠。曾先后口服多种中西药物，病情不见好转。此次就诊时头昏头沉，精神不振，健忘，口干口苦，胃脘饱胀不适，纳呆，便溏，舌质暗红、苔薄腻，脉沉细。

证机：寒热错杂。

治法：调理寒热，健脾安神。

方药：半夏泻心汤加减。半夏9g，黄连10g，黄芩10g，党参15g，山药30g，陈皮10g，砂仁10g，合欢花30g，首乌藤30g，茯苓15g，干姜10g，白术15g，甘草6g。7剂，水煎服，日1剂。

二诊：2008年8月14日复诊，患者自诉服上药后症状明显好转，能够入睡6小时左右，精神好转，稍有上腹痞满，大便成形。上方加枳壳10g，继7剂。

后电话告知，能够正常睡眠。半年后因生气后失眠，以上方加减，很快好转。

【按语】现代医学认为，引起失眠的原因可有躯体因素：疼痛、瘙痒、咳嗽、喘息、夜尿、吐泻等；环境因素：生活习惯的改变，更换住所，声音嘈杂和光线刺激等；生物药剂因素：咖啡、浓茶，中枢兴奋药物如利他林、戒断反应等。也可由其他神经精神疾病引起。但最常见的是精神紧张、焦虑恐惧、担心失眠等所致。现代医学的抑郁症、神经官能症、围绝期综合征、动脉粥样硬化、消化不良等都可以按照不寐辨证论治。郑老在临床实践中体会到阴阳失调是不寐的总病机，而“虚”“郁”“痰”“火”均可导致阴阳失调。人之寤寐，由心神控制，而营卫阴阳的正常运作是保证心神调节寤寐的基础，因此治疗不寐的基本原则为调和阴阳。正如《淮南子·氾论训》中说：“天地之气，莫大于和。和者，阴阳调。”本患者表现出寒热错杂的特点，因此，采用半夏泻心汤取得了很好的疗效。郑老在临床上比较喜欢应用合欢花、首乌藤来调和阴阳。合欢花单味就是黄昏汤，是取其黄昏即合的特征，有交阴阳之妙。《神农本草经》：“安五脏，和心志，令人欢乐无忧。”《本草备要》：“夜则藤交，一名六藤，有阴阳交合之象。”二者共用起调和阴阳而成安睡之功。

（十九）当归四逆汤治恶寒

张某某，女，46岁，以恶寒14年为主诉于2008年3月20日就诊。患者于1994年因产后受凉出现畏寒怕冷，四肢麻木疼痛。曾先后到郑州、北京等多家医院求医，口服温肾壮阳等中药数百剂，病情不见好转。每年夏天都需要穿棉衣，不敢吹电扇，不敢沾凉水，患者非常痛苦。经熟人介绍来我院就诊。就诊时见畏寒怕冷，四肢不温，麻木疼痛，精神不振，舌质淡暗、苔薄白腻，脉沉细。

证机：血虚寒厥。

治法：温经散寒，养血通脉。

方药：当归四逆汤加减。当归15g，白芍10g，桂枝12g，附子12g，细辛3g，通草15g，羌活15g，白术15g，黄芪30g，党参15g，炙甘草6g。10剂，水煎服，日1剂。

二诊：患者1个月后复诊，自诉服上方10剂后，恶寒、肢体麻木疼痛明显好转。效不更方，续服20剂。考虑患者病久，久病多瘀，久病多虚，舌质淡暗、苔薄白，脉沉细。加仙灵脾30g补益精血，川芎10g活血养血。30剂，水煎服。

以上方加减调治三月余，患者畏寒怕冷、四肢麻木疼痛消失，夏天能够穿短衣，精神明显好转。嘱其长期口服逍遥丸和金匮肾气丸以巩固疗效。

【按语】患者以产后恶寒为主要临床表现，且长期应用温补药疗效不显，说明体内不仅有虚还有滞而不通，治疗应以和解气血、解除郁滞为根本治法。当归四逆汤是《伤寒论》治疗血虚寒厥的代表方。《伤寒论·辨厥阴病脉证并治》："手足厥寒，脉细欲绝者，当归四逆汤主之。"本方证由营血虚弱，寒凝经脉，血行不利所致。素体血虚而又经脉受寒，寒邪凝滞，血行不利，阳气不能达于四肢末端，营血不能充盈血脉，遂呈手足厥寒、脉细欲绝。此手足厥寒只是指掌至腕、踝不温，与四肢厥逆有别。治当温经散寒，养血通脉。本方以桂枝汤去生姜，倍大枣，加当归、通草、细辛组成。方中当归甘温，养血和血；桂枝辛温，温经散寒，温通血脉，为君药。细辛温经散寒，助桂枝温通血脉；白芍养血和营，助当归补益营血，共为臣药。通草通经脉，以畅血行；大枣、甘草，益气健脾养血，共为佐药。重用大枣，既合归、芍以补营血，又防桂枝、细辛燥烈太过，伤及阴血。甘草兼调药性而为使药。全方共奏温经散寒，养血通脉之效。本方的配伍特点是温阳与散寒并用，养血与通脉兼施，温而不燥，补而不滞。经过3个多月调治，14年的顽疾解除。这也是和解法在临床上的具体应用。

（二十）乌梅丸治疗蛔厥（胆道蛔虫病）

李某，男，12岁，于1982年10月初诊。患者系郑州市某医院住院患者。患者半个月前突然发作右胁及胃脘部剧烈疼痛，遂就诊于郑州某医院并住院治疗，检查未见明显异常，但患者上腹部疼痛逐渐加重，痛引肩背，辗转不安，甚至因疼痛昏厥。家属为寻求中医治疗，遂请郑老及吕承全教授前往会诊。初诊时患者诉上腹阵发性疼痛，疼痛难忍，痛时大汗淋漓，手足发凉，坐卧不安，疼痛持续数分钟或数十分钟后可缓解，时有少量呕吐，为少量胃内容物。舌质红、苔薄白，脉沉弦。郑老同吕承全教授讨论后考虑为蛔厥，拟以乌梅丸治之。

证机：胃热肠寒，虫积于胆。

治法：温脏安蛔，驱虫利胆。

方药：乌梅丸加减。乌梅10枚，细辛3g，黄连12g，干姜10g，当归15g，桂枝12g，人参10g，淡附片9g，蜀椒6g，黄柏12g，炒大白12g，元胡9g，陈皮10g，姜半夏10g。3剂，水煎服，日1剂，少量频服。

二诊：家长代诉患者腹痛发作频率明显降低，且疼痛程度明显减轻，疼痛持续时间缩短，痛时仍手足发凉，间断性干呕，舌质红、苔薄白，脉沉弦。嘱再服上方4剂，用法同前。

三诊：患者诉腹部疼痛未再发作，未再干呕，无其他明显不适，嘱其家长密切观察患者大便情况及近期病情变化，及时反馈。后家长诉未见排出蛔虫。随访2个月，腹痛终未再复发。

【按语】乌梅丸出自《伤寒论》第338条："伤寒脉微而厥，至七八日肤冷，其人躁，无暂安时者，此为脏厥，非蛔厥也。蛔厥者，其人当吐蛔。今病者静，而复时烦者，此为脏寒。蛔上入其膈，故烦，须臾复止；得食而呕，又烦者，蛔闻食臭出，其人常自吐蛔。蛔厥者，乌梅丸主之。又主久利。"古人认为该病病机为胃热肠寒，且以肠寒为本，故治宜温阳祛寒，驱蛔止痛。柯琴说："蛔得酸则静，得辛则伏，得苦则下。"故方中重用乌梅，以其味酸而能安蛔。黄连、黄柏之苦寒既能治胃热，又能下蛔，干姜、桂枝、淡附片、细辛、蜀椒辛温、辛热，既可伏蛔，又能安肠腑之寒。人参、当归补气养血，配合桂枝、淡附片亦可养血通脉，温四肢、除厥逆。大白配合乌梅以增强杀蛔之效力。患者痛甚，予元胡行气止痛。陈皮、姜半夏行气降气止呕。全方酸、苦、辛及寒热并用，既祛邪又扶正，效果显著。虽该例患者治疗效果突出，但自就诊至痊愈未见有吐蛔或排蛔现象，此为郑老较为困惑之处。

二、时方治验

（一）香砂六君子汤治疗不寐（失眠）

陈某，男，37岁，于2014年5月6日初诊。患者诉入睡困难，精神不集中两月余。患者于2个月前无明显诱因出现入睡困难，夜间易醒，偶伴出汗，为求中医治疗遂来郑老门诊。现症见入睡困难，夜间易醒，偶伴出汗，白天精神不集中，乏力，晨起自觉口苦，纳少，眠差，二便调，舌质暗，舌苔白，脉沉细。BP：120/100mmHg。

证机：脾肾亏虚，神不安舍。

治法：健脾补肾，和中安神。

方药：香砂六君子加减。党参20g，黄芪20g，白术20g，茯苓20g，半夏10g，砂仁10g，酸枣仁10g，远志15g，合欢皮20g，夜交藤30g，山萸肉20g，沙苑子25g，菟丝子30g，水蛭10g，川芎15g，煅龙骨30g，煅牡蛎30g。7剂，水煎服，日1剂。

二诊：患者诉入睡困难有明显改善，晨起无口苦，仍乏力，偶有精神不集中。舌质暗，舌苔白，脉沉细。BP：118/95mmHg。嘱上方再服5剂。1周后随访，患者诉精神可，无明显不适。

【按语】香砂六君子汤出自《和剂局方》。由党参、白术、茯苓、炙甘草、陈皮、法半夏、木香、砂仁等8味药组成。中医认为：胃不和则卧不安，脾胃为后天之本，脾胃有病，能累及其他脏腑发生病变。明代李中梓曾对不寐有过详细的论述，结合此患者不寐之故大约有二：一为气虚，二为脾虚。“脾主四肢”，脾气健运，则四肢营养充运，活动轻劲有力；若脾失健运，传输无力，则四肢营养缺乏，可见倦怠无力。方中用党参、黄芪、白术补益脾气。《素问·逆调论》记载有“胃不和则卧不安”，后世医家引申为脾胃不和，痰湿、食滞内扰，以致寐寝不安，用茯苓、半夏、砂仁健脾化湿，上几味药合用以奏化湿健脾益气之功。具体来看：方中党参甘温益气补中为君药，辅以白术甘苦温健脾燥湿，合党参益气健脾，佐以茯苓甘淡平，渗湿健脾，此为益气补中，健脾养胃之方，药性平和，能健脾化湿，和胃畅中，是调和脾胃的良方。现代研究表明，该方对人体多个系统都有影响，能治疗多种疾病。

此方用香砂六君子汤加减（党参、黄芪、白术、茯苓、半夏、砂仁、酸枣仁、远志、合欢皮、夜交藤、山萸肉、沙苑子、菟丝子、水蛭、川芎、煅龙骨、煅牡蛎）治疗不寐、入睡困难、精神不集中。在香砂六君子汤基础上加酸枣仁、远志、合欢皮、夜交藤养心安神；加山萸肉、沙苑子、菟丝子补益肝肾；加水蛭、川芎活血通经；加煅龙骨、煅牡蛎收敛止汗，敛阴潜阳，防心气浮越，扰乱心神以助眠安神。

人体是个有机的整体，郑老特别注重方药的整体平衡，综观全方，补而兼通，通为补用，使脾气得补，气血得运，强先、后天之本，壮气血生化之源，脾胃安和，精神得养，则入睡困难，精神不集中等诸症悉除。

（二）犀角地黄汤治疗流行性出血热

张某，女，17岁，未婚，于1987年9月5日初诊。患者发热，头痛，肢体痒痛，面部、手指发红，躯体及四肢斑疹隐隐，压之褪色，口渴欲饮，口腔黏膜可见斑疹，轻微烦躁，纳差，眠一般，小便黄轻微泛红，少量便血。舌质红、苔黄偏燥，脉弦数。查血常规示：白细胞、淋巴细胞增多。

证机：气营两燔。

治法：清热解毒，凉血散瘀。

方药：犀角地黄汤加味。犀角（羚羊角代替）6g，生地黄20g，赤芍20g，丹皮12g，二花20g，连翘25g，蒲公英12g，大青叶30g，侧柏叶20g，炒荆芥20g，车前草10g，炒白茅根20g，4剂，水煎服。

二诊：服用2剂后，患者发热症状明显减轻，头痛、肢体痒痛有减轻，4剂服尽后斑疹有减少趋势，仍口渴，皮肤潮红，偶见痰中有血丝，少量黑便。察其面色，较初诊时发红明显减轻，精神也振作了许多，纳食量增加，舌边红、苔薄黄，脉弦数。守上方，去二花、蒲公英、大青叶，加旱莲草15g，山萸肉20g，党参10g，白术20g，云苓20g，半夏10g，砂仁10g，山楂炭30g，继服5剂。

5剂服尽，患者未再发热，头痛、肢体痒痛消失，口腔黏膜及皮肤斑疹消失，未诉有出血现象，纳食量恢复正常，二便正常。舌边及舌尖偏红、苔薄微黄，脉沉细有力。方药做如下调整：生地黄15g，赤芍20g，丹皮15g，连翘20g，侧柏叶15g，炒荆芥12g，车前草12g，炒白茅根12g，旱莲草15g，山萸肉20g，党参12g，白术20g，茯苓12g，半夏10g，砂仁12g，枸杞子20g，5剂，水煎服。

5剂后患者诉未再发热，面部及肢体未再发红，头痛、肢体痒痛症状未再发作，皮肤黏膜、躯体瘀斑均消失，且未再有痰中带血、小便偏红及大便偏干症状，纳眠、二便均正常。

【按语】犀角地黄汤出自《外台秘要·卷二录〈小品方〉》：“伤寒及温病应发汗而不汗之，内蓄血者，及鼻衄，吐血不尽，内余瘀血，面黄大便黑，消瘀血方。”本方证多由热毒炽盛于血分所致。患者面部及躯体皮肤潮红痒痛，即可理解为热毒炽盛，热邪迫血妄行，致使血不循经，溢出脉外而发生多部位出血表现。离经之血留阻体内即可出现发斑、蓄血。郑老认为，此时应及时清理血分之热，同时凉血活血。因犀牛为保护动物，时羚羊角较之易得且凉血清心之效显著，故用羚羊角代替犀角。赤芍、丹皮、侧柏叶、白茅根等入血分以凉血止血。方中加用二花、蒲公英、大青叶、连翘实乃受“清营汤”启发，予以“血分有热仍可透热转气”之意，同时患者仍伴有高热症状，故一举两得。此外，现代药理学研究连翘有提升血小板功能之效，考虑流行性出血热与血小板功能障碍有关，故本方大剂量使用以提高血小板功能。郑老诉，对于高热较盛患者，亦可使用“白虎汤方”，或加用青蒿等药物；流行性出血热因多见不同部位出血表现，临床又可根据患者不同表现而酌情加减用药：上消化道出血者，加用党参、白术、云苓、半夏、砂仁、鸡内金等；肠道出血者，加山楂炭、大黄炭、侧柏炭等；小便出血者，加炒白茅根、车前草等。

郑老于郑州市流行性出血热高发期时治疗该病50余例，其中气分热盛证候20余例均显效，气营两燔型患者共27例，1例过早出院效果不佳，1例因误诊“消化道出血”死亡，余治疗效果突出。

注：当时医疗条件有限，无有效抗生素，西医只有青霉素、红霉素类抗生素，临床治疗时予中药汤剂结合青霉素/红霉素（防治合并感染）治疗，同比西医类医院单用抗生素治疗死亡率明显降低，治疗有效率明显增高。郑老认为当时的治疗中，中药起到了主要作用。

（三）六味地黄汤治疗消渴（特发性尿崩症）

郭某，女，27岁，于1997年9月5日初诊。患者1个月前出现口渴，小便增多，未在意，后逐渐加重，于外院诊断为特发性尿崩症，口服双氢克尿噻片、卡马西平及静脉应用去氨加压素（弥凝）未见好转，遂寻中医治疗。就诊时诉：昨日饮水约5茶瓶（约15 000mL），喜凉饮，尿多，尿清白如水，口干，心烦，食欲正常，因夜尿频，夜间睡眠差，大便干。舌质淡红、苔干燥，脉沉细微数。既往体健。

证机：肺肾阴虚，肾失固摄。

治法：滋阴固肾，养肺清热。

方药：六味地黄汤加减。生地30g，生山药30g，酒萸肉20g，女贞子30g，首乌10g，葛根30g，天花粉20g，五味子10g，石斛30g，天、麦冬各30g，乌药10g。3剂，水煎服。复诊时，诉饮水量及尿量均减少，舌脉同前，加沙苑子20g，知母10g，玄参15g，5剂，水煎服。

再诊时诉仍有口干渴，饮水多，时有汗出，小便频数，7~10次/日，舌质淡红、苔薄，脉沉细，较前有力，加黄芪30g，党参20g，菟丝子30g，益智仁30g。5剂，症状好转后可做水丸继续服用，至症状消失即可。

【按语】患者青年女性，根据症状属消渴病，以下消为主，辨证属肺肾阴虚，肾失固摄，治以滋阴固肾，养肺清热为主。以《小儿药证直诀》六味地黄汤加减，去方中泽泻、丹皮、茯苓之渗利，取生地、山药、酒萸肉滋阴固肾，加女贞子、首乌滋阴补肾清热；肺为肾之母，金水相生，加石斛、天冬、麦冬养肺肾之阴液而除虚热，肺肾并补；葛根、天花粉、五味子生津润肺，止渴除烦。患者小便清白如水而无油腻之热象，考虑因下焦虚寒，不能气化，故津液多从下焦丢失，患者脉象、舌质未见阳虚之象，故弃肉桂、附子之辛热，加甘温之乌药以温经散寒。复诊时症状稍缓解，加知母以清热除烦，玄参入肾清虚热，合生地、麦冬则取《温病条辨》“增液汤”之义以增液润燥通便，加沙苑子温肾气并可收涩止尿。三诊时仍有余症，查舌脉提示肾气渐复，《素问·经脉别论篇》“饮入于胃，游溢精气”，脾胃为后天津液生化之源，此时可养脾胃以资后天，加黄芪、党参，健脾益气，合麦冬益胃生津，此为培土生金之法，加菟丝子、益智仁合乌药温肾收涩止尿。郑老认为此案例以阴虚燥热为主，用药以甘寒养阴为主，佐以甘温养阳，以资育阴以涵阳。

（四）补中益气汤治疗眩晕（低血压性头晕）

李某，女，64岁，于2001年2月17日初诊。患者发作性头晕20余天（发作前无明显诱因），突然站起时可诱发，休息后缓解，发作时伴视物旋转，眼前发黑，双下肢无力，行走时如踩棉花感，无跌倒或意识丧失，纳眠可，二便可，多食易出现大便稀，舌质淡、苔薄白，脉沉细无力。既往体健，查心电图及头颅核磁共振未见明显异常。BP：105/64mmHg。

证机：气血亏虚，脑窍失养。

治法：补脾益肾，化痰开窍。

方药：补中益气汤加减。人参10g，黄芪30g，白术25g，柴胡12g，升麻12g，巴戟天20g，酒萸肉20g，沙苑子30g，清半夏10g，炒葶苈子10g，炒白芥子20g，泽泻30g，川芎15g，水蛭10g，丹参30g，砂仁10g。7剂，水煎服。

2001年2月24日复诊，患者诉服第2剂后自觉头脑清醒，气力充足，服药7天后，症状完全消失，舌质淡红、苔薄白，脉缓而有力。守上方，2日1剂，继服2周。

【按语】根据症状及舌质脉象，郑老认为该患者属于年老脾胃气虚，兼有肾精不足，痰瘀闭窍。脾胃为气血生化之源，脾胃虚弱，不能运化水谷而生气血，气虚则清阳不振，清气不升，血虚则不能荣养筋骨。肾为先天之本，主藏精生髓，髓聚而成脑，年老肾精亏虚，髓海失养可致眩晕。气血不和，百病乃变化而生，痰瘀浊邪，痹阻经络，在上则脑络失养，在下则筋脉阻滞，致头晕目眩，行走不稳。治疗当以健脾益气，补肾填精为主，兼顾化痰活血，开窍通络。方选《脾胃论》补中益气汤加减，方中黄芪、人参、白术补中益气，酒萸肉、巴戟天、沙苑子补肾益精，佐以柴胡、升麻补气升阳，“血不自生，须得生阳气之药，血自旺矣”，丹参养血活血，合以上诸补气药，无形之气与有形之血并补，加水蛭增强活血通络之力。半夏、炒葶苈子、炒白芥子、泽泻以祛脾虚所生之痰湿，有化湿健脾之义。川芎为太阳经之药，血中之气药，可引气血上行。砂仁为脾胃之润药，入补药则补，用以顾护脾胃之气（急症，脾肾双补）。此病案有两个特点：第一，患者血压偏低，反复眩晕，“眩晕乃中风之渐”，随时有发生卒中的危险，运用中医“健脾补肾益气”治法对此类急症有桴鼓之效；第二，郑老认为，肾为生命之根基，五脏机能皆赖于肾精肾气。因此针对气血阴阳各类虚证，均应考虑到补肾，针对老年或者久病体虚的患者，在运用补中益气汤时，应注重脾肾双补，阴阳双补，痰瘀并治。

（五）六君子汤治疗胃痞（慢性萎缩性胃炎）

张某，男，46岁，于2017年3月21日初诊。患者诉1个月前进食生冷后出现胃脘部胀闷不适，进食量正常，间断打嗝、泛酸、烧心，于当地医院诊断为慢性胃炎，口服莫沙必利未见好转。现症见胃脘部胀闷不适，进食量正常，间断打嗝、泛酸、烧心，口中黏腻，有异味，双侧颞部有血管搏动感，饮酒后上述症状加重，眠可，小便正常，大便黏滞，舌质红，舌体大，舌苔白中厚，脉沉细。BP：157/99mmHg。

证机：脾虚湿滞，胃气痞塞。

治法：温中健脾，理气消滞。

方药：六君子汤加减。党参20g，太子参30g，白术20g，茯苓25g，半夏10g，陈皮12g，佛手15g，青皮12g ，莱菔子12g，鸡内金12g，白及30g，乌贼骨30g，瓦楞子30g，砂仁12g，珍珠粉3g，山萸肉20g，生姜3片。6剂，水煎服，日1剂。

服药后以上症状明显好转，查舌质淡红，舌体大，舌苔白稍腻，大便可。去莱菔子、白及、乌贼骨、瓦楞子、珍珠粉，加巴戟天20g，麦冬30g，厚朴12g，枳壳12g，6剂。随诊，未再发作。嘱患者节律饮食，避免辛辣寒凉刺激。

【按语】慢性萎缩性胃炎属中医学“胃脘痛”“胃痞”范畴，主症是食欲不振，脘腹胀痛等，脾虚为本，虚实互见，其标实多兼见寒、热、湿、食诸邪为本病的特点。本案患者进食生冷后出现胃脘胀闷，以寒湿入中，损伤脾胃，脾阳不振常致运化乏力，治以温运和中为主，方选六君子汤加减。党参、白术、茯苓益气运中，温阳调气，加山萸肉脾肾双补；查舌体大苔厚，此浊邪内生，加半夏、陈皮、青皮、佛手取二陈汤燥湿运脾之意；患者又诉打嗝、双侧颞部跳动，考虑胃中停饮，胃气上逆。《金匮要略》载有“卒呕吐，心下痞，膈间有水，眩晕者，小半夏加茯苓汤主之”，以起通腑降胃，和胃散饮，降逆止哕之功效。因脾胃虚弱，运化无力，水谷不消，出现口中异味，加鸡内金、莱菔子消积降气，太子参益胃生津。症状好转后，去制酸之药，加麦冬养胃生津，巴戟天温补肝肾，枳壳、厚朴理气行滞。郑老总结临床经验得出，脾胃气虚常导致痰湿、食积实邪及气血虚证，其中痰湿最为常见，且痰湿最易变生瘀血食积等实邪，故郑绍周教授在健脾益气之余，常用半夏、泽泻、炒葶苈子、白芥子、九节菖蒲、陈皮等以化痰湿，兼顾食积、气血，往往取得较好疗效。

（六）青蒿鳖甲汤治疗发热（功能性发热）

李某，女，30岁，已婚，于2016年6月6日初诊。低热一月余。患者1个月前受凉后出现体温升高，恶寒，咳嗽，咳白痰，流清涕，后经治疗，其他症状消失，留有低热，体温在37.0～38.0℃，在当地医院治疗，效果不佳，遂来就诊。现症见低热，体温在37.0～38.0℃，下午明显；体温升高时伴有汗出，口干，畏寒，小关节疼痛；干咳，胁痛，烦躁，夜眠多梦，偶有盗汗，饮食可，二便可，月经正常，舌质红、苔薄白少津，脉沉细弦数。BP：90/80mmHg，既往有贫血病史。

证机：气阴两虚，肝郁发热。

治法：益气养阴，疏肝清热。

方药：青蒿鳖甲汤加味。青蒿30g，知母10g，鳖甲25g，龟甲25g，赤芍25，葛根30g，柴胡12g，黄芩10g，杏仁10g，桑白皮30g，黄芪30g，党参20g，白术20g，常山20g（另煎）。6剂，水煎服，日1剂，早晚分服。

二诊：患者服药后低热症状较前改善，现午后低热37.2～37.6℃，多数为37.2℃，仍干咳，无痰，右胁下痛，口渴欲饮热水，出汗较前减少，纳眠可，二便调，月经可，舌质红、苔薄白少津，脉沉细无力。原方去常山、党参，加人参12g，白鲜皮25g，砂仁10g，续服6剂。

【按语】郑老善于治疗发热，对于外感发热和内伤发热均有研究，经验俱丰。患者低热为1个月前受凉后遗留症状，低热多在37.0～38.0℃，属于微热。患者下午和晚上发热明显，上午减轻，偶有盗汗，口干，舌质红、苔薄白少津，脉沉细数。郑老认为外感后，热邪伤阴，余邪伏阴分；人体卫阳日行于外，夜行于里，入里则助长邪热，故发热下午和晚上重，后半夜和上午减轻；热邪已伤阴分，故发热多在38.0℃以下；舌质红、苔薄白少津，脉沉细数皆为阴虚邪伏之证，给予青蒿鳖甲汤加味，青蒿辛苦寒，气芳香，善于清透虚热；二甲咸寒，滋阴退热；知母质润养阴退热；赤芍清热凉血活血。发热，胁痛，烦躁，脉弦，给予柴胡和黄芩和解少阳，疏肝清热。郑老治疗间歇性低热，往往加入常山一药，清热效果明显，乃经验用药，但常山有致吐作用，有部分患者饮汤药后呕吐，故另煎，若呕吐即可去之。患者发热，畏寒，小关节痛，干咳，右寸稍紧滑，表邪未完全入里予葛根发汗解表，解肌退热；桑白皮、杏仁止咳平喘。患者血压偏低，有贫血病史，郑老根据临床经验认为长期低热患者不仅邪伏阴分会伤阴，同时还会耗气，给予黄芪、党参、白术补中益气，甘温除热。患者二诊时发热症状较前改善，故方药对证，守上方加减，患者服常山后恶心，故去常山。患者长期低热耗气略显，党参补气力度不够，故易党参为人参，砂仁和胃，白鲜皮祛风止咳。6剂后，患者发热症状消失。本案例给我们的启示：治疗阴虚发热时，不妨加入一些补气药，因为外邪伤阴时还会耗气，气阴难以截然分开。

（七）羌活胜湿汤治疗头痛（紧张型头痛）

胡某，男，53岁，于2014年2月21日初诊。患者以“头痛，头沉重，头紧2个月”为主诉。患者于2个月前感冒后出现头沉，头部发紧感，伴耳鸣。现症见神志清，精神一般，头痛，头沉重，头部发紧感，以前额部、颠顶部为著，伴耳鸣，食欲不佳，纳差，眠可，二便正常；舌质暗红、苔白腻，脉浮紧。既往体健。

BP：128/78mmHg。

证机：脾气虚弱，湿浊蒙窍。

治法：补益脾气，化湿通窍。

方药：羌活胜湿汤加味。羌活15g，蔓荆子12g，藁本12g，葛根30g，川芎20g，黄芪30g，党参20g，白术20g，水蛭10g，桂枝10g，全虫10g，僵蚕15g，砂仁10g，鸡内金12g，川木瓜25g，薄荷10g，甘草6g。7剂，水煎服，日1剂。

二诊：患者诉头痛、头沉重较前有所减轻，仍时有头紧，耳鸣，纳可，二便可，舌质红、苔白，脉沉细无力。BP：105/70mmHg。嘱上方加升麻12g，黄精30g，再服5剂。

三诊：患者诉头痛好转，耳鸣减轻，仍有轻微头沉，余无明显不适。嘱上方续服5剂。1周后随访，患者诉头痛、头昏沉均好转，无明显不适。

【按语】《医方考》："《经》曰：'风胜湿'。"故用羌、防、藁、独、芎、蔓诸风药以治之，以风药而治湿，如卑湿之地，风行其上，不终日而湿去矣；又曰无窍不入，惟风为能。故凡关窍之病，非风药不可。用甘草者，以风药悍燥，用以调之，此之谓有制之兵也。藁本专治太阳寒湿；羌活祛风胜湿，兼通关节；川芎能升厥明清气，上治头痛；甘草助诸药辛甘发散为阳，气味甘平，发中有补也。

本方主证为风湿在表。汗出当风，或久居湿地，风湿之邪，着于肌表，太阳输经不利，气血不畅，故见头痛、头昏沉，舌苔白，脉浮。方中羌活辛温解表，散风祛湿，治上焦风湿，为太阳经主药。蔓荆子祛风善治头痛。藁本发散风寒湿邪，为太阳经风药，善止颠顶痛，助羌活祛风胜湿。川芎活血行气，祛风止痛。甘草调和诸药。清喻嘉言云："按湿上甚而热，汗之则易，下之则难，故当变其常法而为表散，此方得之。"（《医门法律》）清代顾松园：此升阳散湿之剂，凡湿从外受者，无论在上在下，俱以此方随证加减治之。本方与九味羌活汤均可祛风胜湿，止头身痛。但九味羌活汤解表之力较本方为著，且辛散温燥之中佐以寒凉清热之品，故主治外感风寒湿邪兼有里热之证，以恶寒发热为主，兼口苦微渴；本方善祛一身上下之风湿，而解表之力较弱，故主治风湿客表之证，以头痛身重为主，表证不著。脾胃为"后天之本"，在防病和养生方面也有着重要意义。如李东垣在《脾胃论·脾胃盛衰论》中说："百病皆由脾胃衰而生也。"脾运化水液，也有人称作"运化水湿"，是指对水液的吸收、传输和布散作用，是脾主运化的一个组成部分。因此，脾的运化水液功能健旺，就能防止水液在体内发生不正常停滞，也就能防止湿、痰、饮等病理产物的生成。反之，脾的运化水液功能减退，必然导致水液在体内的停滞，而产生湿、痰、饮等病理产物，以致产生沉重感，因此在羌活胜湿汤的基础上加补益脾气，健脾之药，以顾护脾胃，改善食欲不佳，标本兼治。

（八）六味地黄汤加减治疗脱发

张某，男，43岁，于1969年秋前来就诊，主症为脱发1年余。患者家庭贫困，生活压力较大，于1年前洗头时发现大量脱发，未予诊治。今秋由家人劝说遂来郑老门诊就诊。就诊时见头顶多处斑秃、毛囊受损，观其面色暗黄，精神疲惫。患者诉手足心发热，夜间易心烦、梦多，睡眠较轻易醒，脚后跟久立久行有轻微疼痛感，口干，舌质淡暗，舌苔少，舌下静脉迂曲，脉沉弦细。

证机：肝肾阴虚，发失所养。

治法：滋补肝肾。

方药：六味地黄汤加减。熟地黄15g，生地黄15g，山药20g，山萸肉20g，丹皮15g，茯苓15g，泽泻20g，黑豆10g，黑芝麻10g，女贞子15g，黄连6g，合欢皮15g，远志15g，酸枣仁30g，地骨皮30g。7剂，水煎服。

二诊：诉服上方4剂后精神较之前有好转，夜间心烦有所好转，洗头时掉发有所好转，遂服尽7剂。睡眠质量未见明显改善，仍有口干，观其面色较初诊时有所红润，舌质淡暗，舌苔薄白，脉沉细。原方加当归15g，赤芍15g，再服12剂。

三诊：诉服上方后精神明显好转，夜间心烦、多梦明显好转，手足心发热有改善，掉发明显减少，诉部分斑秃部位始有毛发生长，且腿部及腋下毛发颜色有加深现象。原方加龟板20g，鳖甲20g，12剂，水煎服。

四诊：患者斑秃部位明显有新发生成，诉手足心发热、心烦均明显减轻，夜梦明显减少且睡眠质量明显改善，口干亦明显好转，且诉眉毛、胡须及体毛明显增多、颜色加深。患者因工作原因转外地工地工作，嘱口服六味地黄丸，日3次，1次1粒。2个月后电话告知郑老其斑秃部位已生大量毛发，且体毛旺盛色黑，自感精力充沛，睡眠质量较之前明显好转。

注：郑老曾以六味地黄丸为主方治疗多例阴虚型斑秃患者，均效果显著；又以六味地黄汤为主方治疗数十例脱发、发质稀疏患者，均效果突出。

【按语】关于斑秃、脱发等，郑老较为认同以下几个观点：一、肾虚说。

《黄帝内经》载："女子七岁，肾气盛，齿更发长……五七，阳明脉衰，面始焦，发始堕。丈夫五八，肾气衰，发堕齿槁。"二、血瘀说。《血证论·瘀血》曰："瘀血在上焦，或发脱不生。"《医林改错》："头发脱落，各医书皆言伤血，不知皮里肉外血瘀，阻塞血路，新血不能养发，故发脱落。"三、血热说。《儒门事亲》曰："年少发白早落，此血热太过也，世俗只知发者血之余，血衰故耳！岂知血热而发反不茂；肝者木也，火多水少，水反不荣，火至于顶，炎上之甚也，热病汗后，发多脱落。"四、血虚说。《诸病源候论》曰："冲任之脉，谓之血海……若血气衰弱，经脉虚竭，不能荣润，故须发毛落。"五、偏虚说。《诸病源候论》曰："人有风邪在头，有偏虚处，则发秃落，肌肉枯死，或如钱大，或如指大，发不生，亦不痒，故谓之鬼剃头。"总而言之可以归纳为：血虚血瘀、肝肾不足。而观本患者，1年前便有脱发，家境较为贫困，思想压力较大，久而久之，思劳过度，耗伤肾精。肾为先天之本，气血化生有赖先天之精，而发为血之余，精血化生不足，发无所养，自然逐渐发枯直至脱发掉发。又体虚久劳，气血不足、脉内循行不畅，瘀血内生，故可予滋补肝肾之大法中予以补血活血之药，可使旧瘀乃化，新瘀无所从生，以达补而不生邪之目的。［六味地黄丸，同名方约有4首，现选宋代太医钱乙所著《小儿药证直诀》卷下"地黄丸"方。该方删减医圣张仲景著《金匮要略》中的肾气丸药方当中的附子与桂枝：熟地黄八钱，山萸肉、干山药各四钱，泽泻、牡丹皮、白茯苓（去皮）各三钱。上为末，炼蜜为丸，如梧桐子大。每服三丸，空心温水化下。方中重用熟地黄，滋阴补肾，填精益髓，为君药。山萸肉补养肝肾，并能涩精；山药补益脾阴，亦能固精，共为臣药。三药相配，滋养肝脾肾，称为"三补"。但熟地黄的用量是山萸肉与山药两味之和，故以补肾阴为主，补其不足以治本。配伍泽泻利湿泄浊，并防熟地黄之滋腻恋邪；牡丹皮清泄相火，并制山萸肉之温涩；茯苓淡渗脾湿，并助山药之健运。三药为"三泻"，渗湿浊，清虚热，平其偏胜以治标，均为佐药。六味合用，三补三泻，其中补药用量重于"泻药"，是以补为主；肝脾肾三阴并补，以补肾阴为主，这是本方的配伍特点。］加减变化：风盛瘙痒者，加地肤子、徐长卿；虚热盛者见手足心热、虚烦焦虑，加龟板、鳖甲、地骨皮；肾阴不足较甚者，加菟丝子、女贞子、巴戟天、山萸肉等多可取效。

（九）定喘汤治疗喘证（过敏性哮喘）

王某，女，33岁。于2016年11月21日初诊。患者诉：胸闷、气喘3个月。3个月前患者无明显诱因出现打喷嚏，流涕，胸闷，气喘，就诊于某医院，诊断为“哮喘”，给予药物治疗（具体不详），症状控制尚可。近3天，上述症状再次出现并加重，为求进一步治疗，遂来我院门诊就诊。现胸闷，喘憋，纳眠可，二便可，月经基本正常。舌质红，舌苔薄白、中厚，脉沉细。BP：116/81mmHg。

证机：肺肾俱虚，肺失宣降。

治法：补益脾肾，宣降肺气。

方药：定喘汤加味。白果20g，麻黄10g，款冬花12g，半夏10g，桑白皮30g，杏仁10g，黄芪30g，人参10 g，白术20g，白鲜皮25g，苦参20 g，地龙20g，楮实子30g，山萸肉20g，桑葚子30g，蛤蚧1对。7剂，水煎服。

二诊：患者诉服药期间气喘未发作，近7天偶有打喷嚏，鼻痒，流鼻涕，咽喉不适，凌晨3点胸闷，易汗出，二便可，脉沉细，舌质红、苔薄白。再服上方加减：白果12g，麻黄10g，款冬花15g，葛根30g，桑白皮30g，杏仁20g，黄芪30g，人参10g，白术20g，白鲜皮25g，苦参25g，地龙20g，远志15g，楮实子30g，桑葚子30g，蛤蚧粉15g。7剂，水煎服，日1剂。

【按语】定喘汤出自明代张时彻《摄生众妙方》，是一首治疗咳喘证的传统古方，主治风寒外束，痰热内蕴之喘证，表现为痰多气急，胸闷咳喘等。主要用于素体痰多，复感风寒，致肺气壅闭，而出现胸闷咳喘，痰多气急之症。

方中麻黄宣肺散邪；白果敛肺定喘祛痰；桑白皮清热肃肺，止咳平喘；杏仁、款冬花降气平喘，止咳化痰。上五味药具有清热宣肺降气，祛痰止咳平喘作用，使肺气得宣，表证得解，则咳嗽、胸闷气喘诸症自除。白鲜皮、苦参清热燥湿，祛风解毒；地龙降肺气平喘。郑老在多年临床经验中总结此三味药可增强机体免疫力，改善过敏性哮喘症状。郑老在定喘汤基础方上加黄芪、人参、白术、半夏补脾益气，燥湿化痰，补土生金，顾护脾胃之后天之本，以断生痰之源。蛤蚧补肺益肾，纳气定喘，助阳益精。加山萸肉、楮实子、桑葚子补益肝肾之后天之本。肾为后天之本，主藏精，精气不固，抗邪气之力下降。喘证发作与免疫力下降有关，补脾补肾，巩固先后天之本，增强正气，调节免疫，预防喘证复发。全方具有宣肺降气，祛痰平喘，补肺健脾、益肾之功，以达扶正固本，缓解胸闷喘憋之症。

喘证为沉痼之病，缠绵反复，正气溃散，精气内伤，症状错综复杂。郑老在原方的基础上，依据中医学理论，结合长期临床实践应用，再用补肺、健脾、益肾之剂调补，缓解症状，缩短病程，减少复发，应用定喘汤辨证组方，标本兼治，体现中医"既病防变"及"既病防复"的预防原则，更是"标本兼治""治病求本""扶正与祛邪""调整阴阳""调整脏腑功能"等中医治则的综合运用。

（十）大黄皂刺汤治疗便血（痔疮）

张某，男，39岁，已婚，于2007年10月21日初诊。患者1周前出现大便带血、量少、色红，且大便后有少量血液滴下，未予以重视。1周来大便出血量有所增加，便后肛门有灼热感，且时有轻微疼痛、异物感，患者就诊时诉近日口干、口渴，小便量少、偏黄，舌质红、苔黄微腻，脉弦数。

证机：血热肠燥。

治法：泻火解毒，凉血止血。

方药：大黄皂刺汤加味。大黄10g，皂刺12g，当归15g，赤芍20g，二花藤30g，葱白12g。4剂，头煎内服，二煎外洗。

二诊：出血量有所减轻，大便干结时仍会少量出血，仍有大便后肛门灼热感。守上方加仙鹤草10g，旱莲草12g，侧柏叶15g，苦参12g，4剂，服法同前，并嘱患者按揉梁丘穴。药服尽后，电话反馈郑老诉大便便血已完全止住，且大便后灼热感消失，大便不再干结。

【按语】关于痔疮、便血，郑老较为认同的理论基础如下：痔疮虽有内外轻重之分，总不外干冷伤血，热瘀血滞，郁久化毒所致；《丹溪心法》云："痔者皆因脏腑本虚，外伤风湿，内蕴热毒……"更明确指出了火热伤津、热毒内蕴可诱发痔疮。郑老认为易患痔疮出血者，多有饮食过多、过饱或嗜食肥腻炙煿之品，或大量饮酒及食用辛辣刺激性较强的食物，这些食物易生湿积热，湿热下注肛门，使肛门充血灼痛，引发痔疮。该经验方乃郑老任急诊科主任时向本院某位知名老中医所学，方中大黄清热解毒，逐瘀通络，荡涤肠腑实热；皂刺活血消肿、赤芍清热凉血活血、当归养血止血，三药同用，包含"通因通用"之意；二花藤清热凉血解毒，以衰退毒火。二诊时因患者仍有大便后肛门灼热感，考虑内有湿邪，乃加苦参燥湿利湿，又仍有大便滴血，故予仙鹤草收敛止血，侧柏叶、旱莲草凉血止血以加强止血之效果。除服药之外，郑老还提倡按揉梁丘穴位，此穴具有止血、止痛的效果。该穴位于髌骨外上缘上2寸，用拇指按压，可以有效止血。伴随疼痛时，可以同时缓解疼痛。此外，郑老认为可结合现代保健知识治疗及预防本病，嘱患者每日坚持做多次提肛动作，以促进肛周血液循环，利于排便和预防痔疮。

注：郑老曾治数十例痔疮便血者（包括内痔、外痔、混合痔），总结其经验，认为痔疮便血凡有热象者，皆可予大黄皂刺汤加减，均可获得较好疗效。

（十一）苍耳子散治疗鼻渊（急性鼻炎）

李某，女，49岁，于2016年4月11日初诊。鼻塞伴咳嗽2个月，加重3天。患者2个月前受凉后出现鼻塞，流清涕，头昏沉，咳嗽，口服自备“感冒药”不详，效果不佳，遂来就诊。现症见鼻塞，流黄稀涕，头昏沉，前额、双目胀痛，咳嗽，咳黄白痰，咽痛，口干，大便干，每日1次，纳食可，眠可，小便可，已绝经，舌质淡红、苔白腻，脉滑。既往有鼻炎病史。

证机：风寒化热，痰阻肺窍。

治法：疏风清热，化痰通窍。

方药：苍耳子散加味。苍耳子25g，白芷10g，辛夷10g，细辛3g，葛根30g，柴胡12g，青蒿30g，山柰10g，黄芪30g，生薏苡仁30g，半夏10g，茯苓25g，白术25g，板蓝根25g。7剂，水煎服，日1剂，早晚分服。

二诊：鼻塞、流涕消失，咳嗽、咳痰明显减轻。前额、双目仍胀痛，乏力易累，腹胀，易饱，大便干，排便困难，饮食可，纳眠可，舌质淡红、苔薄白，脉缓。方药：苍耳子25g，辛夷12g，白芷10g，细辛3g，黄芪30g，生薏苡仁30g，泽泻30g，半夏10g，茯苓25g，青葙子25g，赤芍25g，厚朴12g，佛手15g。7剂，水煎服，日1剂，早晚分服。

【按语】苍耳子散是鼻科临床常用方，出自《济生方》卷五：辛夷五钱，苍耳子二钱五分，白芷一两，薄荷五分。为末，每服二钱，冲服。治鼻渊，流黄浊鼻涕，鼻塞不通。郑老认为此方方小义精，功效力捷，灵活运用，在鼻病治疗中可取得良好疗效。本案患者伤风鼻塞即“急性鼻炎”，初期受凉后，风寒侵袭肺卫，肺卫失宣，故咳嗽；风寒侵袭鼻窍，鼻窍不利，寒凝津停，故鼻塞，头昏沉，涕多而清稀。病期迁延，风寒有化热之象，故清涕变黄，咳黄白痰，咽痛。风热邪侵袭头窍，清窍失养，故头昏沉，前额、双目胀痛，热伤津液，故口干、便干。郑老认为患者既往有鼻炎病史，受风寒后诱发鼻炎，鼻炎不除，病期迁延，故应以治鼻炎为主。故辨证为风寒化热，痰阻肺窍；治以疏风清热，化痰通窍。方选苍耳子散加减。方中苍耳子发散风寒，通鼻窍，祛湿止痛，为治鼻渊之良药；辛夷发散风寒，通鼻窍，为治鼻渊头痛、鼻塞流涕之要药；白芷解表散寒，祛风止痛，通鼻窍，消肿排脓；细辛解表散寒，祛风止痛，通窍；郑老认为山柰善于止头痛；葛根、柴胡、青蒿发表散邪清热；患者鼻塞2个月不愈，邪之所凑，其气必虚，故给予黄芪、白术、生薏苡仁、半夏、茯苓补肺健脾化痰；板蓝根清热解毒利咽。药对病证，故7剂药后患者鼻塞、流涕消失，咳嗽、咳痰明显减轻。患者二诊时表邪已解，故继守上方去柴胡、葛根、青蒿解表药，双目、前额仍胀痛给予青葙子、赤芍清肝泻火明目，佛手、厚朴理气和中除满以解腹胀、便难之急。14剂药后患者鼻塞、流涕、咳嗽、头痛消失。苍耳子散是治疗鼻病的名方，郑老根据长期的临床实践，认为只要辨证得当，以该方加减用于急、慢性鼻炎，鼻窦炎及过敏性鼻炎等鼻病确实疗效显著。

（十二）补中益气汤治疗头晕（脑灌注不足）

刘某，女，34岁，于2014年11月3日初诊。发作性头晕4个月，加重1周。患者4个月前劳累后出现头晕，不伴恶心、呕吐，不伴视物旋转，休息后缓解，反复发作，未予重视和治疗。近1周头晕加重。现症见头晕，头蒙，颈项僵硬，全身乏力，嗜睡，气短，平素怕冷，手脚冰凉，纳眠可，小便频数，大便日1次、排便困难，月经正常。舌苔薄白、质红，脉沉细。BP：90/70mmHg。

证机：脾肾亏虚，痰浊中阻。

治法：补肾健脾，化痰止眩。

方药：补中益气汤加减。黄芪30g，党参20g，白术25g，柴胡12g，升麻12g，生山药30g，山萸肉20g，巴戟天20g，茯苓25g，半夏10g，九节菖蒲15g，炒葶苈子10g，厚朴12g，沙苑子30g，肉苁蓉25g，陈皮12g。7剂，水煎服，日1剂，早晚分服。

二诊：患者诉服上药后，头晕症状缓解，乏力症状改善，较前有力；仍有项强，嗜睡，醒后精神较前好转，腰酸，饮食可，服药后大便正常，小便频，舌苔薄白、质暗红，脉沉细。BP：98/68mmHg。继守上方去厚朴，加川断25g，狗脊25g，7剂，水煎服，日1剂，早晚分服。

【按语】眩晕病病机的认识有两个学说，一为无虚不作眩，一为无痰不作眩。"无虚不作眩"：《灵枢·口问》曰："上气不足，脑为之不满，耳为之苦鸣，头为之苦倾，目为之眩。"《景岳全书》曰："眩晕一证，虚者居八九，兼火兼痰者不过十之一二耳"。并强调"无虚不作眩"。"无痰不作眩"：张子和主张"痰实致眩"的理论，并强调邪祛则正安，治病应以攻邪为本，临床多用吐法治眩。朱丹溪主张"无痰不作眩"及"治痰为先"。眩晕病为脑病科的常见病、多发病，郑老长期从事脑病的研究治疗，从临床经验的角度认为，单以"因虚致眩"或单以"因痰作眩"的眩晕患者有，但大部分是二者的结合，或以虚为主，或以痰为主，或比例相当，二者往往不易分开。

本案患者的致病因素既有虚又有痰。患者头晕，头蒙，全身乏力，嗜睡，气短，平素怕冷，手脚冰凉，脉沉细，BP：90/70mmHg。为脾肾亏虚，气血不足，体虚失养，中虚生痰所致，故郑老辨证为脾肾亏虚，痰浊中阻。治以补肾健脾，化痰止眩。郑老在应用补中益气汤加减辨证时往往参考血压，但并不是所有的血压低的患者都用补中益气汤加减。方中以党参、黄芪、白术、生山药、柴胡、升麻、沙苑子、山萸肉、巴戟天为补肾健脾，升提中气的基本结构，这一结构在补中益气汤加减治头痛案中已做介绍，不再赘述；半夏、陈皮、茯苓、葶苈子补脾化痰，葶苈子生者容易致呕故用炒葶苈子，用量10g为宜，九节菖蒲化痰开窍醒神；患者平素怕冷，手脚冰凉，小便频数，脉沉细，大便困难，故用肉苁蓉、厚朴补肾助阳，润肠通便。二诊时头晕症状缓解，大便正常，腰酸，故继守上方去厚朴加川断、狗脊补肝肾，强腰膝。二诊后患者头晕症状消失。补中益气汤治验举案二则，一为头痛，一为眩晕。目的有二：一、郑老临床用补中益气汤加减治疗脑病治验，确实很多，临床效果满意；二、强调异病同治，虽为头痛和眩晕两个疾病，只要辨证准确，病机相同，即可用同一方剂加减。

（十三）补中益气汤治疗头痛（神经性头痛）

李某，女，21岁，于2016年7月6日初诊。以"发作性头痛8年，加重1年"为主诉就诊。患者8年前无明显诱因开始出现头痛，头痛部位以双侧太阳穴、后枕部及两眉棱骨处为主，每次持续数小时，每于天气炎热、太阳暴晒、睡眠不佳、平躺起立时或跑步等运动时诱发头痛，头痛严重时可伴恶心，入睡困难，眠浅多梦，饮食可，二便调，月经正常，舌质红、苔薄白，脉沉细无力。BP：95/80mmHg。

证机：脾肾亏虚，中气不足，窍络失养。

治法：补肾健脾，升提中气，和络止痛。

方药：补中益气汤加减。黄芪30g，党参25g，柴胡12g，白术20g，升麻12g，山萸肉20g，巴戟天20g，沙苑子30g，白芷10g，细辛3g，山柰10g，酸枣仁30g，黄连12g。7剂，水煎服，日1剂，早晚分服。

二诊：患者服药后头痛明显缓解，之前每天都有头痛，服药后10天内头痛发作3次，且头痛程度减轻为隐痛，多于运动或天气闷热时发作。现症见偶尔头痛，睡眠多，饮食可，二便调，月经正常，舌质暗红、苔薄白，脉沉细。BP：95/80mmHg。继守上方加赤芍25g，继服10剂。

【按语】补中益气汤出自李东垣的《内外伤辨惑论》，全方补中益气，升阳举陷，主治脾胃气虚和气虚下陷而致的神疲乏力、少气懒言、面色萎黄、子宫脱垂、久泻、久痢及气虚发热等症。而郑老擅用补中益气汤加减治疗脑病，思路新颖，疗效显著。

《素问·脉要精微论》曰“头者精明之府”；张介宾注曰：“五脏六腑之精气，皆上升于头。”头居人体之最高位，法天为“清阳之府”，五脏六腑之精华气血、清阳之气皆上注于头。手、足三阳经在头面部相交接，督脉也上行至头部与手、足三阳经相合，故称“头为诸阳之会”。因脾气主升，胃气主降，为中焦气机升降之枢纽；若中气不足，清阳不升，导致清阳不能上荣头目，故出现多种头部疾病。遂治以补中益气，升举清阳。气虚得补，清阳得升则诸症可愈。

患者初诊时以“发作性头痛8年，加重1年”为主诉就诊，起病时间长，久病多虚；头痛多为睡眠不佳或运动后，气血不足时诱发头痛。而本案的辨证重点为脉象和血压，患者脉沉细无力，尤以右寸关部沉弱，右寸主肺气，右关主脾胃，《医宗金鉴·删补名医方论》“补中益气汤篇”集注曰：“凡脾胃一虚，肺气先绝。”故右寸关部沉弱无力为辨证中气不足的要点，郑老拓宽了四诊范围，将血压纳入其辨证体系，认为部分患者血压低亦是辨证中气不足的参考点。患者BP：95/80mmHg。故辨证为脾肾亏虚，中气不足，窍络失养，遂治以补肾健脾，升提中气，和络止痛。方中黄芪、党参、柴胡、白术、升麻为补中益气，升举清阳的基本结构。白芷辛散温通，长于止痛，善治阳明眉棱骨痛；细辛辛香走窜上达颠顶，通利九窍，止痛之力颇强；山柰止头痛为郑老的经验用药。酸枣仁养血安神，黄连清心火安神。郑老认为脑为髓海，髓有精化，精有肾藏，另外从长期的临床经验中亦总结出，在以黄芪、党参、柴胡、白术、升麻为补中益气，升举清阳的基本结构中加入补肾药，则益气升提效果更明显。故加入山萸肉、沙苑子平补肝肾，巴戟天补肾助阳。二诊时患者头痛缓解明显，睡眠改善，故继守上方加赤芍活血，患者二诊后随访头痛消失。

（十四）撮风散治疗瘛疭（面肌痉挛）

霍某，女，46岁，于2016年7月13日初诊。以“右侧面部抽搐2个月”为主诉就诊，2个月前无明显诱因出现右侧面部抽搐，右侧眼睑跳动，经治疗后效果不佳。现症见右侧面部、眼周抽搐，眼干，眼涩，入睡困难，梦多，饮食时好时坏，遇事心慌，易惊，二便调，已绝经，舌质红、苔薄白，脉弦数。BP: 165/95mmHg。

证机：肝热生风。

治法：凉肝息风止痉。

方药：撮风散加味。钩藤20g，全蝎10g，僵蚕25g，蜈蚣3条，赤芍25g，秦皮15g，丹皮15g，水牛角30g，地龙20g，黄芪30g，当归25g，葛根30g，黄连10g，炒枣仁30g。7剂，水煎服，日1剂。

二诊：右侧面部抽搐减轻，眼干，眼涩，入睡尚可，但梦多，纳食可，大便不成形，日1次，小便夜2～4次，舌苔薄白、中厚，脉沉。原方去丹皮、当归、黄连，加乌梢蛇30g，苍白术各25g，继服10剂。

【按语】撮风散，《证治准绳》方。功用：治撮口。药品：赤脚蜈蚣半条（炙），钩藤二钱五分，朱砂、直僵蚕（焙）、蝎梢各一钱，麝香一字。用法：研为末。每服一字，竹沥调下。撮风散，原为小儿脐风撮口而设，脐风一证，已罕见。郑老常将其化裁用于治疗面肌痉挛，效果肯定。《内经》曰：“诸风掉眩，皆属于肝。”“风胜则动。”患者单侧面肌抽搐，脉弦数，舌质红。郑老将其责之于肝热生风循经上扰面部经络而发病，故治以祛风止痉为大法，治标重在祛风化痰通络，治本重在凉肝息风，益气养血。故方选撮风散加味。方中钩藤清热平肝，息风止痉；全蝎、僵蚕、蜈蚣息风止痉；地龙清热息风兼以通络；秦皮清肝经风热；赤芍、丹皮、水牛角清肝热凉血，黄芪、当归益气养血滋养经络；葛根引经直达头面；黄连清心火；酸枣仁养血安神以助睡眠。二诊时面肌抽搐减轻，方药对证，继守上方，患者大便不成形，故减寒凉药，加苍白术健脾燥湿，乌梢蛇祛风通络。

（十五）牵正散加减治疗口僻（面神经麻痹）

张某，女，30岁，于2005年2月20日初诊。以“口角右斜伴左侧眼睑闭合不全5天”为主诉就诊。5天前无明显诱因出现口角右斜，左侧眼睑闭合不全，左侧抬眉不能，额纹消失，就诊于当地医院，诊断为“面神经炎”，治疗效果不佳，遂来就诊。现症见口角右斜，左侧眼睑闭合不全，左侧抬眉不能，左耳根部轻度疼痛不适，左面部不适，鼓腮漏气，纳眠可，二便调，月经正常，舌质红、苔薄白，脉沉细涩。

证机：肺脾气虚，风痰毒阻络。

治法：补肺健脾，祛风化痰，解毒通络。

方药：牵正散加减。白附子20g，全虫10g，僵蚕20g，蜈蚣3条，乌蛇30g，黄芪30g，生薏苡仁30g，白术25g，半夏10g，青陈皮各15g，葛根30g，赤芍25g，重楼30g，忍冬藤25g，刘寄奴25g。6剂，水煎服。

二诊：服上药后左侧眼睑闭合较前有力，抬眉已能；服药期间胃部不适，大便次数多，便质可。现症见左眼闭合稍不全，抬眉已能，额纹轻度恢复，鼓腮稍漏气，纳可，眠可，月经量少，舌质红、苔薄白，脉沉细。原方去忍冬藤、刘寄奴，加六月雪25g，楮实子30g，山楂炭30g。6剂，水煎服，日1剂。

三诊：服药后症状减轻，抬眉已能，额纹恢复。现症见：鼓腮稍漏气，左侧挤鼻时鼻侧皱纹较右侧浅，纳眠可，二便可，舌质红、苔薄白，脉沉细。方药：全虫10g，僵蚕20g，蜈蚣3条，白附子20g，乌蛇30g，人参10g，黄芪30g，薏苡仁30g，白术20g，泽泻30g，半夏10g，山萸肉20g，巴戟天15g，葛根30g，赤芍25g。6剂，水煎服。后随访痊愈。

【按语】口僻，多由于人体正气不足，卫外不固，络脉空虚，风邪夹寒，或夹热，夹暑湿等邪乘虚入中面部阳明、少阳等脉络，致使营卫不和，气血痹阻，筋脉失养而致。以一侧面部表情肌突然瘫痪，口眼歪斜，目闭不全，眼泪外溢，额纹消失，鼻唇沟平坦，口角下垂，口角流涎，面部被牵歪向健侧为主要特征。

郑老认为邪中经络之人，其气虚也，正气亏虚是口僻发生的前提，正气内虚，不能散布于经脉，以致经络空虚，邪中经络。风为阳邪，头为诸阳之会，故风易侵袭头部为患，风邪为本病的主要发病因素。风邪夹痰毒而阻络。毒邪为郑老在诊治大量口僻患者基础上提出的理论。并认为这种毒邪的特性为：一、郑老认为脾肾亏虚是毒邪侵袭的内在基础，故其处方中常常加入黄芪、党参、人参、巴戟天、沙苑子、山茱萸、黄精等补脾肾药，效果肯定。二、毒邪为热性，需用清热解毒凉血药治。郑老在诊治这类疾病时往往结合手诊即部分患者的手掌特别是大小鱼际处颜色鲜红，而且用清热解毒凉血药有效，如重楼、六月雪、白花蛇舌草、忍冬藤等药。本案还体现了郑老治疗口僻的病期治疗思想，即发病早期多为表证、实证，以祛风化痰、解毒通络为主，但正虚是其前提，故治疗早期，也得注意适当加入一些补气养血，健脾补肾之药。后期以气血亏虚，脾肾虚为主，但勿忘搜风化痰，解毒通络，这样扶正利于祛邪，邪去则正气自复。方中白附子、全虫、僵蚕、蜈蚣祛风化痰通络，乌蛇祛风通络，黄芪、生薏苡仁、白术、半夏、青陈皮补肺健脾化痰，重楼、忍冬藤、刘寄奴、赤芍清热解毒活血，葛根为头部引经药。二诊时症状减轻，但胃部不适，大便次数多，故减寒凉药加补益药楮实子，山楂炭止泻。三诊时，治病后期以扶正为主，故去清热解毒药，加人参、巴戟天、山萸肉补益脾肾。

（十六）葶苈散治疗中风（脑梗死）

李某，女，43岁， 于2014年9月19日初诊。患者言语不利半年，加重10天。患者半年前突然出现言语不利，发音不清，左侧上肢活动不利，就诊于当地医院，自诉查头颅CT：多发性梗死灶（未见检查单），诊断为“脑梗死”，治疗好转出院。10天前言语不利突然加重，于当地治疗效果不佳，遂来我院就诊。现症见言语欠流利，发音含糊，左侧上肢活动不利，形体肥胖，饮食可，睡眠一般，二便调，舌质暗红，舌苔薄白中厚，脉沉细，左侧上肢肌力Ⅳ级。

证机：风痰瘀阻。

治法：搜风化痰，活瘀通络。

方药：葶苈散加减。炒葶苈10g，白芥子20g，泽泻30g，半夏10g，黄芪30g，川芎20g，赤芍25g，水蛭10g，红花15g，丹参30g，皂角刺20g，莪术30g，全虫10g，僵蚕15g，葛根30g，砂仁10g。7剂，水煎服，日1剂，早晚分服。

二诊：患者服上药后言语不利减轻，发音较前清晰，左上肢抬举较前有力，纳眠可，二便调，舌质红、苔薄白中厚，脉沉细。守上方去丹参、砂仁，加九节菖蒲15g，地龙15g。14剂，水煎服，日1剂。

三诊：患者服上药后发音接近正常，言语流利，左侧肢体肌力恢复正常，纳眠可，二便可，舌质红、苔薄白，脉沉细。方药：炒葶苈子10g，泽泻30g，半夏10g，九节菖蒲15g，黄芪30g，赤芍25g，水蛭10g，红花15g，皂角刺20g，莪术30g，全蝎10g，僵蚕20g，丹参30g，葛根30g，砂仁10g，云苓25g。14剂，水煎服，日1剂。

四诊：患者服上药后言语不清明显改善，左侧肢体肌力恢复正常，入睡困难，饮食可，二便调，舌质红、苔薄白，脉沉细。守三诊方去云苓、砂仁，加酸枣仁30g，夜交藤30g，黄连10g，续服14剂无明显不适，结束治疗。

【按语】本案的目的在于强调痰在中风病致病因素中的重要性。郑老认为，由于时代进步，物产丰富，今人食之者，多为膏粱肥甘厚味，加之形体不劳，易造成脾胃损伤，营养过剩，化生痰浊；生活节奏快，精神压力大，七情易伤，影响脏腑气机升降出入，易生痰浊；痰浊既生，随气而行，内而五脏六腑，外而四肢百骸、肌肤腠理，痰浊停滞可致多种疾病，因而临床形成的病证繁多，症状复杂，病势缠绵。单就脑病而论，风痰阻络可致中风；痰瘀阻窍，可致头痛；痰浊上犯，可致眩晕等，故而有"百病皆有痰作祟"，"痰生怪证"之说。而且从临床实践的角度看，在临证时加入一些化痰药物临床疗效显著。所以郑老常强调"临证勿忘痰"。郑老常常以葶苈散加减治痰，该方来源于《医学摘粹》。组成：葶苈三钱、白芥子三钱、甘遂一钱。用法：上为末，每服五分，宿痰即从便下。主治：中风，痰涎胶塞，迷惑不清者。郑老以此方为基础，从临床实践中总结发现：葶苈子、白芥子、泽泻、半夏组合在一起治痰效果更好，而且可扩大应用范围，不局限于中风。故这四味药是常用药对。若痰重者还可随证加入茯苓、白术、胆南星、九节菖蒲、天竺黄、薏苡仁等。

患者初诊时言语欠流利，发音含糊，左侧上肢肌力Ⅳ级，形体肥胖，舌苔薄白中厚、质暗红，脉沉细。痰瘀阻窍，则言语不利；风痰阻络，则左侧上肢肌力Ⅳ级；形体肥胖，脉沉细，形胜气者，易生痰浊；舌质暗红、苔薄白中厚皆为痰瘀之象。故郑老辨证为风痰瘀阻证，治以搜风化痰，活瘀通络。治以葶苈散加减。方中炒葶苈子、白芥子、泽泻、半夏化痰利湿；皂角刺祛顽痰开窍；水蛭、红花、赤芍、丹参、川芎、莪术活血行气祛瘀；黄芪补气通络；全虫、僵蚕搜风通络，葛根引经走上。二诊时症状改善，去丹参、砂仁加九节菖蒲化痰开窍，地龙息风通络。四诊时症状消失，入睡困难，加入酸枣仁、夜交藤、黄连养血清心安神。2年后随访，症状未复发，余无不适。

（十七）安宫牛黄丸合定痫丸加减治疗痫病（原发性癫痫）

白某，女，9岁，2012年1月11日初诊。代诉：发作性抽搐伴意识丧失1年余，曾至北京某医院查脑电图示：异常AEEG，清醒状态下各导联慢波及棘-尖-慢复合波短中程发作，睡眠状态下各导联慢波及棘-尖-慢复合波短长程频繁发发作。头颅MRI未见明显异常。诊断为“癫痫（全身强直-阵挛性发作）”。现口服丙戊酸钠片200mg，每日3次，患者发作性抽搐症状控制不佳，每周发作1~3次，平素痰多，色白质黏稠，不易咳出，饮食可，睡眠浅，清晨早醒，舌质红、苔薄白，脉沉细。

证机：风痰闭阻证。

治法：涤痰息风，开窍定痫。

方药：安宫牛黄丸合定痫丸加味。天然牛黄2g，天然麝香2g，冰片3g，珍珠粉3g，水牛角粉30g，半夏10g，节菖蒲15g，胆南星15g，全虫10g，僵蚕15g，蜈蚣3条，泽泻30g，炒葶苈10g，白芥子20g，夜交藤30g，硼砂6g。上药取单味配方颗粒剂10剂，另加入天然牛黄、天然麝香混匀后装胶囊，日3次，每次5粒。

二诊：患者服上药后癫痫仅发作1次，发作时症状同前，平素仍痰多，质黏，饮食可，眠可，二便调，舌质红、苔薄白，脉沉细。继守上方10剂，服法同上。西药逐渐停服。

三诊：服药半年未再有癫痫发作，西药已停完。仍有咳痰，夜间明显，纳眠可，二便可，舌淡红、薄腻苔，脉沉细。守上方加党参20g，白术20g。10剂，服法同上。

四诊：家属代诉服药半年来癫痫未再发作，余无不适。继守上方10剂，服法同上。1年后随访，癫痫未再发作。

【按语】朱丹溪论痫曰：“无非痰涎壅塞，迷闷孔窍。”强调痫病由痰迷心窍引发；痫病发作突然，强直抽搐，口吐涎沫，两目上视，所以部分医家认为与风阳内动有关。郑老认为痫病发生大多由于先天因素，脑部外伤，劳累过度，七情失调，饮食不节等因素，造成脏腑失调，气机逆乱，风阳内动，触动伏痰，痰瘀内阻，蒙蔽清窍而发。病理因素总以痰为主，亦与风阳、瘀有关。而痫病之痰，具有随风气而聚散和胶固难化两个特点。痰随风气而聚，闭阻清窍，则痫病发作；痰降气顺，则发作休止。而痫病久发难愈，反复不止，正是与顽痰胶固难化有关。

本案患者癫痫发作频繁，西药控制不佳。郑老基于长期的临床经验和历代医家对痫病的认识，辨证为痰随风动，上干清窍；治以涤痰息风，开窍定痫。方选安宫牛黄丸合定痫丸加减。方中牛黄辟秽化痰开窍，水牛角粉凉肝息风定惊，麝香芳香开窍醒神，冰片芳香辟秽化浊开窍，珍珠粉镇心安神，上五味化裁于安宫牛黄丸。方中半夏、胆南星、九节菖蒲、僵蚕、全蝎、蜈蚣涤痰息风，开窍安神，上六味化裁于定痫丸。郑老认为泽泻利水而不伤阴，白芥子专消难化胶结之痰，葶苈子利水化痰，硼砂化痰散结为郑老治疗痫病经验用药，临床疗效肯定。基于痫病顽痰胶固难化的特点，故治疗周期较长，若患者长期口服汤药，恐患者难以坚持，故郑教授根据临床实际，用配方颗粒做胶囊，服法方便，依从性好。另若患者口服西药治疗，不可骤停西药，一般嘱患者20天停半片，逐步停完西药为止。

近年来，郑老采用此方法治疗百余例原发性癫痫患者，均取得较好疗效。总结经验有三：一、该方无明显毒副作用；二、无神经抑制作用，服药期间基本不影响工作和学习；三、停药后，不易复发。

（十八）川芎茶调散治疗头风病（三叉神经痛）

杨某，女，54岁，于2016年9月23日初诊。患者右侧面部间断性疼痛，于当地医院诊断为三叉神经痛，于新乡371医院行手术治疗后无缓解，就诊时见右侧面部、下颌部灼热性疼痛，按压或咀嚼时加重，无口干苦，纳眠可，二便调。舌质红、苔薄白，脉沉细。BP：136/85mmHg。

证机：风热上犯，瘀血阻络。

治法：祛风通络，活血止痛。

处方：川芎茶调散加减。川芎20g，葛根30g，羌活12g，白芷10g，细辛3g，辛夷12g，山柰10g，苦丁茶12g，知母12g，赤芍25g，全蝎10g，僵蚕20g，蜈蚣3条，秦皮15g，丹皮12g，生栀子12g。7剂，水煎服，日1剂。嘱患者忌辛辣，避风寒，减少面部刺激。

二诊：2016年9月30日，患者诉疼痛稍减轻，大便溏，舌质红、苔薄白少津，脉沉细。BP：147/104mmHg。守原方去生栀子，加黄连10g，薄荷10g。7剂，水煎服。

三诊：2016年10月10日，患者症状完全消失，仍有大便不成形，加苍术20g，白术20g，砂仁10g，继服7剂。随访半年未复发。

【按语】三叉神经痛又称痛性痉挛，是较为常见的疑难病，主要症状为在三叉神经分布区剧烈疼痛，呈短暂性、周期性，间歇期无症状，机械刺激可诱发疼痛。目前的治疗主要从神经性头痛治疗，口服药物如卡马西平，药物注射如硝酸甘油、利多卡因等，手术治疗如微血管减压术、周围支切断术，但治疗效果不尽如人意。本案患者无明显诱发因素，郑老根据舌质脉象辨证属于头风病，证属风热上犯、瘀血阻络，治疗以《太平惠民和剂局方》川芎茶调散加减，以祛风通络，活血止痛。方中川芎为血中气药，祛风活血而止头痛；葛根、羌活为太阳经药，疏风止痛并引药上行；白芷、细辛、辛夷疏散外风。苦丁茶甘寒能清头目风热，山柰辛温治风虫牙痛，郑老常将两药配合使用治疗各种头痛，疗效显著。患者疼痛循足少阳胆经分布，《症因脉治》云“七情恼怒，肝胆火郁，皆能上冲头角而成内伤头痛之症”，肝经风热上攻，阻滞面部经络，秦皮、丹皮、赤芍、栀子、知母清肝经实火，全蝎、僵蚕、蜈蚣性走窜归肝经，可搜风通络止痛，并能平肝息风。

郑老治疗三叉神经痛多从风邪、瘀血论治，或夹肝胆实火，循经上攻，或外感风寒湿热，经络瘀滞。“头痛必用风药，以巅顶之上唯风药可到也”“治风先治血，血行风自灭”，除风活血是治疗大法，风邪有内风外风之分，疏散外风常用葛根、羌活、白芷、薄荷、炒蒺藜等，平息内风常用全蝎、僵蚕、蜈蚣等虫类药物，活血常用川芎、水蛭，清肝经实火用秦皮、丹皮、赤芍等，肝经湿热较重常见口苦、牙痛，常用龙胆、柴胡、知母、黄连、生栀子等。郑老特别重视睡眠对三叉神经痛的影响，对于失眠导致疼痛，或因疼痛引起睡眠障碍的，尤其是围绝经期女性，需加疏肝解郁、养血安神类药物，多以酸枣仁汤加减，临床效果明显。

（十九）四物汤治疗发热（功能性发热）

李某，男，19岁，于1989年12月5日初诊。以“低热1个月”为主诉。患者因患血液系统疾病行脾切除术治疗，术后发热，体温38.5℃左右，热势有波动，舌质暗红、苔薄白，脉沉细。

证机：血虚发热。

治法：补气养血，清解少阳。

方药：四物汤加减。熟地20g，当归20g，赤、白芍各25g，川芎12g，阿胶珠30g，鸡血藤20g，柴胡10g，黄芩10g，半夏10g，黄芪30g，党参20g，白术20g，生苡仁30g，大枣6枚。3剂，水煎服。

二诊：3日后电话复诊，体温基本降至正常，上方继服3剂，体温恢复正常，未再发热。

【按语】发热是临床上一个常见症状，一般分为外感发热和内伤发热两大类。外感发热是指感受六淫之邪或温热疫毒之气，导致营卫失和，脏腑阴阳失调，出现病理性体温升高，伴有恶寒、面赤、烦躁、脉数等为主要临床表现的一类外感病证。内伤发热一般起病较缓，病程较长，或有反复发热的病史，临床多表现为低热，主要由于气、血、水湿的郁滞壅遏或气、血、阴、阳的亏损失调所导致。《素问·调经论》提出“有所劳倦，形气衰少，谷气不盛，上焦不行，下脘不通，胃气热，热气熏胸中，故内热”。患者为术后发热，一般多属血虚发热，往往伴见气虚发热，在气血两虚的基础上，往往易致外风内袭，正邪相搏，加之阴虚阳浮，引起发热。《诸病源候论》曰：“虚劳之人，血气微弱，阴阳俱虚，小劳则生热。”郑老指出营卫不和常常见于内伤杂病，因此，正确、合理运用调和营卫法可以治疗多种疾病。调和营卫法主要用于发热的中后期阶段，且需要适当地配伍，在中期往往配伍小柴胡汤等宣散解表法。故在补气养血的基础上，适当佐以和解之法，一方面和解少阳退热，一方面和解肝脾助消化，一方面和解气血助术后恢复。方中熟地黄滋阴养血，当归为补血良药，白芍养血滋阴，川芎活血行气，在补血调血基础上，辅以柴胡、黄芩以和解少阳。考虑患者久病气虚，食欲不佳，加用黄芪、党参以益气，白术、生苡仁以健脾。

（二十）银翘散加减治疗感冒（流行性感冒）

张某，女，16岁，于2015年3月9日初诊。患者2天前突发头胀痛，轻微咳嗽，未予重视及治疗。今日出现发热，恶风，头痛加剧，咳嗽，咳少量黄黏痰，遂前来就诊。初诊时见：发热，恶风寒，汗出不畅，头胀痛，咳嗽，咳少量黄黏痰，鼻塞流涕，口干口渴欲饮。查体：体温37.4℃，舌质红，舌边红甚、苔薄微黄，脉浮大数。

证机：风热犯表。

治法：辛凉解表。

方药：银翘散加减。二花30g，连翘20g，淡竹叶20g，荆芥15g，牛蒡子15g，白芷12g，薄荷9g，桔梗12g，淡豆豉15g，菊花12g，细辛3g，辛夷12g，苍耳子12g，黄芩12g，芦根20g，甘草10g。3剂，水煎服，武火煮沸，文火续煎10分钟即可。日1剂，2次分服。

二诊：患者家长电话随诊诉1剂即有见效，3剂服尽已痊愈，无不适症状。

【按语】银翘散出自《温病条辨》："太阴风温、温热、温疫、冬温，但热不恶寒而渴者，辛凉平剂银翘散主之。"用于温病初起，发热无汗，或有汗不畅，微恶风寒，头痛口渴，咳嗽咽痛，舌尖红、苔薄白或微黄，脉浮数。该患者发病于冬春交替之际，临床表现比较典型，可较为准确地辨为风温初起。方中二花、连翘既有辛凉透邪、清热之功，又具芳香辟秽解毒之效，共为君药。薄荷、牛蒡子辛凉之性疏风清热而利咽喉，荆芥穗、淡豆豉辛温之性助君药开皮毛而逐邪，芳香辟秽共为臣药。淡竹叶清上焦热、芦根清热生津、桔梗宣肺止咳共为佐药。甘草既可调和诸药，护胃安中，又可合桔梗清利咽喉为佐使药。患者头胀痛较甚，加菊花清利头目，鼻塞流涕较重，加用细辛、辛夷、苍耳子祛风邪、通鼻窍，痰热象明显，加黄芩增强清热泻火之效。

若口渴较甚，可加天花粉以生津止渴，预防伤阴太过；见咽喉疼痛者，可加马勃、射干、金果榄等清热解毒、利咽消肿；若见鼻衄者，可加白茅根、鲜侧柏叶、生栀子等凉血止血；咳嗽较甚者可加苦杏仁以降气止咳；若见胸闷，亦可加郁金、藿香等化湿祛浊。

（二十一）玉屏风散治疗鼻渊（慢性鼻炎）

验案一：朱某，女，11岁，于2003年12月25日初诊。以间断鼻塞1年为主诉就诊。现病史：1年前无明显诱因出现鼻塞，两太阳穴处疼痛，时轻时重，感冒时诱发疼痛，感冒愈则消失。现持续疼痛，吃凉食时痛甚。曾于郑州某医院诊断为：①两侧上颌窦炎；②左侧蝶窦囊肿。经治疗未见好转。为进一步治疗来我院就诊。现症见：太阳穴处持续性疼痛，以胀疼为主，鼻塞，睡眠欠佳，二便正常。BP：110/70mmHg，舌质红、苔薄白，脉沉细。头颅CT：①两侧上颌窦炎；

②左蝶窦囊肿；③左下鼻甲肥大。既往体健，否认外伤史。

证机：痰阻肺窍，血络不通。

治法：化痰开窍，活血止痛。

方药：玉屏风散加减。防风20g，黄芪30g，白术20g，葛根30g，赤芍20g，苍耳子12g，辛夷10g，全虫10g，僵蚕12g，生薏仁25g，半夏10g，川贝10g，生蒲黄12g，白芷10g，细辛2g，山柰10g，苦丁茶10g。6剂，水煎服，日1剂，2次分服。

二诊：2003年12月30日，服上药后鼻塞，头疼明显减轻，仍偶有鼻塞，纳眠可。BP：108／70mmHg，舌质淡，苔薄白，脉沉细。方药：再拟上方7剂，水煎服，日1剂，2次分服。

三诊：2004年1月6日，按上方治疗后仅昨日晨起稍微头痛，程度及持续时间较前大为减轻，鼻塞减轻，纳眠可，二便调。以上方加减：葛根30g，赤芍15g，川芎12g，全虫10g，僵蚕15g，半夏10g，杏仁10g，白芷10g，细辛2g，山柰10g，苦丁茶10g，苍耳子10g，辛夷10g，薄荷10g，珍珠粉3g。7剂，水煎服，日1剂，2次分服。后以上方加减调治月余，鼻塞、头痛消失，遂以藿香正气胶囊和逍遥丸善后巩固。

【按语】慢性鼻炎引起头痛的原因有：①因长期慢性炎症造成自主神经功能失调，以致鼻黏膜血管扩张，腺体分泌增加而常感鼻塞，由于长期鼻塞压迫鼻内神经而致头晕头痛；②因慢性炎症时鼻腔黏膜内纤维组织大量增生，导致鼻甲肥厚，当肥厚的中鼻甲压迫鼻中隔时，可引起三叉神经（第一支）痛，也称为筛前神经症候群，此时很容易误诊为神经性头痛；③鼻腔分泌物的长期刺激及持续鼻塞而造成的机体缺氧，中枢神经系统供氧不足，而出现神经反射性头晕、头痛。头为诸阳之会，十二经脉，三百六十五络皆上会于头。五脏精化之血、六腑清阳之气亦上注于头，则头面清窍方能维持正常的生理活动。鼻为头面清窍，与脏腑经络有十分密切的关系。因此，不论外感邪毒、内伤脏腑所致的鼻病，均可致头痛。在临床中由鼻病所致的头痛十分普遍。郑老在治疗慢性头痛时在辨证论治的基础上善用开窍药，如川芎、全虫、白芷等，往往能够收到事半功倍的效果。

验案二：王某，男，40岁，于1999年8月21日初诊。发作性头痛年余，曾多方求治无效。头痛以前额为甚，连及眉棱，晨起较重，近午减轻。平素恶风、易感冒，感冒后头痛即发。诊见：前额闷痛，面色㿠白，短气自汗，舌质淡、苔薄白，脉虚软无力。华氏位X线摄片示：双侧额窦黏膜增生，纹理粗糙，提示慢性炎性改变。

证机：气虚头痛。

治则：益气健脾祛风，开窍通络止痛。

方药：玉屏风散加减。黄芪30g，细辛3g，防风10g，苍耳子10g，辛夷10g，薄荷10g，白术9g，僵蚕9g，川芎9g，皂角刺9g，蔓荆子9g。6剂，水煎服，日1剂。

服药6剂，头痛渐减。在上方基础上加减继服30余剂，短气乏力诸症悉除，舌脉转为正常，复查华氏位X线摄片恢复正常，随访半年无复发。

【按语】邪气内伏，久则耗伤正气，导致卫外不固。伏邪招引，复加卫外不固，故病情反复发作，正气益虚，邪气痼结。鼻窍壅塞，脉络不通，则头痛时作，治疗当扶正祛邪兼顾。方中玉屏风散补脾实表；苍耳子配合皂角刺解毒开窍，透邪外出；僵蚕、川芎、蔓荆子祛风通络止痛。痼疾缓取，坚持服药，邪渐去，正渐复，故病告痊愈。

三、经验方治验

（一）益元定痫丸加减治疗痫病（线粒体脑肌病）

许某，男，14岁，于2006年11月16日初诊。以反复抽搐伴呕吐1年为主诉就诊。现病史：2005年4月，患者上课时出现头晕，呕吐，双眼左侧凝视，神志昏迷，持续数分钟后缓解，1小时后上述症状再次发作，患者感物旋转，行走不稳。给予抗癫痫治疗，上述症状仍发作，近3个月发作频率较高。现患者反应较以前明显迟钝，智力下降，视物模糊，双腿乏力，行走不稳，纳差眠可，二便正常（最后次发作于2006年11月12日），脉弦滑，舌苔白腻、质淡。既往史：患者属于36周早产剖腹产儿，母亲有妊高征。实验室检查：MRI示双侧大脑半球、小脑脑沟普遍加深增宽，并有局灶性脑电图病变，心肌肥厚，三尖瓣、肺动脉瓣轻度反流。诊断为线粒体脑肌病（痫病）。

证机：脾肾亏虚，风痰闭阻。

治法：益气补肾，涤痰息风，开窍定痫。

方药：益元定痫丸加减。黄芪30g，葛根20g，赤芍20g，仙灵脾30g，女贞子20g，菟丝子20g，泽泻20g，半夏10g，胆南星10g，白芥子15g，硼砂3g，全虫

10g，僵蚕12g，蜈蚣3条，水牛角粉20g，珍珠粉3g。10剂，水煎服，日1剂。

二诊：2006年11月30日。（代诉）患者服上药后记忆力较前明显改善，抽搐症状未再出现，双下肢有力，走路较前稳，纳可，眠可，二便调。再拟上方加节菖蒲15g。10剂，水煎服。

三诊：2006年12月11日。（代诉）患者服上药后情况好转，纳可，眠可，二便调。方药：黄芪30g，葛根20g，赤芍20g，仙灵脾20g，女贞子20g，菟丝子20g，泽泻20g，半夏10g，胆南星10g，白芥子15g，硼砂3g，全虫10g，僵蚕12g，蜈蚣3条，砂仁10g，水牛角粉30g，节菖蒲15g。10剂，水煎服。

四诊：2006年12月23日。患者诉服上药后症状明显好转，偶尔食后腹部疼痛，时伴有恶心，休息后缓解，纳眠可，二便调。脉沉细，舌苔薄白、质淡红。方药：葛根30g，赤芍25g，泽泻30g，半夏10g，刀豆子25g，胆南星12g，白芥子15g，硼砂3g，全虫10g，僵蚕15g，蜈蚣3条，水牛角粉30g，砂仁10g，珍珠粉3g，九节菖蒲15g。10剂，水煎服。

五诊：2007年1月6日。（代诉）患者诉症状较前好转，余未诉不适，再拟上方去刀豆子，改节菖蒲为12g，加黄芩10g。7剂，水煎服。

六诊：2007年3月17日。（代诉）患者病情稳定，一周前活动后出现不欲食，休息后缓解，余未诉其他不适。再拟上方10剂，水煎服。

七诊：2007年3月29日。患者前天发作一次抽搐，意识障碍，缓解后病情趋于稳定。脉沉细，舌苔薄白、质淡红。方药：黄芪30g，葛根30g，赤芍20g，泽泻30g，半夏10g，胆南星10g，白芥子20g，硼砂10g，苦参20g，女贞子20g，菟丝子30g，山萸肉20g，节菖蒲15g，水牛角粉30g，珍珠粉3g。10剂，单味配方颗粒。加麝香2g、牛黄2g，制胶囊。3粒，日3次，口服。

八诊：2007年6月23日。病情稳定，纳眠正常，二便正常。再拟上方加全虫10g、僵蚕15g。10剂，单味配方颗粒。加麝香2g、牛黄2g，制胶囊。3粒，日3次，口服。

九诊：2007年8月20日。病情稳定，未发抽搐，近期受凉后出现流清涕，纳眠可，二便调。脉沉，舌苔薄白、质淡红。方药：黄芪30g，葛根30g，赤芍20g，泽泻30g，半夏10g，胆南星10g，白芥子20g，硼砂5g，苦参20g，辛夷10g，苍耳子15g，山萸肉20g，女贞子20g，菟丝子30g，节菖蒲15g，水牛角粉30g，珍珠粉3g，全虫10g，僵蚕15g。10剂，单味配方颗粒。加牛黄2g、麝香2g，制胶囊。3粒，日3

次，口服。

后随访1年未再复发。

【按语】线粒体肌病是指因遗传基因的缺陷引起线粒体的结构和功能异常，导致细胞呼吸链及能量代谢障碍的一组多系统疾病。伴有中枢神经系统症状者称线粒体脑肌病。此病于1962年由Luft首次采用改良Gomori Trichrome染色(MGT)发现肌纤维中有破碎红纤维(或不整红边纤维)(ragged-red-fiber，RRF)，并诊断首例线粒体肌病继而发现此类线粒体疾病也可同时累及中枢神经系统引起多种线粒体脑肌病(mitochondrial encephalomyopathy)。本病为一组临床综合征。对于线粒体疾病，目前尚无特别有效的治疗措施。一般可采用辅酶Q10肌内注射或口服，大剂量B族维生素，如维生素B_1、维生素B_2、维生素B_6等可改善症状，能量制剂，如三磷腺苷(ATP)、辅酶A等。

近年来中医治疗本病的报道非常少，郑老根据中医传统理论，采用辨证论治的方法取得了比较好的疗效，需要进一步整理研究。现在谈到基因病，许多医生就色变。郑老认为部分基因病是可以治愈的，我们要积极地用中医中药改变人体的内环境，“让基因再突变回去”。本案患者上课时出现发作性头晕，呕吐，双眼左侧凝视，神志昏迷，脉弦滑，舌苔白腻。郑老辨证为肝风内动，痰随风动，风痰闭阻，心神蒙蔽。现患者反应较以前明显迟钝，智力下降，视物模糊，双腿乏力，行走不稳；少年起病，郑老辨证为肾元不足，髓海亏虚，故智力下降，双腿乏力。治以益气补肾，涤痰息风，开窍定痫。方以郑老经验方益元定痫丸加减。方中牛黄辟秽化痰开窍，水牛角粉凉肝息风定惊，麝香芳香开窍醒神，冰片芳香辟秽化浊开窍，珍珠粉镇心安神，半夏、胆南星、石菖蒲、白芥子豁痰开窍，僵蚕、全蝎、蜈蚣平肝息风定痉。郑老认为白芥子专消难化胶结之痰；硼砂化痰散结为郑老治疗痫病经验用药，临床疗效肯定。仙灵脾补肾壮阳，女贞子滋补肝肾，菟丝子补肾益精，三药共补肾元亏虚，共成涤痰息风，益气补肾，开窍定痫之功。

（二）补肾除风汤加减治疗中风先兆（短暂性脑缺血发作）

李某，男，63岁，于2008年5月9日以间断性左侧肢体活动不遂伴舌强6年为主诉就诊。现病史：患者自2002年10月起，开始出现间断性左侧肢体活动不遂伴言语不利，并伴头晕健忘及腰膝酸软，每次持续半小时左右，每年发作1~2

次。2008年9月至今头晕加重，且下肢无力。既往史1985年检出甲状腺炎。BP：110/70mmHg，舌质淡红、苔薄白，脉沉弦。诊断为短暂性脑缺血发作（中风先兆）。

证机：肾精亏虚，络脉不通。

治法：补肾填精，息风通络。

方药：补肾除风汤加减。黄芪30g，党参20g，白术15g，仙灵脾30g，蒸首乌20g，菟丝子30g，巴戟天12g，山萸肉20g，女贞子20g，葛根30g，川牛膝15g，丹参20g，全虫10g，僵蚕10g。6剂，水煎服。

二诊：2008年5月16日。服上药后，患者自觉头晕症状明显减轻，未再发生肢体活动不遂和言语不利，下肢无力较前改善。舌质淡红、苔薄略黄，脉沉弦。头颅MRA示：颅内动脉硬化性改变；椎基底动脉走行迂曲。效不更方，继服6剂，并嘱其用药渣加热水泡脚。

三诊：2008年5月24日。服上药后头晕症状基本消除，自觉体健有力，精神良好，略有畏寒，夜间尿频。舌淡、苔白，脉沉细。给予金匮肾气丸，每日3次，每次1丸，淡盐水冲服，以善其后。随访半年未再发作。

【按语】中风病之先兆，症状多见有头昏、头晕、头痛、颈项时强不适，四肢麻木、语言不利、头重脚轻感。肾虚导致痰瘀内伏是中风先兆的发病基础，因此在治疗时要以补肾益气为先。因此在此期治疗时要以补肾益气为主以治本，佐以化痰活血以治标。只有肾气充足，气化有权，痰瘀才能渐开，中风之危险因素才能消除。患者老年，肾精肾气亏虚，髓海不充，神机失用，脏腑功能失调，化痰生瘀，脉络不畅，出现发作性头晕和肢体活动障碍，当补肾填精，息风通络。郑老自拟补肾除风汤，由黄芪30g、仙灵脾30g、巴戟天20g、山茱萸20g、全蝎10g、僵蚕20g组成，方中黄芪大补元气，使气旺血行，瘀去络通。仙灵脾、巴戟天、山萸肉滋补肝肾，全蝎、僵蚕祛风通络。根据患者症状加减，脾肾亏虚加人参、党参、白术、菟丝子、女贞子，先后天并补，肢体症状明显加蜈蚣、地龙、丹参、川芎活血通络，头晕严重者加葛根、天麻、牛膝等平肝息风。

（三）补肾化痰通络方加减治疗中风后遗症（脑梗死）

赵某，女，58岁。因“记忆力下降伴右侧肢体活动无力5年，加重1年”于2009年9月14日初诊。5年前无明显诱因出现记忆力下降，未予以治疗，近1年明显加重，现症见记忆力、计算力差，经常迷失方向，右侧肢体活动无力，腰膝酸软，纳眠差，二便正常。既往史：颈椎病10年，骨质疏松2年，否认高血压、糖尿病。体格检查：BP为94/62mmHg，右侧肢体肌力Ⅳ级，张力高，巴氏征（+）。影像学检查：MRI示①右侧额叶，左侧脑室旁及半卵圆中心缺血灶；②双侧颞叶软化灶。查舌质淡、苔薄白，脉沉细无力。诊断为脑梗死（中风后遗症）。

证机：脾肾气虚，痰瘀阻络。

治法：补肾填精，开窍通络。

方药：补肾化痰通络方加减。仙灵脾30g，巴戟天20g，山萸肉20g，狗脊10g，川牛膝10g，益智仁10g，女贞子20g，黄芪30g，党参20g，升麻10g，水蛭10g，葛根30g，赤芍25g，泽泻30g，半夏10g，胆南星12g，薄荷6g。7剂，水煎服，药渣加热水泡脚。

二诊：（家属代诉）患者短期记忆有所好转，远期记忆好转不明显，走路有力，其他无不适。纳眠可，二便正常。上方继服7剂，煎服法同上。

三诊：患者精神气色佳，走路有力，声音有底气，检查计算力、短期记忆力尚可，远期记忆仍不好，腰膝酸软症除。脉沉细较前有力，舌淡苔白。

方药：生晒参20g，黄芪30g，巴戟天20g，山萸肉20g，仙灵脾30g，狗脊10g，川牛膝10g，益智仁10g，熟地20g，升麻10g，水蛭10g，葛根30g，赤芍25g，泽泻30g，半夏10g，胆南星12g，密蒙花15g。20剂，水煎服，药渣加热水泡脚。

四诊：患者精神气力良好，活动能力增强，心情较愉悦，短期记忆基本可满足生活自理，远期记忆仍不好。舌淡苔白，脉沉细。再拟上方加减20剂，继续巩固治疗。

【按语】中医认为“肾为元气之根”。由于肾主骨生髓，髓充脑，因此中风之证，本质是肾虚的反映。人的视觉、听觉、灵机记性、运动器官等的正常与否，都直接关系到脑髓。正如《灵枢·海论》曰：“脑为髓之海……。”“髓海有余，则轻劲多力，自过其度；髓海不足，则脑转耳鸣，胫酸眩冒，目无所见，懈怠安卧。”中风之证，出现语言不利，肢体偏废，头晕目眩，如痴如呆，失眠健忘等证，均是真阴不足的表现，是由肾精耗损过度所致。又如《素问·上古天真论》云：“男子……七八，肝气衰，筋不能动，天癸竭，精少，肾脏衰，形体皆极。八八，则齿发去。”“女子……七七，任脉虚，太冲脉衰少，天癸竭，地道不通，故形坏而无子也。”强调了肾在人体整个生命活动中的重要作用。指出肾的竭乏是元气大衰，是患病之根本。肾气的盛衰，能影响其他各脏的功能。中风病患者，多年过四十，此时阴气自半，肾虚难支，肾的真阴、真阳衰竭，继而导致其他脏腑功能失调，进而发为中风。所以在治疗本病时应注重补肾，牢牢抓住补肾固元这一根本。使髓海充盈，以促进脑组织的代谢和修复。脾肾气虚是中风病发病的前提条件，同时也是中风恢复和后遗症期常见的临床证型。郑老在这个方面积累了丰富的经验，自拟补肾化痰通络方，原方由仙灵脾30g，全蝎10g，水蛭10g，僵蚕15g，泽泻30g，半夏10g，胆南星12g组成，方中仙灵脾温肾壮阳，全蝎、僵蚕平肝息风，且其性走窜，搜风通络，水蛭破血逐瘀，祛瘀生新，泽泻利水降浊阴，半夏、胆南星化痰散结。本案患者脾肾本虚，加之久病伤正，加巴戟天、山萸肉、狗脊、女贞子等滋补肝肾，黄芪、党参健脾益气，升麻、川牛膝升降气血，薄荷、葛根为引经药，引诸药上行头目，通络开窍。郑绍周教授尤善用仙灵脾和黄芪，20世纪90年代曾研制复方仙灵脾注射液，并通过大量的研究证明，复方仙灵脾注射液对脑缺血大鼠具有明显的脑保护作用。

（四）化痰通络饮子加减治疗中风急性期（脑梗死）

秦某，男，63岁。因“语言不清26小时”于2008年10月20日就诊。26小时前发生语言不利，口水较多，四肢活动无力，头沉困不适。脉沉细、苔薄白，质红。既往史：腔隙性脑梗死病史多年。诊断为脑梗死（中风急性期）。

证机：痰瘀闭阻。

治法：化痰活血，息风开窍。

方药：化痰通络饮子加减。黄芪30g，仙灵脾30g，葛根30g，川芎12g，水蛭10g，红花15g，赤芍25g，全虫10g，僵蚕15g，莪术30g，三棱12g，半夏10g，泽泻30g，胆南星12g。4剂，水煎服，日1剂。

二诊：2008年10月24日。言语不清，流口水，头部沉困，四肢活动无力，纳眠可，二便调。脉沉细，舌苔薄白、质红。BP：126/80mmHg。头颅MRI：①右侧侧脑室旁新鲜梗死；②脑桥双侧豆状核左侧侧脑室旁多发腔梗；③双侧侧脑室旁、放射冠区白质脱髓鞘。

方药：黄芪30g，仙灵脾30g，葛根30g，川芎12g，水蛭10g，红花15g，赤芍25g，全虫10g，僵蚕15g，莪术30g，白芥子15g，半夏10g，泽泻30g，胆南星12g。

7剂，水煎服。

三诊：2008年10月29日。病情明显好转，语言较清，流利清晰，纳眠可，二便调，舌红苔白，脉沉细。BP：115/70mmHg。**方药**：黄芪30g，赤芍25g，葛根30g，川芎12g，水蛭10g，红花15g，僵蚕15g，全虫10g，莪术30g，白芥子15g，半夏10g，胆南星12g。5剂，水煎服。

四诊：2008年11月5日。言语较前流利，偶有语塞，偶有流涎，四肢无异常，纳眠可，脉沉细无力，舌苔白润、质淡红。BP：100/65mmHg。

方药：黄芪30g，党参20g，白术20g，水蛭10g，红花15g，莪术30g，全虫10g，僵蚕15g，半夏10g，胆南星12g，白芥子15g，葛根30g，赤芍25g，川芎12g。7剂，水煎服。

五诊：2008年11月19日。语言较前流利，无流口水，患者自觉无明显不适，纳眠可，二便调。脉沉细，舌苔薄白。BP：100/70mmHg。方药：党参20g，黄芪30g，白术20g，红花15g，莪术30g，生蒲黄12g，全虫10g，水蛭10g，僵蚕15g，半夏10g，仙灵脾30g，巴戟天20g，山萸肉20g。7剂，水煎服。

六诊：2008年12月10日。病情稳定，仍语言欠流利，无明显不适，血黏度示：高黏血症。脉沉弦，舌苔白、质暗。BP：135/80mmHg。方药：党参20g，黄芪30g，白术20g，节菖蒲15g，葛根30g，水蛭10g，生蒲黄12g，全虫10g，仙灵脾30g，僵蚕15g，莪术30g，半夏10g，天麻10g，钩藤20g。7剂，水煎服。

七诊：2008年12月26日。症状已不明显，血常规及血流变均在正常范围。方药：黄芪30g，葛根30g，赤芍20g，水蛭10g，生蒲黄15g，莪术30g，黄芩10g，泽兰15g，甘松15g，女贞子20g，菟丝子30g，蒸首乌30g。7剂，水煎服。

【按语】本患者为脑梗死急性期，以言语不利为突出特点，郑老仿地黄饮子方义，以补肾阳、化痰饮、开窍闭为治疗方法。正如《成方便读》所言："此方所云少阴气厥不至，气者，阳也，其为肾脏阳虚无疑矣。"故方中以熟地、巴戟天、山萸、苁蓉之类，大补肾脏之不足，但真阳下虚，必有浮阳上僭，故以石斛、麦冬清之。火载痰升，故以茯苓渗之。然痰火上浮，必多堵塞窍道，菖蒲、远志能交通上下而宣窍辟邪。五味以收其耗散之气，使正有攸归。薄荷以搜其不尽之邪，使风无留着。用姜、枣者，和其营卫，匡正除邪耳。郑老自拟化痰通络饮子，原方由仙灵脾30g，丹参20g，胆南星10g，水蛭10g，大黄10g，泽泻30g组成。仙灵脾益气补肾，丹参、水蛭活血通络，大黄通腑泄热、破血逐瘀，泽泻引浊阴下行，胆南星化痰散结。本案患者以言语不清为主，如《圣济总录》曰"肾气虚厥，语声不出，足废不用"，肾虚则精气不能上承，脉络空虚，痰瘀上泛，脑络闭阻，神机失用，出现言语謇涩，以益气补肾，化痰活血，息风通络为主，以化痰通络饮子方为基础，减大黄、丹参，加红花、莪术、三棱增强破血逐瘀致力，白芥子、菖蒲、半夏以化痰开窍，全蝎、僵蚕平肝息风，加黄芪、党参、酒萸肉、菟丝子、女贞子、蒸首乌补肾填精。

（五）化痰通腑开窍方加减治疗中风（脑出血）

贾某，女，53岁。因"半身不遂，口舌歪斜2日"于1987年11月25日收入院。患者前天下午在家中因琐事大怒，突然出现口眼歪斜、左半身不遂，随即由家人送入当地医院治疗，被诊断为脑出血，今天中午转入我院。现患者BP：160/110mmHg，左侧肢体活动不遂，口眼歪斜，神志欠清，面红目赤，喉中有痰鸣，已5日未大便，小便短赤。舌红、苔黄腻，脉滑数。CT示：右侧内囊出血40毫升左右，纵隔向左移位。既往史：患高血压12年，高血脂10年。诊断为脑出血急性期（中风）。

证机：痰热腑实。

治法：通腑泄热，息风化痰。

方药：化痰通腑开窍方加减。天麻12g，钩藤20g，葛根20g，赤芍15g，半夏10g，胆南星12g，白芥子20g，天竺黄10g，川军10g，厚朴10g，九节菖蒲15g，白附子5g，石决明30g，全虫10g，僵蚕15g。3剂，水煎服，鼻饲给药，2日分服。

医嘱：中药灌肠：急煎大承气汤2剂（大黄20g，厚朴30g，枳实30g，芒硝20g）灌肠，通腑泄热。

二诊：患者于当日15时灌肠，16时30分测量BP为130/90mmHg，神志逐渐清楚，17时鼻饲中药，20时患者意识清楚，血压进一步恢复至正常：130/80mmHg。

三诊：1987年11月27日。患者意识清楚，情况良好，血压稳定，可自行服用中药，现半身不遂，口眼歪斜，但自觉轻松许多。给予化痰开窍、息风通络中药治疗。方药：天麻12g，钩藤20g，葛根20g，赤芍15g，半夏10g，胆南星12g，泽泻30g，白芥子20g，天竺黄10g，川军10g，厚朴10g，枳实25g，九节菖蒲15g，白附子5g，石决明30g，全虫10g，僵蚕15g。3剂，水煎服。

四诊：1987年11月30日。患者自觉左下肢稍有力，可下床走路（未予准许），左上肢恢复部分知觉，仍无法运动。方药：黄芪30g，葛根20g，赤芍15g，水蛭10g，文术15g，生蒲黄15g，半夏10g，胆南星12g，泽泻30g，白芥子20g，天竺黄10g，九节菖蒲15g，白附子5g，全虫10g，僵蚕15g，牛膝25g。3剂，水煎服。

五诊：1987年12月3日。患者鼻唇沟开始恢复，可以走路，左下肢运动后自觉乏力，左上肢可以平举，手指运动不遂。患者要求出院治疗。以益气补肾、化痰通络为主，拟补肾化痰通络方：黄芪30g，党参20g，白术20g，仙灵脾30g，山萸肉20g，菟丝子30g，牛膝25g，葛根20g，赤芍15g，水蛭10g，半夏10g，胆南星12g，泽泻30g，白芥子20g，天竺黄10g，九节菖蒲15g，白附子5g，僵蚕15g，全蝎5g，乌蛇15g。7剂，水煎服。

六诊：1987年12月10日。服上药后觉体壮有力，可行走200米，面瘫大为改善，血压稳定，精神矍铄，舌红苔白，脉弦。再拟上方加减：黄芪30g，党参20g，山萸肉20g，菟丝子30g，牛膝25g，葛根20g，赤芍15g，水蛭10g，半夏10g，胆南星12g，泽泻30g，白芥子20g，九节菖蒲15g，僵蚕15g，全虫10g，乌蛇15g 。10剂，水煎服。

七诊：1987年12月20日。患者家属代诉，近期走路不易疲惫，精神好，下肢有力，上肢也有明显改善，近期天冷，觉患肢有冷痛等不适感。面部基本恢复如常，仅患侧口角稍低，再拟上方加减：黄芪30g，党参20g，山萸肉20g，菟丝子30g，牛膝25g，葛根20g，赤芍15g，水蛭10g，半夏10g，胆南星12g，泽泻30g，白芥子20g，九节菖蒲15g，僵蚕15g，乌蛇15g，威灵仙10g，川乌3g。20剂，水煎服。

患者复诊诉，肢体冷痛已消失，现走路如常人，仅左侧口角稍低，左手指时有憋闷感，且运动不如常，舌质淡苔白，脉沉。守方加鸡血藤30g，10剂，水煎服。半年后随访，生活自理，无明显功能障碍。

【按语】脑出血又称脑溢血，是指非外伤性脑实质内的自发性出血，病因多样，绝大多数是高血压小动脉硬化的血管破裂引起，故有人也称高血压性脑出血。脑出血是中老年人常见的急性脑血管病，病死率和致残率都很高，是我国脑血管病中死亡率最高的临床类型。脑出血中医属于中风范畴，血瘀脑府或血溢脑脉之外为其主要病机。脑出血虽瘀在脑，但可影响肺、胃、肠等脏腑，致热瘀交结，表现为瘀热内闭之证。现代临床研究证实，急性脑出血患者90%以上有热结便秘，当急则治其标，即实者泻之，热者清之，符合六腑以通为顺之理，故以通腑泄热为最宜。通腑活血药治疗脑出血有上病取下，去菀除陈，引血下行，泄郁热，开上窍，急下存阴的作用。运用通腑治疗急性脑出血能够促进脑组织的新陈代谢，降低颅内压，从而使气血逆乱得以改善，风火痰瘀诸症得以缓解。痰热腑实证是中风病急性期常见的证型，我国著名脑病专家王永炎院士对此有深刻的研究，并写入中医内科统编教材。郑老自拟化痰通腑开窍方以通腑泄热，化痰开窍，通腑化痰开窍方：川军10g，胆南星12g，天竺黄10g，九节菖蒲15g，全虫10g，僵蚕15g。方中大黄通腑泄热，引痰热下行；胆南星、天竺黄、九节菖蒲化痰定惊开窍，全蝎、僵蚕祛风定惊，化痰散结。本案中郑老以大承气汤急煎灌肠，增加通腑泄热之力。患者在病情相对稳定以后，逐渐表现出脾肾气虚、痰瘀互阻的临床特点，因此，郑老及时进行了方药调整，以补肾化痰通络方加减，最后取得了较好的疗效，充分体现出中医辨证论治的精神实质。

（六）补肾息风止颤汤加减治疗颤证（帕金森病）

张某，女，67岁，于2009年1月12日以右侧肢体、舌颤1年余为主诉就诊。现病史：1年前无明显诱因出现舌颤，右侧肢体发颤，曾经给予地巴唑等药，症状稍解。现症见右侧肢体、舌颤，时有头痛（顶部），二便正常。既往史：原有膀胱炎、反流性胃炎、食管炎、胆囊炎。体格检查：BP为120/70mmHg，头颅CT未见明显异常。舌质暗，舌苔薄白，脉沉滑。诊断为帕金森病（颤证）。

证机：肝肾亏虚，内风暗动。

治法：补肾填精，息风止颤。

方药：补肾息风止颤汤加减。黄芪30g，仙灵脾30g，葛根30g，赤芍25g，黄精30g，女贞子20g，菟丝子30g，全虫10g，僵蚕15g，蜈蚣3条，鳖甲20g，水蛭10g，地龙15g，川牛膝15g。7剂，水煎服，日1剂。

二诊：2009年2月16日。BP：110/80mmHg。服上药后病情有所好转，诉舌颤明显减轻，站立时仍手颤、腿颤，较以前有所好转，纳呆，入睡难易醒，醒后易出汗，大便稀溏。舌质暗，舌苔薄白，脉沉细。方药：黄芪30g，葛根30g，赤芍20g，仙灵脾30g，全虫10g，僵蚕15g，水蛭10g，女贞子20g，菟丝子30g，黄精30g，鳖甲20g，蒸首乌15g，川牛膝15g，地龙15g。7剂，水煎服。

三诊：2009年3月20日。BP：105/75mmHg。服药后症状有缓解，右手食指及右下肢仍时有震颤，自觉受凉后加重，纳可，眠差，入睡困难，大便溏，1日2次，小便正常。脉沉细，舌苔薄白、质红。再拟上方加减。方药：黄芪30g，葛根30g，赤芍30g，仙灵脾30g，全虫10g，僵蚕10g，水蛭10g，女贞子20g，菟丝子30g，沙苑子20g，黄精30g，鳖甲20g，地龙15g，蒸首乌15g，川牛膝15g。7剂，水煎服。

四诊：2009年4月10日。服药后症状减轻，原方案继续治疗2周。

五诊：2009年5月8日。BP：120/80mmHg。舌颤症状消失，现手颤、腿颤次数较前减少，时间缩短，头部时有疼痛，纳可眠差，每晚睡3~4小时，大便稀，小便可。脉沉细，舌苔白、质暗。再拟上方加炒白术25g。30剂，水煎服。

六诊：2009年6月12日。BP：120/78mmHg。现舌颤症状消失，腿抖较前减轻，现仍自觉手抖，次数减少，头部时有疼痛，睡眠较差，每晚睡3~4小时，诉服药后大便次数增多，停药后减少，质不干，自觉口干。脉沉细，舌苔薄白、质暗红。方药：黄芪30g，葛根30g，羌活12g，赤芍20g，生蒲黄15g，全虫10g，僵蚕15g，炒白术25g，女贞子20g，菟丝子30g，蒸首乌20g，黄精30g，鳖甲20g，沙苑子20g，龙骨15g，水蛭10g。30剂，水煎服。

七诊：2009年7月31日。BP：10/78mmHg。服上药后手抖次数明显减少，腿抖症状消失，现偶尔觉左上肢麻木，纳眠差，小便正常，服中药后大便3~5次/日。脉沉细，舌苔白厚、质红。

再拟上方加减：黄芪30g，葛根30g，桂枝12g，羌活12g，赤芍20g，全虫10g，僵蚕15g，生蒲黄15g，炒白术12g，女贞子20g，菟丝子30g，蒸首乌20g，黄精30g，鳖甲20g，地龙15g，水蛭15g。20剂，水煎服。

八诊：2009年8月21日。病情稳定，原方去炒白术12g。

九诊：2009年9月14日。BP：120/74mmHg。服药后手抖次数减少，胃胀，眠差，小便正常，大便稀，3~4次/日。脉沉细，舌苔白腻、质红。方药：党参20g，黄芪30g，白术20g，砂仁10g，葛根30g，赤芍25g，全虫10g，僵蚕15g，蜈蚣3条，女贞子20g，菟丝子30g，鳖甲20g，生蒲黄15g，水蛭10g。30剂，水煎服。

十诊：2009年11月4日。BP：130/80mmHg。服药后，手抖发作频率减少，间隔时间长，颤动持续时间缩短，诉腹胀好转，但纳谷不香，眠差，二便正常，怕冷。脉沉细，舌苔白。方药：党参20g，黄芪30g，太子参25g，砂仁10g，焦三仙30g，鳖甲20g，龟板20g，全虫10g，僵蚕15g，葛根30g，赤芍25g，水蛭10g，生蒲黄15g，白术20g，菟丝子30g，山萸肉20g。14剂，水煎服。

【按语】郑老经过多年的临床实践，结合前人的认识，认为形成本病的主要因素有以下三个方面：一、肝肾亏虚，内风暗动。本病多发于老年人，四十岁以下发病者少见。《素问·阴阳应象大论》谓："年四十而阴气自半也，起居衰矣；年五十体重，耳目不聪明矣。"人过中年，肝肾阴气自然衰减，更兼劳顿、色欲之消耗，而致阴精虚少，形体衰败。再者高年人常多病重叠，或久病及肾，致使肝肾虚损。肝藏血而主筋，肾藏精而主脑髓，肝肾乙癸同源。肝肾阴虚，精血亏少，筋脉失濡则肢体震颤、肌肉挛急而强直；脑髓失养则神失所荣，身失主持而失灵。阴虚阳盛，水不涵木，筋脉失养，阴虚于下，阳亢于上，化而生风。故本病肝肾阴虚、风动振摇者多见。二、气血虚弱，筋脉失荣。年老体衰，气血素亏；或久病体虚，气血虚衰；或五脏虚损，致使气血生化亏乏。气血不足，筋脉失养，日久血虚风动，致使震颤。《医学原理·痉门论》云："有气虚不能引导津血以养筋脉而致者；有因津血不足，无以荣养筋脉而致者；有因真元本虚，六淫之乘，致血不能荣养者。虽有数因不同，其于气血有亏，无以荣养筋脉有关。"高鼓峰等在《医宗己任编》中论曰："大抵气血俱虚，不能荣养筋骨，故为之振摇，而不能主持也。"再者肝藏血，主风，肝病则血病而致筋脉失养，筋病则致掉眩、强直之类症状无所不至。三、痰浊阻络，经脉搐急。痰由湿所化，多由素体肥胖，痰湿过盛；或恣食肥甘，大量饮酒，痰湿内蕴；或饮食劳倦，内伤脾胃，水湿停蓄；或因年老体衰，肺脾肾三脏虚弱，脏腑功能失调，以致阳气不足，气运乏力，水停聚为痰。如遭外风袭扰或内风暴张，风痰互结肆虐，阻滞经络，流注四末，筋脉失约而病颤。明楼英《医学纲目》曰："诸禁鼓栗，如丧神守，皆属于热。鼓栗亦动摇之意也，此症多由风热相合。……亦有风夹湿痰者。"一般认为震颤多属于肝风内动的临床表现，肝肾阴精不足，筋脉失养，虚风内动。但是，颤证患者往往气血阴阳俱虚，气虚的临床表现也很突出，如精神呆滞、身困乏力、流涎、纳呆等症。孙一奎在《赤水玄珠·颤振门》中又提出气虚、血虚均可引起颤证，"气虚颤振，用参术汤"。肾气是人体元气之根，肾气虚是引起颤证的重要病理基础，正如《素问·生气通天论》所说："阳气者，若天与日，失其所则折寿而不彰。"气旺精足，颤证除矣。因此治疗上常用黄芪、党参、太子参等益气补气之药，常用仙灵脾、黄精、女贞子、菟丝子、川牛膝等滋补肝肾，常用虫类药物如全虫、僵蚕、蜈蚣、水蛭、地龙等药物以活血化瘀息风通络，同时，郑老常加用葛根、赤芍这一经验药对既能调控血压，又能升阳活血，调和气血阴阳。

（七）补肾化痰止颤汤加减治疗颤证（帕金森病）

张某，男，74岁，以双上肢不自主颤抖20年为主诉于2003年8月7日初诊。现病史：患者20年前无明显诱因出现双上肢不自主颤抖，以左上肢为主。在省人民医院诊断为“帕金森病”，经治疗未见好转。为求进一步治疗前来就诊。既往高血压病7年。现症见双上肢不自主颤抖，以左侧为主，行走缓慢，慌张步态，口角流涎，大便干结。BP：130/70mmHg。舌质暗、苔薄白，脉沉弦滑。诊断为帕金森病（颤证）。

证机：肝肾亏虚，痰湿阻络。

治法：补肾化痰，息风止颤。

方药：补肾化痰止颤汤加减。黄芪30g，党参20g，白术30g，川芎12g，水蛭10g，泽泻30g，半夏10g，白芥子20g，全虫10g，僵蚕15g，生蒲黄15g，莪术30g，天麻12g，钩藤20g，胆南星12g，菟丝子30g，决明子30g。7剂，水煎服，日1剂。

二诊：2003年8月31日。BP：130/70mmHg。患者诉服上药后自觉颤抖较前好转，无其他特殊不适，纳眠正常，大便干结。舌质暗、苔薄白，脉弦滑。方药：黄芪30g，党参20g，白术30g，水蛭10g，泽泻30g，半夏10g，白芥子20g，全虫10g，僵蚕15g，生蒲黄15g，莪术30g，天麻12g，钩藤20g，胆南星12g，菟丝子30g，决明子30g，龟板20g，鳖甲20g。7剂，水煎服。

三诊：2009年9月18日。BP：124/60mmHg。病情进一步好转，流涎减轻，纳眠可，二便调。舌质暗、苔白，脉弦滑。方药：黄芪30g，党参20g，白术30g，赤芍25g，水蛭10g，泽泻30g，半夏10g，白芥子20g，全虫10g，僵蚕15g，鳖甲20g，龟板20g，胆南星12g，天麻12g，钩藤20g，菟丝子30g，决明子30g。7剂，水煎服。

后以此方加减调治两月余，病情明显好转，制作蜜丸长期巩固治疗。

【按语】帕金森病多发生在中老年人，临床常见患者病因较为复杂，多为风、痰、虚、瘀相夹致病，故多见病症相互掺杂。正如孙一奎在《赤水玄珠》中所说：“此病壮年鲜有，中年以后才有之，老年尤多。”肾为先天之本，脾为后天之本，老年人不仅肾虚，而且脾亦常虚，五脏俱虚。脾虚在五脏虚损中的地位至关重要，脾为中央，灌溉四旁，脾运化之水谷精微不仅充养五脏，而且是肾脏气化之动力来源。肾虚精亏，一则伤神，神伤则精损气耗，脑髓不足，神机失养，筋脉肢体失主而发为震颤；二则虚阳内动，脑髓失养，神机失调，血脉不利，心神失主而发为本病；三则气化失职，津不化水而痰凝，血流不畅而为瘀，痰瘀互阻，脑髓失养而发本病。总之，脾肾俱虚是帕金森病的一大基础病机。脾为后天之本，气血生化之源，五脏之中心，脾胃健旺，可以权衡五脏，灌溉四旁，生心血，养肺气，柔肝血，滋肾精。健脾可以益气养血，健脾可以化痰通络，健脾可以潜阳息风。因此，在治疗本病时，要时时不忘健脾。故治疗时，郑老常使用黄芪、党参、白术、菟丝子以益气健脾，泽泻、半夏、白芥子、胆南星等祛湿化痰，水蛭、赤芍、莪术、三棱、川芎、蒲黄等活血化瘀行血，全虫、僵蚕、蜈蚣、天麻、钩藤等活瘀搜风息风，鳖甲、龟板、芍药、菟丝子、桑葚、杞果等滋阴填精之品，治疗效果明显。

（八）补肾解毒通络方加减治疗痿证（多发性硬化）

贾某，女，20岁，以右侧肢体无力伴麻木四月余为主诉于2009年7月22日就诊。患者4个月前打排球后出现全身酸痛，后出现右侧肢体麻木无力，伴右侧颈肩部疼痛，当时未予特殊诊治。后肢体无力逐渐加重，遂就诊于某医院，行头颅MRI示：双侧大脑半球内白质、颈段脊髓内多发病变。考虑诊断为多发性硬化。予以激素冲击治疗，病情好转出院，今为求进一步治疗来郑老门诊就诊。现症见双手麻木，时有走路不稳，乏力，大便正常，时有小便不利。舌质淡红、苔薄白润，脉沉弦微滑象。诊断为多发性硬化（痿证）。

证机：脾肾两虚，痰瘀阻络。

治法：补脾益肾，化痰通络。

方药：补肾解毒通络方加减。黄芪30g，党参20g，仙灵脾30g，巴戟天20g，山萸肉20g，大云25g，女贞子20g，菟丝子30g，重楼30g，六月雪30g，全虫10g，僵蚕15g，莪术30g，泽泻30g，半夏10g，白芥子20g，葛根30g，羌活12g。5剂，水煎服。药渣加热水泡脚。

二诊：2009年8月7日。患者诉双手麻木症状减轻，仍有颈部沉困感，左手拇指发胀症状消失，纳眠可，二便正常。舌质红、苔薄白。BP：85/60mmHg。再拟上方加减：黄芪30g，党参20g，白术25g，升麻12g，仙灵脾30g，巴戟天25g，山萸肉20g，葛根15g，桂枝15g，羌活15g，全虫10g，僵蚕20g，重楼30g，六月雪25g，莪术25g，乌梢蛇30g，白芥子20g，半夏10g，泽泻30g，皂刺15g。3剂，水煎服。药渣加热水泡脚。

三诊：2009年9月9日。患者诉整体症状稳定，未曾复发，继服上方加减：黄芪30g，党参20g，白术25g，仙灵脾30g，巴戟天25g，山萸肉20g，牛蒡子12g，射干12g，葛根15g，羌活15g，重楼30g，六月雪25g，莪术20g，泽泻30g，半夏10g，白芥子20g，乌梢蛇30g。长期服用，日1剂，2次分服。

四诊：2010年1月22日。患者诉无明显不适，仅有在紧张时有尿等待，纳眠可，二便正常。舌质红、苔薄，脉沉细。方药：黄芪30g，党参20g，白术25g，仙灵脾30g，巴戟天25g，山萸肉20g，重楼30g，六月雪25g，全虫10g，僵蚕15g，泽泻30g，半夏10g，胆南星12g，白芥子15g，荔枝核20g，皂刺15g，莪术25g，乌蛇30g，覆盆子25g，益智仁25g，珍珠粉3g。20剂，水煎服。药渣加热水泡脚。

【按语】多发性硬化属于中医痿证范畴，郑老近十年一直从事多发性硬化的临床研究，中医治疗能够减少激素的用量，减少复发，改善症状，补脾益肾贯穿治疗的始终，解毒散结、化痰通络息风根据病情辨证应用。郑老认为多发性硬化可分为三期：急性发作期，亚急性恢复期和缓解期。急性发作期以邪实为主，应重在祛邪；亚急性恢复期病情由实转虚或虚实夹杂，应重在扶正或扶正祛邪；缓解期以正虚为主，治当以扶正为主，防止复发。该患者发病至今已有四月余，虽激素治疗效果较好，然现仍有双手麻木、时有行走不稳、乏力等临床表现，郑老认为究其原因乃体内病邪仍在，正邪不断斗争的结果，故该患者应处于亚急性恢复期。本期的特点是虚实夹杂，正邪相争。痰瘀互阻，湿邪困脾，而致脾气虚弱。脾胃虚损，气血生化乏源，先天肾精失充，精不生血，精气血亏虚，五脏六腑濡养不足，功能低下。李东垣《脾胃论·脾胃虚实传变论》说："脾胃之气既伤，而元气亦不能充，而诸病之所由生也。"脾胃虚弱，脾虚不能运化水湿，聚湿成痰，痰阻脉络，瘀邪乃生，痰瘀互生互助，阻滞经络，肢体末节失血濡养，乃生麻木；脾主肌肉，脾胃虚弱，肌肉失养，下肢行走不稳、乏力，甚者瘫软不能随用；肾者先天之本，所藏元阴元阳，后天精血化生之根本，久病伤及肾气，致肾精亏耗，不能生髓，脑失充养，神机失用，骨骼失充，肢体无力，临床可见多健忘、下肢痿软无力、遗尿等；肾精不足，精不生血，则肝血不足，肝主筋，筋脉失养，肢体麻木，运动不灵活、乏力。故而郑老提出本期当以补脾益肾，化痰通络为治则，常选黄芪、党参、巴戟天、山萸肉、大云、女贞子、菟丝子、泽泻、半夏、白芥子、葛根等。并常加少许虫类之品以搜逐血络中之瘀滞凝痰，如全蝎、僵蚕、水蛭等。同时患者内邪日久化毒，治疗常加用重楼、六月雪、白花蛇舌草等以解毒活瘀通络。西医治疗多发性硬化多用大剂量激素冲击，短期内控制症状，但副作用较大。而黄芪、莪术、巴戟天、山萸肉等多种中药都具有调节免疫作用，中药副作用小，可替代西药免疫抑制剂长期服用。在此期的辨证治疗上郑老强调以扶正为主，调整机体阴阳平衡。因而治疗以补益脾肾为主，常选用巴戟天、淫羊藿等温补肾阳；肉苁蓉、沙苑子、山萸肉等以阳中求阴，阴中求阳，共起益精填髓、扶助肾气之作用。加用黄芪、党参、白术健脾理气，酌加何首乌、黄精、山药等药以加强益气养阴生血之功。

（九）补肾化痰通络汤加减治疗痿证（肌营养不良）

王某，男，20岁，以双侧股四头肌萎缩1年伴乏力为主诉于2008年7月9日初诊。患者1年前无明显诱因出现双侧股四头肌进行性萎缩，以左侧为甚，伴乏力，双侧腓肠肌肥大，未系统治疗。现症见双侧股四头肌萎缩，以左侧为甚，乏力，双侧腓肠肌肥大，纳眠正常，尿等待。BP：120/80mmHg。舌质淡红、苔薄白，脉沉弦细。外院查肌酸激酶1819.9u/L，乳酸脱氢酶274.9u/L。诊断为肌营养不良（痿证）。

证机：脾肾亏虚，风痰阻络。

治法：补肾健脾，祛风通络。

方药：补肾化痰通络汤加减。黄芪30g，党参20g，仙灵脾30g，巴戟天20g，山萸肉20g，女贞子20g，菟丝子30g，生薏苡仁30g，泽泻30g，半夏10g，白芥子20g，荔枝核25g，乌蛇30g，川木瓜25g，全虫10g，马鞭草30g，赤芍25g。10剂，水煎服，日1剂。

二诊：2010年7月23日。BP：110/70mmHg。症状大致同前，病情未见明显好转。舌质红、苔白，脉沉细。继服10剂，服法同前。

三诊：2008年8月4日。（代诉）患者觉乏力较前减轻，行走较前有力，余症同前，纳眠正常，二便正常。方药：黄芪30g，党参20g，白术20g，仙灵脾30g，巴戟天20g，山萸肉20g，女贞子20g，菟丝子30g，马鞭草30g，鬼箭羽30g，鸡血藤30g，半夏10g，白芥子20g，生薏苡仁30g，乌蛇30g，全虫10g，赤芍25g，川木瓜25g。20剂，水煎服。

四诊：2008年8月27日。BP：120/70mmHg。患者诉服上药后，病情好转，乏力较前改善，行走有力，纳差，眠可，尿等待，大便溏。舌质红，舌尖鲜红，苔白，脉沉细。方药：黄芪30g，党参20g，白术20g，仙灵脾30g，巴戟天20g，山萸肉20g，女贞子20g，菟丝子30g，马鞭草30g，鬼箭羽30g，鸡血藤30g，半夏10g，白芥子20g，生薏苡仁30g，乌蛇30g，全虫10g，川木瓜25g，芡实30g，苍术20g。30剂，水煎服。

后以此方加减治疗1年余，患者症状明显好转，心肌酶基本恢复正常。

【按语】肌营养不良症主要是由于遗传因素引起的肌肉变性疾病，临床以进行性的肌肉萎缩无力为主要临床表现。本病属于中医痿证范畴，与脾肾关系密切。一般认为，脾肾不足，脾失健运，肾失气化，营气不达四末，形成肌肉萎缩；痰湿内蕴，郁久成毒，结聚不散，形成肢端假性肥大。郑老临床常用黄芪、党参、云苓、白术等益气健脾，巴戟天、山萸肉、女贞子、菟丝子、仙灵脾、芡实等以补肾填精，生薏苡仁、泽泻、半夏、白芥子、荔枝核、苍术等健脾祛湿化痰，乌蛇、川木瓜、全虫等息风舒筋活络，当归、赤芍、水蛭等活血化瘀通络。郑老经过长期的临床体会认识到，长期应用补肾健脾、祛湿化痰、解毒通络之品能够改善患者的临床症状，有可能改变患者的遗传性状，值得进一步深入研究。

（十）补肾活血调清浊汤加减治疗痿证（脊髓外伤）

雷某，男，40岁，以四肢瘫痪10天为主诉于2008年3月5日就诊。患者10天前因车祸出现四肢瘫痪，大小便失禁，曾于当地医院治疗，未见好转。为进一步治疗今来我院就诊。就诊时症见四肢瘫痪，低热，精神不振，纳呆，大小便失禁，舌质暗红、苔薄腻，脉细数。双上肢肌力Ⅲ级，肌张力低，肱二头肌反射减弱，双下肢肌力Ⅱ级，肌张力高，膝反射亢进，双巴氏征阳性。颈部MRI示：颈椎第4~6节关节错位，脊髓受压。诊断为脊髓外伤（痿证）。

证机：气虚血瘀，升降失司。

治法：补肾活血，升清降浊。

方药：补肾活血调清浊汤加减。黄芪30g，仙灵脾30g，葛根30g，赤芍20g，当归15g，川断15g，寄生15g，土鳖虫10g，红花10g，陈皮10g，僵蚕15g，三七6g，丹参20g，半夏10g，砂仁6g，益智仁30g，乌药10g，芡实20g，甘草6g。7剂，水煎服，日1剂。同时配合牵引治疗。

二诊：2008年3月13日。患者症状有所好转，双手能够握物，双上肢肌力Ⅳ级，双下肢肌力Ⅱ级，仍纳呆，大小便失禁。舌质暗红、苔薄腻，脉细。方药：黄芪30g，仙灵脾30g，葛根30g，赤芍20g，当归15g，川断15g，寄生15g，土鳖虫10g，杜仲20g，陈皮10g，僵蚕15g，三七6g，牛膝20g，半夏10g，砂仁6g，益智仁

30g，乌药10g，芡实20g，甘草6g。7剂，水煎服。

三诊：2008年3月20日。患者病情明显好转，已能够下床活动，大小便能部分控制，舌质暗红、苔薄，脉沉细。在上方基础上加减调治两月余，患者四肢肌力基本恢复正常，大小便正常。生活能够自理，能够下地干农活。

【按语】郑老认为，形成痿证的病因病机主要有以下三个方面：一、肾元不足；二、热毒侵淫；三、痰瘀互阻。但临床上因外伤所患痿证的患者亦屡见不鲜，该患者便是临床较为典型的代表。脊髓外伤后出现的神经功能的丧失，如果比较短暂，是由脊髓震荡引起；持续时间较长的，则是由挫伤或出血对脊髓产生压迫所致；永久性的功能丧失,则是由脊髓裂伤或横断伤所造成。在脊髓挫伤中，迅速发生的脊髓水肿肿胀以及硬脊膜内压力增高，可以引起持续若干天的严重脊髓功能障碍。清升与浊降是人体正常生理功能的体现，在人体处于病理状态下，清气不能升，浊气不能降，清浊相干，则出现各种疾病，因此，升清降浊法是中医的一个重要治法，广泛应用于临床各科。郑老将这一理论应用于脊髓外伤的治疗，抓住了脊髓外伤时人体出现的气机升降功能紊乱的特点，用黄芪、葛根、僵蚕、红花等升清，用赤芍、半夏、陈皮、寄生、牛膝等降浊，再佐以三七、川断、土鳖虫等活血疗伤，仙灵脾、乌药、益智仁、芡实温肾固涩，最后取得了较好的疗效。

（十一）复荣汤加减治疗痿证（周期性麻痹）

陈某某，男，18岁，以发作性四肢无力半年为主诉于1990年12月10日初诊。患者半年前无明显原因出现四肢无力，曾在河南省某医院按周期性麻痹治疗后好转。后来又发作2次。昨天劳累后再次发作，为进一步治疗，今来我院就诊。既往糖尿病史2年。就诊时急测血钾2.8mmol/L。现症见四肢无力，行走困难，舌质淡红、苔薄，脉沉细。诊断为周期性麻痹（痿证）。

证机：脾肾气虚。

治法：益气补肾。

方药：复荣汤加减。党参15g，黄芪30g，仙灵脾30g，白术15g，菟丝子30g，茯苓10g，陈皮10g，巴戟天15g，熟地10g，半夏10g，桑寄生15g，僵蚕15g，山药20g，甘草3g。7剂，水煎服，日1剂。

二诊：一周后复诊，诉四肢无力等症明显好转。后以此方为基础调治月余，随访2年未再复发。

【按语】周期性麻痹是一组与钾离子代谢有关的代谢性疾病。临床表现为反复发作的弛缓性骨骼肌瘫痪或无力，持续数小时至数周，发作间歇期完全正常。发病机制不清楚，普遍认为与钾离子浓度在细胞内外的波动有关。根据发作时血清钾浓度之不同，可分为低血钾、高血钾和正常血钾三型。最常见的是低血钾周期性麻痹，化验时血液内钾离子浓度降低。诱发周期性麻痹的因素很多，有感染、创伤、情绪激动、月经、过度疲劳、受冷等，有些药物如肾上腺素、甲状腺素、胰岛素、葡萄糖注射等也可诱发致病。中医一般将本病归为痿证范畴，郑老在多年的临床实践中体会到脾肾气虚是导致本病的主要病机。正如《景岳全书·痿论》指出："元气败伤则精虚不能灌溉，血虚不能营养者，亦不少矣，若概从火论，则恐真阳衰败，及土衰水涸者有不能堪，故当酌寒热之浅深，审虚实之缓急，以施治疗，庶得治痿之全。"先后天并补，气血精津兼顾，这样才能达到"治病必求其本"的目的。本方以参苓白术散为基础方，加黄芪配合党参以补脾益气，加用仙灵脾、菟丝子、巴戟天、熟地、寄生以滋补肝肾，加用僵蚕除风祛邪，改善肌肉弛缓症状。若患者痰湿较盛，亦可加用泽泻、炒葶苈、白芥子、胆南星等药物。

（十二）健脑复智方加减治疗痴呆（血管性痴呆）

王某，男，72岁，10个月前患脑梗死后出现明显智能改变，伴有表情呆滞，精神萎靡，面容苍老，头晕耳鸣，思维迟钝，动作迟缓，怠惰喜卧，二便失禁。舌质暗淡、苔白腻，脉沉弱。头颅CT：双侧基底节多发性脑梗死。诊断为血管性痴呆（痴呆）。

证机：肾精亏虚。

治法：温补脾肾，增智益髓。

方药：健脑复智方加减。桑寄生20g，仙灵脾20g，沙苑子15g，女贞子15g，菟丝子20g，山萸肉15g，生蒲黄12g，黄精30g，川芎12g，水蛭12g，泽泻30g，半夏10g，白术20g。20剂后患者精神好转，大便基本控制，小便仍时有失禁；随症加减3个月后，患者智能明显改善，二便得以控制，生活基本可以自理。

【按语】郑老认为肾虚髓空、痰浊、瘀血阻窍是痴呆发病的基本病机。在痴呆的发病中，肾虚是发病的病理基础。本患者为中风后认知功能障碍，突出表现为呆傻愚笨，一派肾精亏虚的临床表现。郑绍周教授应用健脑复智方治疗取得了较好的疗效。方中白术补肾健脾，益气养阴；仙灵脾、菟丝子、女贞子、沙苑子滋阴助阳，益肾固本；生蒲黄、半夏化痰开窍；泽泻利湿祛浊而不伤阴；水蛭祛瘀通络。诸药共用以补益脾肾，化痰祛瘀，达到标本兼治、固本益智之效。近年来实验研究发现，菟丝子、仙灵脾可促进大脑发育，维持和改善记忆思维，推迟大脑衰老和脑萎缩；水蛭可降血脂。经动物实验表明，健脑复智方可降低血黏度，改善血液流变，抗脑缺血，对血管性痴呆大鼠脑组织损伤有明显保护作用，并明显提高痴呆小鼠的学习与记忆能力。该方可提高机体免疫功能，增强体质，改善语言功能，促进中风恢复期及后遗症的康复。尤其对血管性痴呆患者，可增强记忆力，改善认知功能和行为能力，促进智能的恢复，还能很好地预防中风病的复发。本方配伍特点有两个方面：一方面是阴阳并补，侧重阴中补阳，正如张景岳所云："善补阳者，必于阴中求阳，则阳得阴助生化无穷；善补阴者，必于阳中求阴，则阴得阳升而泉源不竭。"另一方面是标本兼治，补肾和化痰活血并用，起效迅速，疗效持久。

（十三）开窍益智汤加减治疗痴呆（血管性痴呆）

陈某，男，67岁，反复发作多次脑梗死，逐渐出现智能障碍，伴饮水呛咳，表情呆滞，嗜睡，反应迟钝，舌根强硬，口多流涎。舌体胖、质淡、苔白腻，脉滑。诊断为血管性痴呆（痴呆）。

证机：痰浊阻窍。

治法：祛湿化痰，开窍醒神。

方药：开窍益智汤加减。泽泻30g，半夏10g，节菖蒲15g，天竺黄12g，白术20g，陈皮12g，藿香10g，生蒲黄12g，水蛭12g，云苓20g，党参30g，仙灵脾20g，巴戟天15g。10剂后患者流涎明显减少，表情较丰富，20剂后饮水呛咳症状消失，继服2个月，患者智能改善，思维较前明显活跃。

【按语】血管性痴呆属于祖国医学"呆症""健忘"等范畴。现代学者认为其病位在脑，病理特点为本虚标实，精气亏虚为本，痰瘀阻窍为标，虚、痰、瘀互结并贯穿疾病始终。肾为先天之本，脾为后天之本，先天不固则精亏，后天失养则运化失常，聚湿生痰，痰瘀互阻发为本病。郑老认为很多脑病包括眩晕、中风、痴呆都具有脑窍闭阻的病理特点，因此，开窍就成了脑病的常用治疗方法之一。开窍的方法有很多，如化痰开窍、逐瘀开窍、息风开窍、清热开窍等，其中化痰开窍应用最广泛，常用药物有：陈皮、半夏、茯苓、节菖蒲、藿香、葛根、僵蚕、川芎、泽泻等。

（十四）息风开窍汤加减治疗头晕（脑动脉硬化）

李某，女，88岁，于2007年3月5日以头晕伴发作性眩晕前来就诊。患者5年前出现头晕、耳鸣，经治疗无明显好转，后逐渐加重，并伴有发作性眩晕。经多方位检查，诊断为脑动脉硬化、后循环障碍以及高血压。现症见严重头晕、耳鸣伴发作性眩晕（已丧失活动能力），流涎，大便难，小便失禁。头颅MRI示顶叶脑白质脱髓鞘，脑萎缩。头颅MRA提示脑动脉硬化。经颅多普勒（TCD）示大脑后动脉血流速减慢。BP：160/100mmHg。脉沉细弦，舌苔白润、质红嫩。诊断为脑动脉硬化（头晕）。

证机：脾肾阳虚，痰浊内生。

治法：补肾温阳，化痰开窍。

方药：息风开窍汤加减。黄芪30g，党参20g，仙灵脾30g，大云25g，巴戟天15g，山萸肉20g，泽泻30g，白术20g，半夏10g，胆南星12g，水蛭10g，全虫10g，僵蚕15g，金樱子20g，覆盆子20g。7剂，水煎服，日1剂。

医嘱：嘱患者停用降压药。

二诊：2007年3月14日。患者服上药后，头晕略减轻，口水减少，余症同前，舌质嫩红、苔白润，脉沉细弦。以上方加升麻12g，当归25g，火麻仁30g，继服10剂。

三诊：2007年3月26日。患者近日眩晕仅发作2次，头晕明显减轻，口水减少，大便畅通，仍小便失禁。舌质红嫩、苔白润，脉沉弦。以上方加益智仁20g，桂枝12g，继服10剂。

四诊：2007年4月19日。患者近日未发眩晕，口水进一步减少，小便略有改善，余同前。舌质红嫩、苔白，脉沉弦。继投上方10剂，水煎服。

此患者治疗持续1年时间，服中药共计逾280剂，1年后头晕彻底消失、眩晕未发、不再流涎、二便正常，可于室外短暂行走。2010年5月复诊，复查头颅MRI+MRA，结果大致同前，但身体状况良好，生活质量大为提高。

【按语】郑老认为：①部分老年人原本血压正常，因动脉硬化的出现而导致血压偏高（一般为Ⅰ级或Ⅱ级），对待这种血压偏高的问题应有新的认识。此时的高血压是动脉硬化的产物，是机体代偿的结果，不应一味地追求血压指标的正常而盲目应用降压药。一般老年人血管调节功能较差，应用降压药将使脑组织的灌注量在动脉硬化的基础上进一步降低，长期如此将会导致脑白质脱髓鞘、脑萎缩以及椎基底动脉系统循环障碍引起的各种病变。这位患者就是这类患者的典型代表。②根据郑老多年临证经验，部分补气类药物和补肾类结合使用，可产生一定的升压或降压作用，且疗效持久，例如：桑寄生和杜仲配合可降低血压；黄芪、党参与巴戟天配合使用可有一定的升高血压的作用。

（十五）升清开窍汤加减治疗头晕（低颅压综合征）

田某，女，32岁，于2000年6月7日以发作性头晕、头痛5年，加重1个月就诊。患者5年前行“鞍区Rathke囊肿手术”后，出现发作性头晕、头痛，未经系统治疗，近一个月来头晕加重，伴恶心，时有呕吐。现症见头晕、头痛，平躺可缓解，伴恶心，纳可，眠差，二便调。BP：90/60mmHg，舌质红、苔薄白，脉沉细无力。诊断为低颅压综合证（头晕）。

证机：清气不升，浊阴不降。

治法：益气补肾，升清降浊。

方药：升清开窍汤加减。黄芪30g，党参20g，白术20g，升麻12g，山萸肉20g，巴戟天25g，半夏10g，炒葶苈10g，全虫10g，僵蚕15g，女贞子20g，菟丝子30g。6剂，水煎服，日1剂。

二诊：2000年6月14日。患者诉服上药后头痛、头晕程度减轻，次数减少，睡眠改善，现偶有平躺时四肢发麻现象，纳可，二便正常。脉沉细，舌苔薄白、质红润。再拟上方加白芥子10g，五味子10g，芡实30g。6剂，水煎服。

三诊：患者头痛症除，偶有头晕，不伴恶心，余正常。为增强健脾化湿作用，再拟上方加生苡仁30g。10剂，水煎服。

四诊：服药期间未发生头晕，停药1周后有轻微头晕，脉沉细，舌质红润、苔薄白。以上方继服10剂。

电话复诊，未发头晕，至今正常。

【按语】低颅压综合征一般是指由于脑体积的减少、脑脊液的减少或脑内血液量的减少形成颅内总的体积减小而使颅压下降，临床以头痛、头晕为主要表现的临床综合征。中医认为本病一般由清气不升、浊阴不降所致，《素问·阴阳应象大论》认为“寒气生浊，热气生清。清气在下，则生飧泄；浊气在上，则生䐜胀”。“清阳出上窍，浊阴出下窍；清阳发腠理，浊阴走五脏；清阳实四肢，浊阴归六腑”，这里把清浊与阴阳相联系，说明生理代谢时气机“升降出入”的原理。清阳之气向上、向外升发；浊阴之气向下、向内沉降的观点，为后世治疗学中多种治疗方法提供了理论依据。如治疗耳目失聪的益气升提法、治疗表证的宣肺发散法、治疗手足厥逆的温阳法、治疗肠胃积滞的攻下法、治疗水肿的利水逐水法，都是在这个理论的启发下发展起来的。在治疗本患者时既采用黄芪、党参、白术、升麻补气升阳，山萸肉、巴戟天、女贞子、菟丝子补肾固本，又应用半夏、葶苈、僵蚕、全蝎降浊息风，后来加用五味子、芡实进一步益肾固本，全方标本兼治，以本为主，体现了标本缓急的治疗理念。

（十六）补气化痰开窍汤加减治疗头晕（脑供血不足）

刘某，男，46岁，于2008年6月18日以头晕、下肢乏力3个月为主诉就诊。现病史：患者3个月前双下肢乏力，后渐觉心慌、气短，平素血压低，2008年4月以低血压病入院，现头晕，下肢乏力，纳可眠差多梦，自觉面部、口麻木。既往史：低血压。体格检查：BP为85/60mmHg。实验室检查：TCD示椎基底动脉供血不足，颈椎病，脉沉细，舌苔薄、质暗。诊断为脑供血不足（头晕）。

证机：脾肾阳虚，气血不和。

治法：补气养阴，化痰降浊。

方药：补气化痰开窍汤加减。黄芪30g，党参20g，麦冬20g，百合20g，生地15g，合欢皮20g，夜交藤30g，天竺黄12g，胆南星12g，茵陈30g，半夏10g，仙灵脾30g，泽泻30g，藿香12g，白术20g。7剂，水煎服，日1剂。

二诊：2008年6月27日。BP：90/60mmHg。患者诉服上药头晕下肢乏力减轻，仍觉心慌气短，面部麻木减轻，双上肢仍有麻木感，口酸臭，纳可眠差，大便稀，小便可，脉沉细，舌苔薄。方药：黄芪30g，党参20g，百合20g，生地15g，麦冬20g，天竺黄12g，合欢皮20g，夜交藤30g，半夏10g，胆南星12g，茵陈30g，白术20g，泽泻30g，藿香12g，砂仁10g。7剂，水煎服。

三诊：2008年7月16日。BP：102/60mmHg。患者诉心慌气短、头晕昏及上肢麻木感消失，下肢乏力好转，右手偶麻，纳可眠差，二便调。方药：黄芪30g，党参20g，白及20g，海螵蛸25g，百合20g，生地15g，麦冬20g，白术25g，半夏10g，藿香12g，砂仁10g，天竺黄12g，焦三仙各30g，煅瓦楞30g。7剂，水煎服。

四诊：2008年8月15日。BP：100/60mmHg。患者诉服药期间病情明显好转，饮食睡眠及二便正常，脉沉细，舌苔薄白、质暗。方药：黄芪30g，党参20g，麦冬20g，百合20g，生地15g，合欢皮20g，夜交藤30g，天竺黄12g，胆南星12g，茵陈30g，半夏10g，仙灵脾30g，泽泻30g，炒葶苈10g，白术20g。12剂，水煎服。

五诊：2008年8月27日。BP：106/60mmHg。仍以上方加減：黄芪30g，党参20g，巴戟天20g，麦冬20g，百合20g，生地15g，合欢皮20g，夜交藤30g，天竺黄12g，胆南星12g，茵陈30g，半夏10g，仙灵脾30g，泽泻30g，炒葶苈10g，白术20g，女贞子20g。12剂，水煎服。

【按语】此患者为中年男性，长期血压偏低，造成了重要器官（主要是心脏和脑组织）低灌注，从而导致心脑功能异常，严重影响生活质量。之前于各中西医院治疗，有的认定为生理性低血压，有的建议加强锻炼、注意饮食营养等，均未取得很好的疗效，特来我中医院就诊。中医辨为脾肾阳虚，气血不和。中药中的部分补气药、补肾药对于低血压具有较好的改善作用。例如：黄芪、升麻、巴戟天。《丹溪心法》云“无痰不作眩”。痰浊在眩晕病发病中的作用至关重要，《金匮要略·痰饮咳嗽病脉证并治第十二》“心下有支饮，其人苦冒眩，泽泻汤主之”，泽泻汤治疗眩晕在临床上经常应用，以疗湿邪上犯清窍，该案疗效显著在于泽泻汤配伍益气补肾之品，增强了健脾渗湿之功效。

（十七）补气通络开窍汤加减治疗头晕（多发性大动脉炎）

赵某，女，47岁，于2007年3月23日以头晕头痛6年为主诉就诊。现病史：患者2001年开始出现低热，在多家医院未查出原因，2005年在本院周围血管科确诊为颈动脉炎。现症见头晕头痛，扭头后仰时易发作，头痛以两太阳穴处明显，怕冷，口干，易感冒鼻塞，月经上个月开始减少，纳眠可，二便调，脉沉细，舌苔薄白、质暗。BP：120/65mmHg。头颅MRA提示：颅内脑动脉硬化，多发性大动脉炎。诊断为多发性大动脉炎（头晕）。

证机：气虚血瘀，脉络阻滞。

治法：补气通络。

方药：补气通络开窍汤加减。黄芪30g，党参20g，葛根30g，桂枝12g，赤芍25g，水蛭10g，全虫10g，莪术25g，皂刺15g，马鞭草25g，重楼25g，沙苑子20g，仙灵脾30g，僵蚕15g，白芷10g，细辛3g。3剂，水煎服，日1剂。

二诊：2007年3月26日。BP：120/60mmHg。患者仍感觉头晕，扭头后仰易发作，颈动脉按压疼痛，口干，易感冒鼻塞，乏力，纳可眠差，大小便正常。脉沉细，舌苔白、质红，再拟上方加泽泻30g。7剂，水煎服。

三诊：2007年4月4日。BP：110/60mmHg。患者诉用上药后头晕较前减轻，颈动脉处痛，口干，纳可，二便调。脉沉细，舌苔白、质红，双侧颈动脉杂音明显，再拟上方加减：黄芪30g，葛根30g，仙灵脾30g，赤芍25g，水蛭12g，莪术30g，皂刺15g，穿山甲10g，全虫10g，僵蚕15g，马鞭草30g，重楼30g，细辛3g，白芷10g，泽泻30g，生苡仁30g。7剂，水煎服。

四诊：2007年4月11日。患者诉头晕减轻，近日出现头痛，颈动脉处疼痛，脉沉细，再拟上方加减：葛根30g，赤芍30g，羌活12g，川芎12g，紫草10g，皂刺12g，莪术25g，马鞭草30g，水蛭10g，重楼30g，射干12g，全虫10g，白芷10g，细辛3g，仙灵脾30g。7剂，水煎服。

五诊：2007年6月7日。BP：110/60mmHg。头晕明显减轻，右侧颈动脉处疼痛，近日胸闷，腰痛，乏力，全身困疼，善太息，大便稍干。舌苔薄白、质淡红，脉沉细。再拟上方加减：黄芪30g，葛根30g，赤芍25g，莪术30g，皂刺15g，穿山甲10g（另），全虫10g，僵蚕15g，三棱12g，荔枝核15g，橘核12g，白芷10g，细辛3g，山柰10g。7剂，水煎服。

六诊：2007年6月20日。BP：125/60mmHg。患者诉右侧颈动脉处疼痛，乏力腰痛，咽干如有物堵，纳可，大便稍干。舌苔薄白、质淡，脉沉细，时有胸闷，再拟上方加减：黄芪30g，仙灵脾30g，葛根30g，赤芍25g，莪术30g，穿山甲12g（另），全虫10g，僵蚕15g，三棱12g，荔枝核15g，橘核12g，白芷10g，细辛3g，山柰10g，重楼30g。7剂，水煎服。

七诊：2007年7月4日。BP：126/70mmHg。症状基本同前，纳可，入睡难易醒，二便调，月经淋漓不断，脉沉细，舌苔薄白、质淡红，再拟上方加减：黄芪30g，党参20g，葛根30g，羌活12g，豨莶草30g，莪术30g，三棱12g，穿山甲12g，全虫10g，僵蚕15g，水蛭10g，荔枝核12g，橘核10g，白芷10g，细辛3g。7剂，水煎服。

八诊：2007年7月11日。BP：110/60mmHg。患者诉右侧颈部疼痛稍减轻，头晕沉稍有好转，腰痛乏力未见明显改善，纳可，咽干，眠差，入睡难梦多，二便调，舌苔黄腻、质暗，再拟上方加泽兰12g。7剂，水煎服。

九诊：2007年7月25日。BP：118/68mmHg。患者仍觉右侧颈部疼痛感，头晕症状明显好转，纳可，咽干症状仍明显，眠差，脉沉细，舌苔薄白、质淡红。方药：党参15g，黄芪30g，葛根30g，川芎12g，全虫10g，莪术30g，三棱12g，穿山甲10g，水蛭10g，荔枝核15g，路路通15g，白芷10g，细辛3g，马鞭草30g。7剂，水煎服。

十诊：2007年8月3日。BP：115/60mmHg。患者头晕基本未再发作，善太息，腰酸困，右眼睑早起浮肿，纳眠可，二便调，咽干，舌苔薄白、质淡红，脉沉细。方药：党参20g，黄芪30g，白术20g，葛根30g，川芎12g，全虫10g，莪术30g，三棱12g，穿山甲10g，鬼箭羽20g，水蛭10g，路路通10g，白芷10g，细辛3g，山柰10g。7剂，水煎服。

十一诊：2007年9月7日。BP：100/60mmHg。患者近日工作繁劳，腰腿疼痛，颈动脉处疼痛，口干，纳眠可，大便稍干，脉沉细，舌苔白、质淡。方药：党参20g，黄芪30g，白术20g，升麻10g，葛根30g，赤芍25g，莪术30g，三棱12g，水蛭10g，生苡仁30g，皂刺20g，全虫10g，穿山甲10g，鬼箭羽25g，路路通15g。7剂，水煎服。

十二诊：2007年10月17日。BP：120/55mmHg。患者右侧颈动脉处疼痛，肩背腰酸疼，乏力，咽干，嗜睡，左颈动脉处可闻及吹风样杂音，饮食正常，二便调，舌苔薄白、质淡红，脉沉细。再拟上方加减：党参30g，黄芪30g，白术20g，升麻12g，葛根30g，赤芍25g，莪术30g，三棱12g，水蛭10g，胆南星12g，白芥子20g，生苡仁30g，山甲10g，鬼箭羽25g。10剂，水煎服。

十三诊：2007年11月2日。BP：120/70mmHg。患者头晕消失，右侧颈动脉处仍疼痛，咽干，心前区发作性疼痛，左侧颈动脉处可闻及吹风样杂音，纳眠可，二便调，舌苔薄白、质淡。方药：党参30g，黄芪30g，白术20g，升麻10g，葛根30g，赤芍25g，莪术12g，皂刺15g，水蛭10g，胆南星12g，白芥子12g，生苡仁30g，山甲10g，路路通15g。10剂，水煎服。

后复查颈动脉超声显示双侧颈动脉和1年前结果比较有一定的改善。

【按语】多发性大动脉炎为主动脉及其主要分支的慢性进行性非特异性炎症改变，常引起不同部位的狭窄或闭塞，造成动脉供血组织的缺血性临床表现。治疗以肾上腺皮质激素、血管扩张剂、抗血小板聚集剂、手术治疗等为主。中医在延缓病情发展、改善症状方面具有明显的优势。郑老认为补气活血、通络解毒能够明显调节人体的免疫功能，从而达到治疗疾病的目的。在这方面尤善用虫类药如全蝎、水蛭、僵蚕、山甲等。我们应在中药治疗有效的基础上努力探索，找出一个更加理想的治疗本病的最佳途径。

（十八）头痛1号方加减治疗头痛（偏头痛）

陈某，女，19岁，以右侧偏头痛3年余为主诉于2006年9月21日就诊。现病史：三年前因学习压力大出现右侧偏头痛，服用复方羊角片、正天丸可缓解，但经常复发，为求进一步治疗前来就诊。现症见右侧偏头痛，右眼眶痛，头痛时伴恶心，嗜睡，多汗，饮食正常，多梦，二便调。脉弦，舌苔薄白、质暗。BP：130/84mmHg，既往浅表性胃炎病史9年。诊断为偏头痛（头痛）。

证机：肝风内动。

治法：平肝息风，通络止痛。

方药：头痛1号方加减。天麻12g，钩藤20g，葛根30g，赤芍20g，全虫10g，僵蚕15g，百合20g，生地20g，莲子心10g，珍珠母30g，水蛭10g，合欢皮20g，夜交藤30g，白芷10g，细辛3g，山柰10g。7剂，水煎服，日1剂。

二诊：2006年9月30日。BP：118/70 mmHg。服上药后头痛明显减轻，服中药后有一次恶心，纳差，胃酸，食后腹胀，月经量少，多梦，二便调。再拟上方加薄荷10g。7剂，水煎服。

三诊：2006年10月9日。（代诉）服上药后头痛症状消失，自觉头昏沉，嗜睡，夜晚休息时磨牙，纳差，二便调。方药：葛根30g，赤芍25g，泽泻30g，炒葶苈子10g，蔓荆子12g，藁本12g，百合20g，地黄20g ，珍珠母30g，节菖蒲15g，半夏10g，白芥子15g，焦三仙各25g，薄荷10g。7剂，水煎服。

四诊：2006年10月16日。（代诉）服上药后头痛症状消失，头昏沉较前好转，平素痛经，末次月经10月1号。仍夜晚磨牙，纳差，二便调。方药：黄芪30g，益母草30g，红花15g ，香附15g，桂枝15g，元胡15g，炒小茴20g，白芷10g ，乌药12g，沙苑子25g，菟丝子30g，赤芍25g，甘草10g。7剂，水煎服。

五诊：2006年10月22日。（代诉）服上药后症状较前稍有好转，每天晨起时头昏沉，仍有磨牙，纳差，近日咽痛、轻咳，二便调。 再拟上方加蔓荆子12g，射干12g，金果榄15g。7剂，水煎服。

六诊：2006年10月30日。血压120/80mmHg。服上药后病情好转，近一次头痛发作明显减轻，诉痛经，纳差，眠可，二便调。脉沉缓，舌苔薄白、质暗红。方药：黄芪30g，党参20g，当归20g，赤芍20g，益母草30g，红花20g ，桂枝12g，元胡15g，刀豆子20g，香附15g，乌药12g，白芷10g，砂仁10g，焦三仙各30g，青皮12g，陈皮12g，蔓荆子12g。7剂，水煎服。

后以逍遥丸调理两月余，头痛未再发作。

【按语】中医一般认为偏头痛属于头风范畴，肝风内动是其主要病机，但是和气（气虚、气郁）、血（血瘀）、痰等都有一定关系。头为“诸阳之会”“精明之府”，五脏六腑之气血皆上会于头。脏腑功能失常，内伤七情，肝失疏泄，郁而化火，上扰清空；脾失健运，痰浊内生，清阳不升，浊阴不降；肾虚精亏，脑失所养；肾水不足，水不涵木，风阳上扰；痰浊瘀血，痹阻经脉，致气血壅遏不行，皆可引起头痛。对于长期头痛的患者尤应注意正虚的一面，久病多虚，久病多瘀，适时进行益气补肾、养血活血，这体现了中医治病必求其本的根本原则，也是中医的特色和优势之一。

（十九）头痛2号方加减治疗头痛（高血压）

宋某，女，43岁，以发作性头胀痛10年为主诉于2008年9月3日就诊。现病史：10年前因恼怒生气而出现头额部两侧发作性胀痛，耳鸣，脑鸣，纳可，眠差，小便频数，大便正常，时有眼睑及脚踝部水肿。舌红、苔厚少津，脉略数。BP：180/130mmHg，TCD：脑血管痉挛。高血压病5年余，淋病3年余。诊断为高血压（头痛）。

证机：肝阳上亢。

治法：平肝潜阳，通络止痛。

方药：头痛2号方加减。天麻10g，钩藤20g，石决明30g，葛根30g，赤芍20g，地龙20g，夏枯草30g，全虫10g，僵蚕15g ，坤草30g，川牛膝20g，百合20g，全瓜蒌30g 。7剂，水煎服，日1剂。

二诊：2008年9月10日。BP：190/130mmHg。患者诉：服上药后自觉头昏沉、头痛减轻，睡眠较前好转，仍耳鸣，身困乏力，二便正常，下肢仍有水肿。舌红、苔白腻，脉沉弦。实验室检查：三酰甘油为2.97mmol/L；低密度脂蛋白：3.4

mmol/L；载脂蛋白B：1.47g/L；尿酸：480μmmol/L；尿蛋白3+；心电图：下壁前侧壁T波改变。方药：桑寄生20g，杜仲20g，益母草30g，玉米须30g，六月雪25g，钩藤20g，天麻10g，石决明30g，地龙15g，夏枯草30g，女贞子20g，菟丝子30g，川牛膝15g，葛根30g，赤芍20g。7剂，水煎服。

三诊：2008年9月19日。BP：145/110 mmHg。患者诉头痛消失，有心慌汗出，胃脘胀闷不舒，有头晕、失眠，双下肢浮肿减轻，饮食减少，二便调，肾脏彩超：双肾实质弥漫性改变。再拟上方去地龙，加砂仁10g。7剂，水煎服。

四诊：2008年9月26日。BP：150/110mmHg。患者诉服上药后，心慌减轻，头晕头痛减轻，头脑较前清晰，睡眠改善，双下肢浮肿减轻，仍有胃脘部不适、发胀，二便调。脉沉弦，舌苔白、质暗。方药：桑寄生20g，杜仲20g，玉米须30g，益母草30g，六月雪30g，夏枯草30g，天麻10g，钩藤20g，女贞子20g，菟丝子30g，葛根30g，佛手15g，砂仁10g。10剂，水煎服。

五诊：2008年10月10日。BP：140/105mmHg。患者诉心慌症状消失，急躁时出汗减轻，双下肢浮肿消除，仍感觉稍困，睡眠多梦，易醒，二便调。脉沉弦，舌苔薄白、质红。方药：桑寄生30g，杜仲20g，玉米须30g，益母草30g，天麻12g，钩藤30g，草决明30g，石决明30g，女贞子20g，菟丝子30g，葛根30g，赤芍25g，地龙15g，六月雪30g，刘寄奴30g。7剂，水煎服。

六诊：2008年10月29日。BP：135/95mmHg。双下肢较前有力，仍有多梦，胃脘部不适，近1周咽部干痒，咳嗽，二便调。脉沉弦，舌苔白、质暗。方药：桑寄生30g，杜仲20g，玉米须30g，益母草30g，六月雪30g，砂仁10g，全瓜蒌30g，刘寄奴30g，天麻12g，钩藤30g，草决明30g，石决明30g，葛根30g，赤芍25g，地龙15g，川牛膝15g，生蒲黄12 g。7剂，水煎服。

七诊：2008年11月5日。BP：130/95mmHg。偶有急躁，月经来时双下肢困，仍有多梦，饮食正常，咳嗽，咽痒消除，稍有头昏沉。脉弦，舌苔白、质暗。再拟上方去桑寄生，加苦丁茶10g。7剂，水煎服。

八诊：2008年11月19日。BP：145/100mmHg。诸症均明显减轻。昨晚出现咽喉干，仍有多梦。尿检示：尿蛋白(+)，上皮细胞33.5个。方药：桑寄生30g，杜仲20g，玉米须30g，益母草30g，六月雪30g，砂仁10g，葛根30g，重楼30g，牛蒡子12g，金果榄15g，天麻12g，钩藤30g，草决明30g，石决明30g，地龙15g，川牛膝15g，仙灵脾30g，女贞子20g，菟丝子30g 。7剂，水煎服。

九诊：2008年12月1日。BP：140/90mmHg。咽干较前好转，近日双腿较前有力，无再肿，仍多梦，饮食正常，二便调。方药：桑寄生30g，杜仲20g，益母草30g，玉米须30g，六月雪30g，葛根30g，赤芍25g，天麻12g，钩藤20g，草决明30g，石决明30g，女贞子20g，菟丝子30g，地龙15g，川牛膝20g，夏枯草30g，苦参20g。7剂，水煎服。

后以六味地黄丸长期巩固治疗，并嘱其监测血压变化情况。

【按语】头痛是高血压病的常见症状，肝阳上亢是其最常见的证型。肝阳上亢是指肝阳上逆，肝阳偏旺，本虚标实证。多因肝肾阴虚，水不涵木，肝阳亢逆无所致，气火上扰，或恼怒焦虑，气火内郁，暗耗阴津，阴不制阳所致。表现为眩晕耳鸣，头目胀痛，面红目赤，急躁易怒，心悸健忘，失眠多梦，腰膝酸软，口苦咽干，舌红，脉细数等。《素问·生气通天论》："阳气者，大怒则形气绝，而血菀于上，使人薄厥。"《素问·五脏生成篇》："头痛癫疾，下虚上实，过在足少阴、巨阳，甚则入肾。"这说明，肝阳上亢与肝、肾有密切的关系。在治疗时，天麻钩藤饮是基础方剂。中医治疗高血压不仅仅在于控制血压，而且通过调节人体的气血阴阳，使其脏腑功能逐渐恢复平衡，这是中医整体观念的具体体现。

（二十）头痛3号方加减治疗头痛（颈椎病）

王某，女，52岁，于2005年11月23日就诊，以头痛、头晕3个月为主诉。现病史：3个月前无明显诱因出现头晕、头痛，严重时天旋地转，不能睁眼，伴恶心。服养血清脑颗粒稍缓解。现症见前额部胀痛，头晕，眼胀，晨起时易发作，发作时身上烘热，烦躁，发作性自汗，饮食正常，多梦易醒，小便正常，大便干。脉沉细无力，舌苔薄白、质暗。BP：120/80mmHg，颈椎四位片：颈椎第3、第4椎间盘膨出。心电图：正常。诊断为颈椎病（头痛）。

证机：气血不和，脉络失养。

治法：调气和血，通络止痛。

方药：头痛3号方加减。柴胡10g，太子参25g，全瓜蒌30g，佛手15g，泽泻30g，半夏10g，胆南星12g，炒葶苈12g，藿香12g，全虫10g，僵蚕15g，赤芍25g，白芷10g，细辛3g，山柰10g，葛根30g。7剂，水煎服，日1剂。

二诊：2005年12月2日。患者诉：服上药后头痛头晕均较前好转，时觉胸闷，喜叹息，纳眠可，二便调，舌红苔黄，脉沉细。BP：110/70 mmHg。方药：柴胡

12g，当归20g，赤芍25g，太子参25g，益母草30g，仙灵脾30g，巴戟天15g，山萸肉20g，煅龙骨30g，煅牡蛎30g，全瓜蒌30g，佛手15g，葛根30g，白芷10g，细辛3g，山柰10g，全虫10g。7剂，水煎服。

三诊：2005年12月9日。患者诉：服上药后上述症状明显好转，时觉周身瘙痒，用手拍打后出现紫斑，饮食正常，二便调。BP：110/70mmHg。脉沉细，舌苔白、质暗。方药：柴胡12g，当归20g，赤芍25g，全瓜蒌30g，佛手15g，仙灵脾30g，益母草30g，地肤子30g，巴戟天30g，山萸肉20g，葛根30g，白芷10g，细辛3g，山柰10g，煅龙骨30g，煅牡蛎30g，川芎12g。7剂，水煎服。

四诊：2005年12月18日。患者诉服药后头痛头晕，身痒消失。现症见说话时舌头有异常感，夜间时有胸闷，喜叹息，二便调。血脂示：总胆固醇6.93mmol/L，高密度脂蛋白1.97mmol/L，低密度脂蛋白4.8mmol/L。再拟上方加减：柴胡12g，当归20g，赤芍25g，全瓜蒌30g，佛手15g，仙灵脾30g，益母草30g，山萸肉20g，葛根30g，泽兰15g，甘松15g，煅龙骨30g，煅牡蛎30g，细辛3g，白芷10g，川芎12g，决明子30g，女贞子30g。7剂，水煎服。

后以逍遥丸长期口服。

【按语】《素问·生气通天论》："阴平阳秘，精神乃治。""调和"是中医治病的理论核心和精髓。它包括调和阴阳，调和气血，调和脏腑，调和上下，调和表里，调和正邪，调和寒热，调和虚实，等等。如对于胃肠道疾病主要是调和脏腑、上下、寒热；对于头痛、失眠、头晕等，主要是调理气血、阴阳；对于长期低热主要是调和表里、虚实。郑老在治疗头痛等脑病时，善用葛根、赤芍药对，葛根入气分，鼓舞阳气，升清；赤芍入血分，活血化瘀，降浊。共同调节脑部气血的运行，使其归于平衡和谐，头痛等诸症皆愈。

（二十一）头痛4号方加减治疗头痛（脑囊虫病）

张某，男，46岁，于2009年3月14日就诊，主诉头胀头痛7个月就诊。现病史：患者头胀、头痛于2008年8月在北京某医院就诊，经MRI及实验室检查，确诊为"脑囊虫病"，因手术治疗风险较大，未予治疗。现症见头痛、头胀伴头晕、乏力，时发癫痫。BP：135/85mmHg。舌质暗红、苔白，脉沉细。MRI示：左侧顶叶及左颞侧有较大占位。诊断为脑囊虫病（头痛）。

证机：脾虚痰生。

治法：补气化痰，通络驱虫。

方药：头痛4号方加减。黄芪30g，葛根30g，水蛭10g，使君子12g，榧子12g，雷丸12g，贯众15g，大白12g，泽泻30g，法半夏10g，胆南星12g，白芥子20g，莪术30g，南瓜子20g。7剂，水煎服，日1剂。

二诊：2009年3月23日。头胀痛症状明显减轻，头晕消失，仍有乏力，未发癫痫，舌质红苔白，脉沉细。再拟上方加减：去葛根，加升麻12g、党参20g、炒葶苈10g。7剂，水煎服。

三诊：2009年4月2日。患者服上药后，头胀痛症状进一步减轻，未发癫痫，又现头晕，乏力减轻。舌质红、苔白，脉沉细。再拟上方加减：加葛根30g、赤芍25g。继服7剂，用法如前。

四诊：2009年4月12日。患者头胀痛症状已除，仍有乏力，头晕消失，未发癫痫，舌脉如前。再以上方继服7剂，并嘱其复查MRI。

五诊：2009年4月23日。患者前症皆除，仅偶有轻度头晕，复查MRI对比发现，占位病灶较前大为减小，舌脉如前。继以上方继服10剂，以巩固疗效。

此患者续服中药共计60剂，一年后随访，未复查MRI，但无临床症状，未服任何药物，生活起居正常。

【按语】脑囊虫病是由寄生虫（猪肉绦虫为主）所传染的一种顽固性颅脑内疾病。该病约占囊虫病的80%以上。是由于口服了猪肉绦虫虫卵，发育成囊尾蚴，经消化道穿出肠壁进入肠系膜小静脉，再经体循环而到达脑膜、脑实质以及脑室内。本病后遗症多，脑组织及大脑中枢损伤严重，头痛，浑身无力，肢体运动障碍，最严重的是继发癫痫。本病病机的中心环节在于虫邪入侵，脾胃受损，津液不行，痰浊内生。脾虚和痰浊是脑囊虫病的主要病机。患者经过2个多月的中药治疗，症状明显减轻，复查MRI病灶明显缩小，说明中医中药不仅能缓解症状，而且能够引起实质性的病理改变。

（二十二）扶正消癌方加减治疗视力下降（肺癌脑转移）

郑某，男，61岁，于2008年7月11日以“视力下降1周”初诊。2个月前于北京某医院诊断为肺癌脑干转移。无明显手术适应证，给予化疗后效果不佳。患者1周前逐渐出现左眼视力下降。现症见精神萎靡，乏力，左眼视力下降，眼球活动受限，食欲极差，眠可，二便正常。查体：BP为135/85mmHg。舌质暗红、苔白腻，脉滑。诊为肺癌脑转移。

证机：脾虚生痰，痰瘀阻窍。

治法：健脾化痰，祛瘀通窍。

方药：扶正消癌方加减。黄芪30g，仙灵脾30g，天冬20g，麦冬20g，葛根30g，全蝎10g，生苡仁30g，莪术30g，女贞子20g，菟丝子30g，重楼30g，半枝莲30g，白花蛇舌草30g，刘寄奴30g，泽泻30g，砂仁10g，半夏10g，胆南星10g，白芥子20g。7剂，水煎服，日1剂。

二诊：2008年8月30日。服上药后大为好转，精神转好，乏力症状消失，视力稍改善，且眼球可活动，食欲渐好。舌质暗红、苔白腻，脉滑。再拟上方加减：黄芪30g，麦冬20g，葛根30g，全蝎10g，莪术30g，女贞子20g，菟丝子30g，重楼30g，刘寄奴30g，泽泻30g，砂仁10g，生苡仁30g，半夏10g，白芥子20g。30剂，水煎服。

此患者继服中药共计60剂，1年后随访，眼球能正常活动，视力逐渐恢复。

【按语】痰浊、瘀血等既是机体在疾病发生过程中所形成的病理产物，又是疾病的致病因素，它们能直接或间接地作用于机体的某一脏腑组织，导致各种病证的产生。古人认为“百病多由痰作祟”，“癌瘤者，非阴阳正气所结肿，乃五脏瘀血浊气痰滞而成”，提示肿瘤的发生为机体失调，瘀血、痰浊、湿热等互相搏结而成。《丹溪心法》也指出：“凡人身上、中、下有块者，多是痰。”可见各种病理产物，瘀血、痰浊最为重要，构成了癌症的有形之体，故治疗时当重用攻坚破瘀、化痰开窍药物，攻坚破瘀可使癌块缩小，化痰开窍可使经络、九窍通畅，保持气血通畅、神志正常，同时注意扶助正气。攻邪扶正，依据患者病情变化而调整各自比例，就可以保证攻邪不伤正，扶正不助邪。结合患者临床表现和舌脉，且患者久病体虚，辨证为气虚兼痰瘀。因此开始给予补气、化痰、破瘀之法。方中莪术、胆南星、半夏等化痰散结；泽泻、生苡仁等渗湿化痰；另注重虫类药物的除风作用，如全蝎。扶正是调节机体的免疫功能，提高机体的抗病能力，祛邪即抗肿瘤、杀伤肿瘤细胞或诱导分化肿瘤细胞。郑老指出，单纯的扶正难以消除肿瘤，但若一味祛邪（如化疗、放疗等），会降低机体免疫力，使患者气血耗尽而亡。

（二十三）调和阴阳1号方治疗不寐（焦虑症）

吴某某，女，39岁，以入睡困难3年、头痛3个月为主诉，于1985年6月10日初诊。3年前因情志因素引起失眠，曾服用安定、黛力新等西药，可暂时缓解，现所服剂量加大，睡眠质量仍然很差，常常彻夜不能入眠，为进一步治疗今来我院就诊。现症见入睡困难，早醒，醒后不能入睡，心烦多梦易醒，头晕耳鸣，头痛，健忘，倦怠乏力，舌质红，舌尖尤甚，苔薄，脉细数，饮食正常，二便正常。诊断为焦虑症（不寐）。

证机：肝阴不足，心血亏虚。

治法：养血安神，清热除烦。

方药：调和阴阳1号方加减。炒枣仁30g，远志15g，合欢皮20g，夜交藤30g，知母10g，丹皮15g，茯苓15g，当归20g，川芎20g，大云25g，百合20g，生地20g，珍珠母30g。7剂，水煎服，日1剂。

二诊：患者诉睡眠明显改善，睡眠时间由原来的3小时增加到6、7小时，仍头痛，但较前减轻，纳可，大便略干，小便正常，脉沉细，舌苔薄白、质淡红。再上方加火麻仁20g。7剂，水煎服。

三诊：近日入睡容易但易醒，醒后不易再睡，舌苔薄白、质红，脉沉细。再以上方去丹皮、大云，加半夏10g，胆南星12g，黄芩10g，柴胡10g。7剂，水煎服。

四诊：服上药后睡眠正常，入睡容易，睡眠时间长，质量高，醒后不易疲劳。再予上方7剂巩固治疗。

【按语】不寐一证，多为情志所伤，劳逸失度、久病体虚、五志过极、饮食不节等都能引起阴阳失交、阳不入阴而形成不寐。《灵枢·大惑论》曰："卫气不得入于阴，常留于阳，留于阳，则阳气满，阳气满，则阳跷盛；不得入于阴，则阴气虚，故目不瞑矣。"郑老认为调和阴阳是治疗不寐的总纲，调和气血、调和寒热、交通上下、交通内外等都是调和阴阳的具体体现。本患者为气血不和所致的不寐，故要调和气血。气血不足则无以奉养心神而致虚烦，失眠，多梦，醒后不易入睡，心悸，怔忡等。正如《景岳全书·不寐》所说："无邪而不寐者，必营血之不足也，营主血，血虚则无以养心。"方中酸枣仁为君药，性甘、酸、平，养心阴、益肝血而宁心安神，为滋养性安神药，还有一定的敛汗作用，配合茯苓宁心安神；知母性味苦寒，能清虚热，润燥滑肠；川芎辛温芳香，理血疏肝，与酸枣仁相伍，一敛一散，以养血调肝安神。郑老在上方基础上喜欢应用合欢花、夜交藤交通阴阳。合欢花单味就是黄昏汤，是取其黄昏即合的特征，有交阴阳之妙，《四川中药志》："能合心志，开胃理气，消风明目，解郁。治心虚失眠。"夜交藤，《神农本草经》："安五脏，和心志，令人欢乐无忧。"《本草备要》："夜则藤交，一名六藤，有阴阳交合之象。"二者共用起调和阴阳而成安眠之功。患者焦虑病史较长，长期服用西药，经过20余天的治疗，整体症状明显好转，说明中医在整体观念和辨证论治理论的指导下，对功能性疾病具有较大的优势。

（二十四）调和阴阳2号方治疗不寐（失眠症）

赵某某，女，55岁，以"不寐7年，加重1个月"为主诉于2000年12月23日初诊。现病史：患者7年前无明显诱因出现眠差，多梦，易醒，曾服安定好转。近1个月病情加重，出现醒后不能再睡，遂前来就诊。现症见眠差，多梦，易醒，醒则不能再睡。时有腹痛，小便可，大便稀，3～4次/日。脉沉弦数，舌苔薄白、质暗，BP：140/84mmHg，外院CT：脑梗死。

证机：肝郁化火，扰乱心神。

治法：疏利少阳，调畅气机。

方药：调和阴阳2号方加减。柴胡12g，当归20g，赤芍20g，仙灵脾30g，山萸肉25g，女贞子20g，菟丝子30g，全瓜蒌30g，薤白20g，百合20g，生地20g，秫米30 g，半夏10g，白芥子10g，天麻12g，钩藤20g，砂仁10g。7剂，水煎服，日1剂。

二诊： 2001年1月6日。BP：96/68mmHg。患者诉服上药后病情较前好转。现仍入睡困难，多梦、纳可，小便调，腹痛，腹泻，7～8次/日。脉沉细，舌苔薄白、质暗红。上方去生地、柴胡，加白术25g，葛根30g，牛蒡子12g。7剂，水煎服。

三诊：2001年1月22日。BP：130/80mmHg。患者诉服上药后睡眠较前明显好转。但现仍有入睡困难，多梦，易醒，纳可，时有打嗝，小便可，腹泻3～4次/日，血压不稳定（下午偏高）。方药：党参20g，白术20g，葛根30g，天麻12g，钩藤20g，百合20g，生地20g，女贞子20g，菟丝子30g，全瓜蒌30g，薤白20g，秫米30g，半夏10g，白芥子10g，砂仁10g，海螵蛸25g。7剂，水煎服。

四诊：2001年2月1日。BP：114/70mmHg。睡眠改善，病情进一步好转，小便可，仍有腹泻3～4次/日，血压较前稳定。脉沉细，舌苔白、质淡红。上方去生地、百合，加煅瓦楞30g，芡实30g。7剂，水煎服。

五诊：2001年3月22日。BP：150/86mmHg。患者诉近日偶有左颞部蚁行感，时有头晕，下肢无力，二便正常，仍记忆力差，咽干，觉口唇发木，双眼干涩，舌质暗红、苔薄，脉沉细。方药：黄芪30g，葛根30g，赤芍25g，当归20g，柴胡10g，百合25g，生地20g，黄精30g，秫米20g，合欢皮20g，夜交藤30g，天麻12g，钩藤20g，半夏10g，白芥子15g，全瓜蒌30g，薤白20g。7剂，水煎服。

后加减调治月余，诸症减轻，记忆力、睡眠正常。

【按语】患者基础病变较多，有脑梗死、冠心病等血管病变，失眠仅是血管病变引起的临床症状之一，在治疗时应重点治疗基础疾病，同时加用调和阴阳之品。郑老指出：五志过极，情志失宜，久则郁怒伤肝，肝藏血，血舍魂，郁怒伤肝，肝气郁结，郁而化热，郁热内扰，魂不守舍，则见久久不能入眠。《血证论·卧寐》曰："肝病不寐者，肝藏魂……若阳浮于外，魂不入肝，则不寐。"《内经》半夏秫米汤即是调和阴阳的药对之一，张锡纯谓："观此方之意，其用半夏并非为其利痰，诚以半夏生当夏半乃阴阳交换之时，实为由阳入阴之候，故能通阴阳和表里……"，"内经之方多奇验，取半夏能通阴阳，秫米能和脾胃，阴阳通，脾胃和，其人即可安睡。"《北山医案》并强调要按《内经》所说的用法，"但不先扬其水，只以生水煎成，则无斯大验"。吴鞠通谓秫米如南方难得，则以苡米代之。

（二十五）乐眠汤治疗不寐（焦虑症）

陈某，女，50岁，于2005年7月31日初诊。以"入睡困难伴头痛半年"为主诉。患者半年前由于生气后出现入睡困难，每晚入睡2小时，严重时彻夜难眠，醒后自觉乏力，头晕。两天前出现头晕，恶心，干呕，全身汗出，持续5小时，后自行缓解。现症见入睡困难，头昏沉，头痛，善太息，神志清，精神差，乏力，饮食可，二便可，舌苔白中厚、质红，脉沉细缓。诊断为焦虑症（不寐）。

证机：脾肾亏虚，痰扰心神。

治法：健脾益肾，化痰养心安神。

方药：乐眠汤加减。酸枣仁30g，半夏10g，远志15g，合欢皮20g，首乌藤30g，黄芪30g，人参25g，山萸肉20g，沙苑子30g，女贞子30g，菟丝子30g，藁本12g，蔓荆子12g，煅龙牡各30g。7剂，水煎服，日1剂。

医嘱："静功"疗法（大脑排空，然后意守丹田，入静）。

二诊：2005年8月19日。患者服上药后，睡眠时间较前明显改善，阵发性烘热汗出消失，头昏沉较前减轻，腰部疼痛发硬，腰椎间盘突出病史5年，口干，纳食可，大便不利，小便正常，舌苔白腻、质红，脉沉细。方药：酸枣仁30g，半夏10g，远志15g，合欢皮20g，首乌藤30g，黄芪30g，人参15g，山萸肉20g，沙苑子30g，女贞子25g，煅龙牡各30g，藁本12g，蔓荆子12g，续断25g，狗脊25g。14剂，水煎服。后随访患者症状基本消失。

【按语】患者处于"七七"之年，肾虚不足，阵发性烘热汗出，故偏于肾阴虚，天癸渐竭，复加忧思失眠，营阴暗耗，肾阴益亏，精亏血少，不能上济于心，心神失养。正如《景岳全书·不寐》所说："无邪而不寐者，必营血之不足也，营主血，血虚则无以养心。"患者舌苔白腻质红，脉沉细缓，为脾气亏虚生痰之象，患者久思亦会伤脾。故郑老辨证为脾肾亏虚，痰扰心神，自拟方"乐眠汤"。方中酸枣仁养心安神；合欢皮解郁安神；首乌藤养血安神；远志开心气，宁心神，交通心肾；煅龙牡镇心安神；半夏化痰和胃安神；人参、黄芪补气健脾安神；山萸肉、沙苑子、菟丝子补肾益精，均为平补阴阳之品；女贞子滋补肾阴；藁本、蔓荆子祛风止痛。不寐应保持心情舒畅，积极进行心理情志调整，克服过度紧张、焦虑、抑郁等不良情绪，做到喜怒有节，保持精神舒畅，尽量以放松的、顺其自然的心态对待失眠，持之以恒，往往可收到良好的效果。

（二十六）固君汤加减治疗心悸（心动过缓）

林某，男，52岁，于1990年7月初诊。患者2个月前曾因胸闷、胸痛，就诊于当地医院，诊断为"冠心病"，住院治疗，病情好转后出院，但遗留有胸闷、心慌、气短。患者心率：37次/分；BP：90/50mmHg。舌淡苔白，脉沉细。诊断为心动过缓（心悸）。

证机：心阳不振，气阴两虚。

治法：温补心阳，益气养阴。

方药：固君汤加减。红参10g，寸冬25g，生山药30g，巴戟天20g，田大云20g，全瓜蒌30g，薤白20g，桂枝15g，煅龙牡各30g，泽兰15g，甘松12g，苦参15g，细辛3g，当归10g，赤芍20g，川芎20g，水蛭12g，全虫10g，珍珠粉3g（冲）。经此方加减治疗3个月，患者心率：64次/分；BP：110/60mmHg。胸闷、心慌、气短等症状消失。

【按语】固君汤为郑老临床经验总结，心者，君主之官，固君即为治疗心悸之意。该方主治各种心律失常，尤其是由于冠心病引起的或合并的心律失常。组成、用法和用量：人参10g，寸冬25g，生山药30g，桂枝15g，煅龙牡各30g，泽兰15g，甘松12g，苦参15g，细辛3g，当归20g，赤芍20g，川芎15g，水蛭12g，全虫10g，珍珠粉3g（冲）。人参一味可根据患者体质改用红参（阳虚）或西洋参（阴虚），冠心病必加入全瓜蒌、薤白，日1剂，水煎服。固君汤为郑老总结老一辈中医临床家的用药经验和自己多年临床体会：泽兰、甘松和苦参对于心气虚、脉结代（或缓）的患者有较好的疗效。其中大剂量当归（30g以上）对于伴有心动过速的心律失常疗效显著；龙骨、牡蛎亦可双向调节心率；而有心动过缓的症状时可以加大川芎、细辛和桂枝的用量，川芎可用至20g以上，细辛加大到6g，桂枝也可用到20g，但桂枝及细辛尽量不同时使用，因部分患者会出现特殊不适症状。

郑老以此方加减治疗近百例冠心病伴心功能不全或心律失常患者，均有较好的临床疗效。

（二十七）益气通脉汤加减治疗胸痹（冠心病）

王某，男，65岁，于2016年3月4日初诊。以“胸闷胸痛半月余”为主诉就诊。半个月前患者在田间劳作时出现胸闷、胸痛、气短、乏力症状，持续性加重，遂就诊于郑州某医院，行冠脉造影示左前降支近段狭窄80%，诊断为“冠心病”，建议行搭桥术，但患者拒绝，遂来我院就诊。现症见胸闷，气短，时有胸痛，活动后加重，休息时缓解，纳眠可，二便正常。舌苔白、质淡紫，脉弦。

证机：心气亏虚，痰瘀阻脉。

治法：益气通阳，活血通脉。

方药：益气通脉汤加减。人参10g，黄芪30g，葛根30g，赤芍25g，红花20g，水蛭10g，瓜蒌30g，薤白20g，甘松15g，泽兰15g，皂角刺20g，降香10g，半夏10g，炒葶苈10g，三棱20g，莪术30g。7剂，水煎服，日1剂。

二诊：2017年3月13日。服上方后，症状稍有缓解，胸闷、气短改善，纳眠可，二便正常。舌苔薄白，质淡紫，脉弦硬。方药：人参10g，黄芪30g，葛根30g，赤芍25g，红花20g，水蛭10g，瓜蒌30g，薤白20g，泽兰15g，甘松15g，降香12g，半夏10g，炒葶苈10g，白芥子20g，三棱25g，莪术30g，皂角刺15g。15剂，水煎服。

三诊：2017年3月27日。服上方后胸闷、胸痛、气短症状消失。纳眠可，晨起大便稀。舌苔白、质红，脉沉弦细。方药：人参10g，黄芪30g，葛根30g，赤芍25g，红花20g，水蛭10g，瓜蒌25g，薤白20g，泽兰15g，甘松15g，半夏10g，炒葶苈10g，白芥子20g，三棱25g，莪术30g，皂角刺15g。15剂，水煎服。

四诊：2017年4月17日。服药后症状明显改善，自诉平时已无胸闷胸痛症状，仅活动量大时，方感胸闷、气短，纳眠可，二便正常。舌苔薄白、质红，脉沉细。方药：人参10g，黄芪30g，瓜蒌20g，薤白20g，泽兰15g，甘松15g，半夏10g，红花20g，水蛭10g，降香12g，炒葶苈10g，白芥子20g，皂角刺20g，三棱20g，莪术25g，山萸肉20g。15剂，水煎服。

治疗后期侧重补肾治本，以本方加减治疗半年余，胸闷胸痛未再发作。

【按语】患者气短、乏力为心气不足之象，胸闷、胸痛症状及舌苔白质淡紫，脉弦，均为痰瘀阻脉之象。故郑老辨证为心气亏虚，痰瘀阻脉；治当以益气通阳，活血通脉。方选自拟方益气通脉汤加减。方中人参、黄芪补益心气；瓜蒌理气宽胸、豁痰散结；薤白温通滑利、通阳散结、行气止痛，为治胸痹之要药；半夏、泽泻、炒葶苈、白芥子、皂角刺燥湿化痰化饮；赤芍、红花、水蛭、三棱、莪术活血通经、破血消瘀；降香、甘松理气止痛。郑老认为葛根能扩张血管。二诊时症状改善，病机不变，故效不更方。三诊时症状改善，大便稀，瓜蒌有润肠通便作用，故减瓜蒌量。四诊时，症状稳定，逐渐加入补肾药以治本为主。郑老研制的益气通脉汤是其在诊治大量胸痹患者的基础上总结的有效验方，本方集通补结合，活血化瘀，益气化痰，理气止痛为一方，涵盖面广，读者不妨一用。

（二十八）舒心通脉汤加减治疗胸痹（不稳定型心绞痛）

赵某，男，69岁，以“活动后胸闷气短20余年，加重半年”为主诉，于2008年11月10日初诊。现病史：20余年前无明显诱因出现胸闷气短现象，活动后加重，甚至胸痛，受凉后症状明显，舌下含化硝酸甘油后缓解。最近半年胸闷胸痛加重，舌下含化硝酸甘油后很难缓解。现症见胸闷气短，有时胸痛，伴有咳痰，活动后加重。既往无特殊病史。BP：145/75mmHg，脉沉弦，舌苔白、质淡红。心电图提示：心肌缺血。诊断为不稳定型心绞痛（胸痹）。

证机：胸阳不振，气阴两虚。

治法：补气养阴，通阳散结。

方药：舒心通脉汤加减。黄芪30g，党参20g，桂枝15g，天冬20g，生山药30g，赤芍20g，水蛭10g，全瓜蒌30g，佛手15g，薤白20g，半夏10g，泽兰15g，川贝12g，甘松10g，白芥子15g。7剂，水煎服，日1剂。

二诊：2008年11月17日。患者服上药后胸闷气短症状明显改善，活动耐受力增强，BP：146/80mmHg。脉沉弦，舌苔白、质淡红。守上方加生蒲黄12g。7剂，水煎服。

三诊：2008年11月26日。患者服上药后胸闷气短症状进一步改善，活动耐受力进一步增强。左髋关节疼痛3日。BP：145/74mmHg。脉沉弦，舌苔白、质淡红。方药：桑寄生20g，川续断20g，狗脊20g，威灵仙30g，鸡血藤30g，泽兰12g，甘松12g，水蛭10g，莪术30g，全虫10g，全瓜蒌30g，薤白20g，制乳没各10g，白芥子12g。10剂，水煎服。

四诊：2008年12月10日。患者诉停药后又出现发作性胸闷气短，但没有以前严重，并伴浑身汗出，舌下含化硝酸甘油后可缓解，纳眠正常。BP：120/70mmHg。脉弦滑，舌苔白、质暗。方药：黄芪30g，党参20g，天冬20g，全瓜蒌30g，薤白20g，泽兰15g，甘松12g，水蛭10g，全虫10g，红花15g，生蒲黄12g，莪术30g，桂枝12g，煅龙牡各30g。7剂，水煎服。

五诊：2008年12月22日。服上药后症状明显改善，偶因饱餐后诱发心绞痛，受凉后出现不适症状。脉沉细，舌苔薄白、质淡红。方药：黄芪30g，党参20g，天冬20g，全瓜蒌30g，薤白20g，泽兰15g，甘松12g，水蛭10g，全虫10g，红花15g，生蒲黄12g，莪术30g，桂枝12g，煅龙牡各30g，郁金15g。7剂，水煎服。

后以舒心通脉汤（11月12日处方）加减调治两月余，后做水丸口服半年余，症状消失，一般活动后无明显不适，复查心电图显示心肌缺血亦有明显改善。

【按语】《金匮要略》正式提出胸痹的病名，进行了专门的论述，且把病机归纳为“阳微阴弦”，即上焦阳气不足，下焦阴寒内盛，已经认识到本病乃本虚标实之证。患者冠心病史20余年，长期应用硝酸甘油等芳香开窍之品，耗气伤阴，最后导致病程迁延，渐进加重。胸阳失展，痰浊盘踞，阻滞脉络，故胸闷而痛，气机痹阻不畅，故见气短喘促。痰浊困脾，脾气不运，脾主四肢，故肢体不耐活动。痰阻气滞，气滞血瘀，故时有胸痛。治疗当以补气养阴为主，辅以通阳化痰，活血化瘀。并且应长期服药，才能气旺精足，痰瘀渐开，胸闷胸痛得以消失，心脏功能逐渐好转。方中黄芪、党参、天冬、生山药益气养阴；全瓜蒌、薤白通阳散结，宽胸理气化痰；半夏、白芥子助其化痰散结；佛手理气化痰；桂枝助心阳，温通心脉；赤芍、水蛭活血通脉；泽兰、甘松行气活血止痛。郑老认为治疗胸痹更重要的是饮食调控和抗复发，故嘱患者清淡饮食，并以舒心通脉汤为基础方加减做成水丸，嘱其长期断续口服，并每年6月和11月分别继续服汤药1个月，对抗胸痹复发。

（二十九）温阳调经汤治疗行经腹痛（痛经）

李某，女，42岁，于2017年3月31日初诊。主诉为月经不规律伴经期腹痛15年。患者14岁初潮，月经周期40～60天，每次行经4～5天，经期腹痛较剧烈，腹痛难忍，发作时需服用“止痛片”缓解，经血色黑，有血块，量少。询问病史后得知患者平素怕冷，常年手脚不温，且嗜食辛辣食物。此次就诊症见经血量甚少，几乎没有，经期腹痛剧烈，发作时需卧床休息，影响正常生活和工作，自服红糖水后症状缓解不明显，不伴有恶心、呕吐症状，纳眠正常，小便正常，大便量少、排便无力。查体：BP：98/63mmHg，心率78次/分。舌苔薄白、质暗红，脉沉细无力。诊断为痛经（行经腹痛）。

证机：肾气亏损，寒凝气虚。

治法：补肾温阳，健脾理气。

方药：温阳调经汤加减。人参10g，黄芪30g，白术25g，当归25g，肉苁蓉30g，赤芍25g，丹参30g，红花25g，香附20g，制附子10g，乌药12g，益母草30g，延胡索15g，刀豆30g，山萸肉20 g，巴戟天20g。7剂，水煎服。

医嘱：保持心情愉快，进食温性食物，注意保暖。

二诊：2017年4月10日。BP：110/74mmHg。患者服上药后症状改善明显，月经量渐多，经期腹痛程度减轻，经期精神良好，较前大不同，可以正常上班，触之手足变温，纳眠正常，小便正常，大便仍排便无力。舌苔薄白、质红，脉沉细无力。又以上方5剂，服法同前。嘱患者经前坚持服药3个月，以巩固疗效，使元气复，以后天补先天。

【按语】痛经在中医学中亦称为“行经腹痛”，痛经是指妇女在经期或经行前后，出现周期性小腹疼痛，或痛引腰骶，同时可伴有腰酸、恶心呕吐、手足厥冷、头痛等不适症状，随月经而发，严重者甚至昏厥，以致影响患者工作和生活。隋代巢元方《诸病源候论·妇人杂病诸候》首立“月水来则腹痛候”，提出痛经是因体虚感受风冷外邪所致。《医学入门·妇人门》：“经事欲行，肚腹绞痛者为血滞……经水临行时痛者，乃寒气客于血室。”结合患者症状，患者素体怕冷、嗜食辛温食物，经血色黑，有血块，考虑患者体内有“寒”，寒邪客于冲任，与血相搏，导致子宫、冲任气血运行不畅，经前或经期气血下注于冲任，子宫气血更加壅滞，“不通则痛”，故痛经发作。寒凝血瘀，冲任失调，可见经色黑而有血块。寒邪内盛，阻遏阳气，不能温煦四肢，故见畏寒肢冷。郑老指出：肾为先天之本，脾胃后天之本，先天温养后天，后天补充先天，脾胃运化水谷滋养肾精，正所谓“肾气盛，则天癸至，任脉通，太冲脉盛，月事以时下……”。辨证凭脉，郑老诊断其病机为“肾气亏损，气血虚弱”，治以补肾温阳，健脾理气。方用经验方温阳调经汤，以人参、黄芪补气，配白术健脾益气，当归、赤芍、丹参、红花、益母草、延胡索活血、止痛、调经，香附善于调经止痛，正所谓《本草纲目》“妇人崩漏带下，月候不调，胎前产后百病”，乌药、刀豆理气止痛，制附子温补肾阳，肉苁蓉、山萸肉、巴戟天补肾养精。诸药共用以补益脾肾，活血止痛。郑老认为：痛经之病多因情志所伤，或起居不慎，或先天禀赋不足等因素，致使冲任、胞宫气血运行不畅，“不通则痛”；或冲任、胞宫失于濡养，“不荣则痛”。本病病机特点为本虚标实，寒凝血瘀为标，肾虚为本。故用补肾益精之药，以达到标本兼治、固本调经之效。

（三十）补肾调经汤治疗行经腹痛（痛经）

徐某，女，27岁，未婚，于2002年10月4日以“月经不规则伴经期腹痛3年”为主诉初诊。患者14岁初潮，月经周期60～120天，每次行经4～5天，经期腹痛难忍，喝红糖水有改善，经血色淡红，无婚育史。二便正常，纳眠正常。舌红苔薄白，脉沉细。诊断为痛经（行经腹痛）。

证机：肾气亏虚。

治法：补肾调经。

方药：补肾调经汤加减。黄芪30g，当归20g，赤芍20g，山萸肉20g，女贞子20g，菟丝子30g，刘寄奴25g，益母草30g，香附子15g，桂枝10g，巴戟天15g，忍冬藤20g，甘草10g。6剂，水煎服，日1剂，月经过后24天，连服6天，经至停药。

二诊：2002年12月12日。患者如上法服药，服至第5剂后经至，经期腹痛较前减轻，舌脉如前。又以上方5剂，服法如前。

三诊：2003年1月18日。服上药8剂后，月经至，颜色较平常颜色略加深，仍有腹痛，腹痛仅持续2天，经期精神良好，较前大不同，大便干，小便正常，纳眠可，舌质红苔白，脉沉细。以上方去桂枝，加火麻仁30g，改当归为25g，继服5剂。

经过1年随诊治疗，服中药80余剂，该患者月经周期稳定（30～32天），经期腹痛消失。1年后电话随访，月经正常。

【按语】郑老认为月经病的治疗是中医的传统优势，除了坚持中医的辨证论治外，在服药时间和方式上还可以借鉴现代医学的理论，即用中药的调经药代替性激素来人为地建立月经周期，并坚持服药至少1年以上，以巩固疗效，往往可以收到很好的效果。

（三十一）解毒抑癌方治疗崩漏（绒毛膜癌）

王某，女，52岁，以月经淋漓不止90天于2007年5月11日初诊。患者4个月前在省肿瘤医院确诊为“绒毛膜癌”，给予化疗后仍阴道大量出血，精神较差，遂来我院转求中医治疗。现症见阴道出血，色质淡红，有瘀点，量时多时少，头晕眼花，乏力，舌质暗红、苔白，脉沉细。诊断为绒毛膜癌（崩漏）。

证机：气不摄血。

治法：补气益肾，解毒止血。

方药：解毒抑癌方加减。黄芪30g，仙灵脾30g，女贞子20g，菟丝子20g，旱莲草30g，侧柏叶30g，荆芥炭12g，黑茅根30g，炒白术25g，炒升麻12g，山萸肉20g，半枝莲25g，白花蛇舌草30g，炒白芍20g，重楼30g。6剂，水煎服。日1剂。

二诊：服上药后大为好转，精神转好，头晕乏力症状消失，出血基本停止，舌暗红、苔白，脉沉细。方药：黄芪30g，党参20g，白术20g，生山药30g，女贞子20g，菟丝子30g，巴戟天20g，仙灵脾30g，当归30g，重楼30g，旱莲草30g，山萸肉20g。继服20剂，诸症皆除。

后中药长期调理3月余，至今未再复发。

【按语】本病患者在中医诊断为“崩漏”，结合患者症状，相当于西医“绒毛膜癌”。绒毛膜癌是一种高度恶性肿瘤，治疗以化疗或加手术治疗为主，在女性生殖系统恶性肿瘤中，属于治愈率比较高的，预后与临床分期、滋养细胞增生活跃程度、是否正规治疗有关。根据患者临床表现，中医辨证为气不摄血证，因此，开始给予益气摄血之法，崩漏出血很快止住。但是，元气是人体气之根，随之给予健脾益肾，以后天补先天，先后相因，相辅相成，最终取得了较好的疗效。这则病案充分说明了中医药是可以参与癌症治疗的，且均有确切的临床疗效。癌症患者多本虚，虚者不胜外邪。邪毒内陷可诱导肿瘤分化加速、病情恶化。治疗癌症，无论是纯中药治疗还是手术、放疗及化疗都当重视补益脾肾，不重视全身气血而只关注癌肿大小是不能够达到治疗目的的。

（三十二）补肾安胎方治疗胎漏（先兆流产）

王某，女，28岁，孕90天，以阴道出血、下腹部疼痛7天为主诉，于1980年3月10日初诊。患者以前曾3次先兆流产，这次患者较为紧张，精神较差，阴道少量流血，色淡红，质稀薄，腰腹坠胀疼痛，伴神疲气短、面色苍白、心慌失眠，舌质淡、苔薄白，脉细滑。诊断为先兆流产（胎漏）。

证机：肾气不足，冲任不固。

治法：益气安胎。

方药：补肾安胎方加减。党参20g，黄芪30g，炒白术20g，云苓20g，砂仁10g，女贞子20g，山萸肉15g，炒黄芩10g，盐黄柏10g，旱莲草15g，仙灵脾20g，桑寄生25g，川续断20g，炒升麻10g，杜仲炭20g，荆芥炭25g，焦栀子10g，甘草10g。3剂，水煎服，日1剂。

二诊：3日后血止痛减，由以上原方3剂继服，3日后痛止。继投以补肾安胎之品巩固。方药：黄芪30g，党参20g，白术15g，仙灵脾30g，杜仲20g，山萸肉20g，桑寄生25g，川续断20g，菟丝子30g，覆盆子30g，阿胶10g，炙甘草10g。

医嘱：并嘱孕妇生活规律，合理饮食，注意个人卫生，保持心情舒畅。

三诊：6个月后，顺利产下一女婴，母女健康。

【按语】中医认为本病多属肾气不足，冲任不固所致，因此，补肾固冲是本病的基本治法。张锡纯《医学衷中参西录》所载寿胎丸是治疗本病的常用方剂，正如张锡纯所说："寿胎丸，重用菟丝子为主药，而以续断、寄生、阿胶诸药辅之，凡受妊之妇，于两月之后徐服一料，必无流产之弊。此乃于最易流产者屡次用之皆效。"郑老在寿胎丸的基础上灵活变通，适时加入炒黄芩、盐黄柏、焦栀子等清热安胎，再佐以补气摄血之品，后以补肾安胎巩固治疗，最终顺利产下一健康女婴，且患者体质较前明显改善。

（三十三）乳腺增生方治疗乳癖（乳腺增生）

潘某，女，33岁，于2005年11月20日以乳房疼痛3年为主诉初诊。现病史：患者3年前开始出现乳房疼痛，查有乳腺增生，曾自服药效果不佳，今来我院就诊。现症见乳房疼痛，自觉颈部不适感，时有耳闷，双臂沉痛，久站后双侧肋间胀痛，眠差纳可。舌质暗红、苔薄白，脉弦细。既往史：乳腺增生3年。实验室检查：彩超显示甲状腺多发结节。诊断为乳腺增生（乳癖）。

证机：气郁痰阻。

治法：化痰散结，理气解郁。

方药：乳腺增生方加减。全瓜蒌30g，佛手15g，郁金20g，香附15g，乌药12g，百合20g，生地30g，红枣30g，远志15g，合欢皮20g，皂刺30g，川楝子30g，珍珠母30g，葛根30g，赤芍25g，青陈皮各12g。7剂，水煎服，日1剂。

二诊：2005年12月8日。BP：100/70mmHg。双乳房疼痛减轻，颈部不适感及两侧肋间胀痛、两臂疼痛均减轻，双臂受凉后抽痛，眠差，舌质暗红、苔薄白，脉弦细。患者睡眠质量较差，再拟上方加减：全瓜蒌30g，佛手15g，郁金20g，香附15g，乌药12g，枣红30g，远志15g，合欢皮20g，皂刺30g，川楝子30g，珍珠母30g，葛根30g，赤芍25g，青陈皮各12g，麦芽30g，苍白术各20g。11剂，水煎服。

三诊：2005年12月25日。BP：100/75mmHg。双乳房疼痛减轻，两耳后部发凉，颈部及两侧有跳动感，眠差，时有眼眶麻木感，左侧颞部沉困不适。脉沉细，舌薄白腻、质暗红。方药：葛根30g，赤芍25g，全瓜蒌30g，羌活15g，郁金20g，香附15g，乌药12g，皂刺30g，川楝子30g，青陈皮各12g，莪术25g，三棱12g，珍珠母30g，苍白术各20g，麦芽30g，山柰10g。7剂，水煎服。

四诊：2006年1月8日。BP：110/70mmHg。双乳房疼痛基本消失，颈部两侧仍有跳动感，颈部两侧及耳后疼痛，双臂遇冷疼痛，眠差多梦，饮食正常，脉沉细，舌质暗、苔薄黄。方药：黄芪30g，葛根20g，赤芍25g，全瓜蒌30g，全虫10g，僵蚕15g，柴胡12g，元胡15g，郁金15g，刀豆子20g，香附15g，乌药12g，当归20g，桂枝12g。7剂，水煎服。

后以上方加减继服巩固治疗，现在基本无临床症状。

【按语】乳腺增生属于中医乳癖范畴，多由于情志不舒，肝气郁结，气郁化痰，日久成瘀，气郁、血瘀、痰阻是该病的基本病机。乳癖是妇科常见病、多发病。足阳明胃经过乳房，足厥阴肝经至乳下，足太阴脾经行乳外，若情志内伤，忧思恼怒则肝脾郁结，气血逆乱，气不行津，津液凝聚成痰；复因肝木克土，致脾不能运湿，胃不能降浊，则痰浊内生；气滞痰浊阻于乳络则为肿块疼痛。方中佛手、郁金、香附行气解郁，全瓜蒌化痰散结，皂刺、葛根、赤芍化瘀通络，全方共奏行气解郁，通络止痛之功。郑老认为气郁和痰阻是乳癖的主要病机，化痰散结、理气解郁是本病的基本治法。但是，后期易致伤阴耗气，应注意养阴益气以固本清源。

（三十四）止咳验方治疗咳嗽（急性支气管炎）

杨某，男，47岁，咳嗽月余，输液、吃药未愈。舌淡、苔薄白，脉沉细。

证机：风寒袭肺，肺气失宣。

治法：宣肺散寒，下气止咳。

方药：止咳验方加减。生麻黄10g，细辛3g，干姜20g，杏仁10g，炙款冬花12g，炙紫菀12g，白果15g，射干12g，牛蒡子12g，半夏10g，甘草10g。3剂痊愈，未再服药。

【按语】本方由麻黄射干汤化裁而来，对于外感咳嗽，时间较短者，无论风寒风热都可使用。风寒象明显者加细辛、干姜（重用干姜）；风热象较著时，加桑叶、桔梗、胆南星（或竹茹）。外感咳嗽的治疗除了要运用止咳化痰药之外，关键还要给予宣发肺气的药物，主药之中以生麻黄宣肺之功最著，因此，无论风寒风热都可以使用，并且应当使用生麻黄，用量可以根据寒热之偏执酌情加减。方中射干味苦，性寒，归肺经，有宣肺化痰，清热解毒之功效；麻黄归肺、膀胱经，性温，味辛，有发汗解表、宣肺平喘之效，主风寒表实证；杏仁、半夏可降逆化痰；干姜上能温肺散寒以化饮，中能温脾运水以绝生痰之源；细辛生浮，可温散风寒；款冬花有止咳化痰、润肺下气之效，多用于治疗新久咳嗽；甘草甘润平和，既可补益肺气，又可祛痰止咳。诸药合用，共奏下气止咳、宣肺祛痰之功。肺为娇脏，无论寒热用药皆不可太过，外感咳嗽的寒证和热证的转化很迅速，往往1~3日就可变化，因此总体上药味要少，药量要小且最好3剂以内。

（三十五）止哮丸治疗哮病（哮喘）

康某，男，54岁，于2005年4月17日以“发作性胸闷气短3年”为主诉初诊。患者3年前受凉后出现发作性胸闷，气短，咳嗽，喉中哮鸣音，就诊于当地医院，诊断为“哮喘”，西药治疗，效果尚可，但症状不能根治，进展性加重，遂来就诊。现症见呼吸急促，声音沙哑，气短声低，胸膈满闷如塞，咳不甚，痰少，少量活动后、闻刺激性气味后、天冷或受寒后易诱发胸闷、气短伴哮鸣音；肛门坠胀感，便意频；面色晦暗，甲床暗黑，神疲乏力，少量活动后即大汗出，平素易感冒，食欲不振，眠差，小便可。舌苔白腻、质暗红，脉沉弱。既往过敏性鼻炎病史30年。诊断为哮喘（哮病）。

证机：寒痰伏肺，肺失宣降，肾虚失纳。

治法：补肺益肾，化痰平喘。

方药：止哮丸加减。人参10g，黄芪30g，葛根30g，赤芍25g，地龙20g，白果20g，半夏10g，杏仁12g，桑白皮30g，细辛3g，苍耳子20g，辛夷12g，款冬花12g，川贝12g，山萸肉20g，蛤蚧粉12g，楮实子30g。10剂，水煎服，日1剂。

二诊：2005年4月27日。患者服药后，胸闷气短稍改善，余症状大致同前。舌苔白腻、质暗红，脉沉。方药：人参10g，黄芪30g，苦参20g，桑葚子25g，地龙20g，白果20g，半夏10g，杏仁12g，桑白皮30g，细辛3g，苍耳子20g，辛夷12g，款冬花12g，川贝12g，山萸肉20g，蛤蚧粉12g，楮实子30g。10剂，水煎服。

三诊：2005年5月9日。患者服药后胸闷，气短，呼吸急促症状明显缓解，肛门坠胀感、便意频症状消失，但活动后易汗出气喘；面色稍有改善，纳可，眠差，二便可。舌苔白、质暗红，脉沉细。方药：人参10g，黄芪30g，苦参20g，黄精30g，地龙20g，白果20g，半夏10g，杏仁12g，桑白皮30g，细辛3g，苍耳子20g，辛夷12g，款冬花12g，川贝12g，山萸肉20g，蛤蚧粉12g，楮实子30g。10剂，水煎服。

四诊：2005年5月23日。患者服药后胸闷，气短，呼吸急促症状明显缓解，但大量活动后仍易汗出气喘、胸闷，面色淡黑，纳可，眠可，二便可。舌苔白，质暗红，脉沉细。方药：人参10g，黄芪30g，苦参20g，黄精30g，地龙20g，白果20g，半夏10g，杏仁12g，桑白皮30g，细辛3g，苍耳子20g，辛夷12g，款冬花12g，川贝12g，山萸肉20g，蛤蚧粉12g，沙苑子25g。10剂，水煎服。

四诊后又以止哮方加减做成水丸，服药半年而愈。

【按语】哮病是一种发作性的痰鸣气喘疾患，发时喉中哮鸣有声，呼吸气促困难，甚者喘息不能平卧。本案患者哮病的发生以宿痰内伏于肺为病机关键，病理因素以痰为主，痰的产生责之于肺不能布散津液，脾不能运输精微，肾不能蒸化水液，以致津液凝聚成痰，伏藏于肺，成为发病的“宿根”。此后遇闻刺激性气味后、天冷或受寒后、劳累后易引触“伏痰”，痰随气升，气因痰阻，相互搏结，壅塞气道而致痰鸣如吼，气息喘促。正如《证治汇补·哮病》曰：“哮即痰喘之久而常发者，因内有壅塞之气，外有非时之感，膈有胶固之痰，三者相合，闭拒气道，搏击有声，发为哮病。”患者由于胸闷、气喘长期反复发作，肺虚及脾肾而引起肺脾肾三脏虚损之候。肺气虚故易感冒，易汗出，声音沙哑，气短声低。脾气虚故神疲乏力，食欲不振，语言无力。久病及肾，肾虚摄纳失常，气不归元，故气短，动则喘甚，动则汗出，面色暗黑。肺宣降失常，脾气虚升提失常，肾虚固摄作用失调，故肛门欲坠，便意频。故郑老辨证为：寒痰伏肺，肺失宣降，肾虚失纳；治以补肺益肾，化痰平喘。方选自制止哮丸加减。人参、黄芪健脾益肺，地龙平喘，白果敛肺化痰定喘，半夏、杏仁、款冬花、川贝止咳平喘、降气化痰，桑白皮泻肺逐饮，苍耳子发散风寒、通鼻窍，为治鼻渊之良药，辛夷发散风寒、通鼻窍，为治鼻渊头痛、鼻塞流涕之要药；细辛通鼻窍，温肺化饮；蛤蚧粉补肺益肾，纳气平喘，助阳益精；山萸肉、楮实子滋补肾阴。本案患者处于哮病的缓解期，以正虚为主，兼有邪实，故应标本兼顾，正虚之中，以补肾为要，因肾为先天之本，五脏之根，肾精充足则根本得固。

（三十六）止呃验方加减治疗顽固性呃逆（胃肠神经官能症）

梁某，男，45岁，于2008年9月10日以“呃逆1年加重两月余”为主诉初诊。现病史：1年前因工作压力较大出现呃逆，服药后缓解，2个月前再次出现上述症状，伴头晕、心慌、失眠、大便干结。既往史：高血压病史2年。BP：140/95mmHg。舌红、苔白腻，脉沉。诊断为胃肠神经官能症（顽固性呃逆）。

证机：胃失和降，上逆动膈。

治法：益气和胃，理气止呃。

方药：止呃验方加减。党参20g，太子参30g，全瓜蒌30g，佛手15g，丁香12g，柿蒂12g，全虫10g，僵蚕15g，香附15g，乌药12g，麦芽30g，赤芍25g，甘草10g，半夏10g，生姜3片。7剂，水煎服，日1剂。

二诊：2008年9月17日。BP：120/95mmHg。呃逆已愈，现症见自感胃中烧灼样，梦多易醒，醒后自感乏力，心烦，小便黄而少，舌质淡暗、苔薄白腻。方药：党参20g，白术20g，云苓25g，白及20g，海螵蛸20g，煅龙牡各30g，煅瓦楞

30g，砂仁10g，炒白芍20g，乌药15g，麦芽30g，磁石30g，珍珠粉3g。7剂，水煎服。

电话随访，诸症已除。

【按语】呃逆为胃气上逆所致，但是，在治疗时应辨寒热虚实。本患者属脾胃气虚，胃失和降，上逆动膈所致，因此，郑老应用党参、太子参补脾益气，佛手、香附、乌药、瓜蒌理气降气，丁香、柿蒂降气止呃，半夏、生姜、甘草和胃降逆，全虫、僵蚕息风止痉，郑老认为顽固性的呃逆和呕吐，是人体内风的一种表现，全虫和僵蚕在此起到了息风止痉的作用，因此往往能收到奇效。郑老以此方加减治疗多例膈肌痉挛引起的顽固性呃逆、贲门弛缓引起的顽固性呕吐均取得较好的疗效。

（三十七）养阴退热方加减治疗低热（功能性发热）

杨某，男，36岁，以“低热2个月”为主诉，于2009年3月30日初诊。2个月前无明显诱因出现低热，体温37.1～37.6℃。发热时伴双膝盖疼痛，下午至夜间24时发热较多，热时四肢酸困疼痛，纳可，眠差，入睡困难，小便调，易腹泻，脉沉细，舌苔白腻。胃溃疡病史3年。血常规及血沉正常。诊断为功能性发热（低热）。

证机：阴虚内热，气机不畅。

治法：和解少阳，养阴清热。

方药：养阴退热方加减。柴胡12g，当归20g，赤芍20g，丹皮15g，秦皮15g，刘寄奴25g，白薇25g，秦艽15g，鳖甲20g，地骨皮15g，知母10g，乌梅10g，青蒿25g，合欢皮20g，夜交藤30g，珍珠粉3g。7剂，水煎服，日1剂。

二诊：2009年4月15日。诉服药期间体温正常，停药后出现低热，每天中午12时至午夜发热。体温37.1～37.6℃，仍双膝盖疼痛，头蒙，失眠，二便调。脉沉细，舌苔薄白、质暗紫。方药：黄芪30g，党参20g，柴胡12g，当归20g，赤芍20g，丹皮15g，秦皮15g，刘寄奴25g，东白薇25g，秦艽12g，鳖甲20g，地骨皮15g，知母10g，乌梅10g，青蒿25g，珍珠粉3g。7剂，水煎服。

三诊：患者服上药体温正常，停药后未再发热，头痛减轻，双膝疼痛如前，失眠，二便调，脉沉细，舌苔薄白、质暗红。再拟上方加减：加细辛3g，山萘10g，川牛膝20g，独活15g。7剂，水煎服。

后随访体温正常，头痛症除，双膝疼痛减轻。

【按语】患者低热，以下午及晚上为著，辨证为阴虚内热，气机不畅。因此，在治疗时以养阴清热为主，辅以和解少阳，仿青蒿鳖甲汤方义。方中鳖甲直入阴分，咸寒滋阴，以退虚热；柴胡、青蒿芳香清热透毒，引邪外出。同时柴胡和当归、赤芍同用，又具有和解少阳、调理枢机的作用。二诊后，及时加入黄芪、党参补气升阳，使气旺血足，诸症自除。

（三十八）解表退热方加减治疗发热（外感发热）

患者，女，37岁，河南人，3年前移居黑龙江，于1992年3月5日以“发热、恶寒伴浑身酸痛2年余”为主诉初诊。2年来患者先后就诊于各大医院，服多种中西药无效。现症见发热恶寒，体温36.9～37.4℃，伴浑身肌肉酸痛。舌质暗、苔薄白，脉沉细。诊断为外感发热（发热）。

证机：风寒袭表。

治法：发散风寒，解肌发表。

方药：解表退热方加减。麻黄10g，桂枝10g，葛根30g，赤芍20g，羌活20g，独活20g，杏仁10g，炙甘草10g。3剂，水煎服，日1剂。

二诊：发热已除，恶寒及肌肉酸痛已去大半，再拟上方加党参20g，黄芪30g，山萸肉20g，肉苁蓉20g，仙灵脾30g，改生麻黄为炙麻黄，继服7剂。

三诊：患者恶寒发热感消失，肌肉酸痛已基本消失，再以上方去炙麻黄、杏仁，加桑寄生20g，继服7剂。后电话随访，未再发热。

【按语】患者长期发热已2年余，但是太阳表证仍在，因此，仍采取发汗解表法，仿葛根汤方义，麻黄、桂枝发汗解表，葛根解肌退热，羌活、独活解表止痛，杏仁降肺气，赤芍和桂枝又有桂枝汤义。后加入益气补肾之品以固本清源。这充分体现了“有是证，用是药”辨证论治的思想。

四、单验方治验

（一）中耳炎验方

赵某，男，7岁，于1967年夏初诊，于3天前突发右耳疼痛，现疼痛明显，放射至右面部，右耳憋闷感，时有少量黏性液体自耳道流出。就诊时诉张口饮食时疼痛难忍，食欲减退，偶见恶心、头晕，查舌质红、苔腻微黄，脉数。时值“文革”时期，条件有限，郑老予自幼铭记之老中医经验方治之。

证机：湿热毒胜。

治法：清热泻火，燥湿解毒。

方药：射干6g，马勃6g，鲜芦根30g，鲜苇根30g，白茅根15g，淡竹叶12g。3剂，水煎麦秸秆吸服，日1剂。同时予外用方药，具体如下：珍珠粉6g，生栀子16g，龙胆12g，黄芩10g，研磨成粉，混匀，每日少量多次吹入耳内。

3剂服尽后，患儿母亲诉右耳疼痛明显减轻，右侧面部疼痛明显减轻，偶见少量黏液自右耳流出，耳闷基本消失。嘱其用尽外用药物粉末再行反馈患儿信息。2日后患儿母亲前来感谢，诉患儿耳部及面部症状基本消失。

【按语】郑老认为该类疾病多由外感病邪、湿热毒内生所致，方中射干、马勃均能清热解毒，且味较为平和，不致太苦而影响小儿服药，鲜芦根、鲜苇根、淡竹叶清热解毒、泻火利湿，白茅根清热利湿利尿，配合芦根、淡竹叶同用以增强清热解毒利湿之效，内服方主要思路便是：清热解毒利湿。外用粉末药物核心思路为：清热泻火，燥湿解毒。方中生栀子、黄芩、龙胆均为清热泻火、燥湿解毒之常用药物，方中珍珠粉为郑老常用药物，郑老认为其不但具有清热解毒、敛疮祛腐之效，还能提高机体免疫力，尤其对治疗溃疡、肌肤溃烂有极好效果。同时珍珠粉还能安神、改善皮肤及身体器官提早老化的症状。郑老回忆：该内服及外用经验方乃其年幼之时从本乡秀才郎中习得，时郑老年幼突患中耳炎，秀才郎中便以此方5剂治愈郑老之疾患。郑老年幼敏学好记，自此熟记次方，自抗生素常用之前，曾以此方加减治愈几十例此类患儿。然随着现代医学的飞速发展及抗生素的普遍使用，便鲜有机会再运用此方治疗该类疾病。在此列出此方，但求能将之代代传承，也可明世中医药并非像外行所认为的只能治疗慢性疾病。

（二）乳腺炎、腮腺炎单方

刘某，女，26岁，已婚，生育1胎，于1992年4月15日初诊。患者产后乳腺红肿热痛，触之胀痛难忍，不能哺乳，遂来就诊，时舌质红、苔薄黄，脉弦滑数。考虑患者家庭情况，郑老想到时值三门峡黄河医院一老中医所授单方，具体如下：

取新鲜仙人掌4叶，去刺，洗净，切丝，放于石槽内捣成泥状，置于白布上外敷双侧乳房，1~2日一换。考虑其子尚幼，需要吃奶，故配合予中药配合调理，具体方药如下：当归20g，赤芍25g，郁金15g，丹皮12g，秦皮12g，二花20g，公英12g，甘草10g。3剂，水煎服，日1剂。

二诊：3天后前来复诊，患者诉外敷第1天夜间乳房热痛症状即明显减轻，外敷3天配合中药内服，乳房红肿热痛基本消失。嘱患者继续仙人掌泥外敷，直至痊愈为止。后患者前来门诊道谢，称共治疗6日基本痊愈。

又治疗数例腮腺炎患儿，郑老均使用仙人掌泥外敷，对于发病3日以内的患儿，配合予中药口服，具体方药如下：板蓝根10g，大青叶10g，公英10g，忍冬藤10g，刘寄奴10g，葛根10g，赤芍10g，甘草3g。4剂，水煎服，日1剂。注：此方剂量为10岁以内儿童常用剂量，若年纪较大或体重较重者，可酌情加量（2~3倍剂量）；一般1~4剂均能明显减轻病情，多数1周内痊愈。

如若发病3日后，单用仙人掌捣泥外敷治疗亦可见明显疗效。

【按语】郑老认为：仙人掌性偏寒，具有较强的活血散瘀、凉血止血、解毒消肿的作用，同时具有抗机体疲劳及抗炎作用，不仅对于急性乳腺炎、急性腮腺炎有较好的疗效，对于急性病毒性疾病均能收到较好治疗效果，临床上可以广泛类推运用。

（三）热痢脓血便验方

张某，男，48岁，于2007年5月23日初诊。患者脓血便已有一月余，于郑州几家医院就诊治疗效果一般。初诊时诉腹部疼痛不适，大便不成形、便溏，日2~5次，便后肛门灼热疼痛，且有排不净感，大便臭秽，且时伴少量便血，小便少、色偏黄，舌质红、苔黄腻，脉滑数。

证机：大肠湿热。

治法：清热化湿，泻火逐瘀。

方药：大黄10g，炒大白12g，山楂炭30g，山楂30g，厚朴12g。4剂，水煎服，日1剂。

医嘱：禁食辛辣及饮酒。

1周后患者来郑老门诊，诉服第1剂时上述症状明显减轻，服第3剂后症状基本消失，4剂后大便恢复正常，至今未再出现腹部疼痛不适和便溏、便后肛门灼热疼痛且时伴少量便血等症状。

【按语】郑老认为患者平素嗜食辛辣刺激，损伤脾胃，乃至湿热内生，蕴结肠腑，腑气壅滞，气滞血阻，夹糟粕积滞肠道，而下痢脓血便。故用大黄通腹泻热，逐瘀凉血止血。炒大白既能清利湿热，又能行气泻瘀，配合大黄更可加强除湿热止痢之效。山楂炭活血止血，山楂健脾和胃、消食导滞，两者同用中下同治，既治急，又求本。厚朴苦降，即可行气导滞，配合大黄一温一寒，祛除大肠湿热的同时而不偏热偏凉。同时，据现代药理学研究，大黄、厚朴、大白具有抗炎杀菌、促进肠道蠕动以排邪外出的作用。

（四）尿血验方

李某，男，46岁，于2004年4月13日初诊。主症为间断性尿血1年余。患者于去年3月初晨起时发现小便呈淡红色，不伴尿急、尿痛及其他不适感，先后就诊于北京、上海、南京等多所大型医院并行相关检查结果均未见明显异常，治疗效果不明显。1年来尿血间断频发，最严重时尿血持续一月余。遂由亲属介绍来郑老门诊治疗。既往高血压3年，最高血压：170/106mmHg，长期口服硝苯地平缓释片，血压控制可。就诊时易激动，轻微焦虑状态，心烦，手足心热，口渴喜饮，纳食尚可，夜寐差，小便淡红。查体：BP为126/78mmHg，舌质红，舌尖红甚、苔黄，脉数。诊断为尿血（肾小球毛细血管破裂）。

证机：心火下移小肠。

治法：清心泻火，凉血止血。

方药：蜀羊泉25g，车前草30g，白茅根30g，墨旱莲25g，生栀子10g，鲜侧柏叶30g，淡竹叶10g，天花粉12g，连翘20g。3剂，水煎服，日1剂。

医嘱：保持心情舒畅，饮食清淡，忌食辛辣刺激食物。

二诊：2004年4月16日。患者诉小便颜色变淡，且心烦较前有所减轻，情绪易激动明显好转，仍手足心热，夜寐情况亦有所减轻。查体：BP为132/83mmHg，舌质红、苔微黄，脉数。继服3剂，服法同前。

三诊：2004年4月19日。患者诉小便恢复正常，尿血停止，心烦明显减轻，手足心热减轻不明显，夜寐明显好转。查体：BP为128/79mmHg，舌质红、苔微黄，脉数偏细。方药：车前草30g，墨旱莲25g，鲜侧柏叶30g，淡竹叶10g，连翘20g，熟地黄20g，山萸肉20g，山药20g，泽泻30g，丹皮15g，云苓20g，柴胡10g，甘草10g。10剂，水煎服。

患者服药后诉未再出现尿血，且自感神清气爽，无其他明显不适感，随访半年，尿血未再发生。

【按语】小便中混血液，甚或伴有血块的病症称为尿血。古代又称尿血为溺血，且多无疼痛之苦，所谓“痛为血淋，不痛为尿血”。郑老认为但凡尿血，皆或多或少伴有热扰血分，热蓄肾与膀胱，损伤脉络，致营血妄行，血从尿出而致尿血，发病部位在肾和膀胱，但与心、小肠、肝、脾有密切联系，并有虚实之别。常见的有心火亢盛，膀胱湿热，肝胆湿热，肾虚火旺，脾肾两亏等证。该患者初诊时见情绪激动，心烦，手足心热，口渴喜饮，夜寐差，考虑为心火下移小肠，同时伴有肾虚火旺之证候，故治疗上当先祛心与小肠之实火。复金汤中，蜀羊泉、生栀子、淡竹叶使源头之火无所以发，同时车前草、墨旱莲、白茅根、鲜侧柏叶凉血止血，患者口渴喜饮，恐其病久伤阴日甚，予天花粉养阴生津止渴，连翘为郑老治疗血证的常用药物，郑老诉连翘不仅可以清心火，还可以凉血止血，且郑老认为连翘具有很强的提升血小板功能的作用，对于出血类疾病均可以应用。

（五）腹胀验方

张某某，男，27岁，于2014年3月24日初诊。患者1日前突发腹胀疼痛，矢气少，昨日未排大便，遂来郑老门诊就诊。初诊时见腹部胀满疼痛，按之痛甚，口气较重，无其他明显不适。舌质红、苔薄微黄，脉滑数。

证机：阳明腑实。

治法：行气泻腑通实。

方药：厚朴20g，炒枳实12g，生大黄8g，火麻仁30g，甘草6g。3剂，水煎服，日1剂。

后患者服药第2日电话复诊，诉服第1剂时，腹胀痛即有减轻，当日大便已通，精神好转。服药2剂，未再腹痛，大便偏稀，郑老嘱其停止用药，观察几日。4日后患者前来复诊，诉不适症状完全消失。

【按语】该患者腹胀疼痛、按之痛甚，矢气少，口气较重，舌质红、苔薄微黄，脉滑数，四诊合参考虑为阳明腑实证。对于腹部疼痛，郑老诉医者应进行腹部按压及触诊，如按压腹部无明显不适，甚至按压觉舒，则为虚证；如果按压腹部则胀痛加重，应考虑为实证，治疗可下之。方中以厚朴、枳实除胀止痛，生大黄通腑泄热，三者构成小承气汤之义，火麻仁润肠通便，甘草健胃兼以调和诸药。故疗效甚佳。

（六）降糖验方

临床中许多糖尿病患者口服降糖药物甚至注射胰岛素，血糖仍控制不理想，郑老在治疗该类患者时，常予自拟降糖经验方的同时控制糖尿病，该降糖验方基础药物如下：人参10g，干姜10g，黄连10g，枸杞30g，天花粉20g，山萸肉20g，玉米须30g。多数患者经此方治疗后，血糖可较前降低。

（七）降脂验方

患者张某某，男，56岁，高脂血症1年余，查三酰甘油2.01mmol/L，低密度脂蛋白4.06mmol/L，总胆固醇5.85mmol/L，彩超结果提示颈动脉及双下肢动脉斑块形成。1年来曾口服多类西药，血脂控制不佳。郑老予自拟经验方治疗，具体药物如下：绞股蓝20g，草决明20g（研碎），炒山楂30g，清半夏15g，泽泻30g，三棱20g，莪术25g，炒葶苈10g，生蒲黄15g，皂角刺12g，水煎服。1个月后患者查血脂相关项检查上述指标均有所降低，半年后复查血脂各项指标恢复正常，颈内动脉及双下肢动脉内斑块体积缩小。郑老诉临床中部分患者口服他汀类降脂药效果不佳，予该基础方辨证加减结合治疗血脂均能控制在合理范围之内，且不易反复。

（八）口腔溃疡验方

青黛3g，珍珠粉3g研粉末混匀涂于溃疡面，每日3次，此为郑老治疗口腔溃疡常用小验方，临床运用时，溃疡面疼痛多于1天内明显减轻，溃疡面多于3~5天之内愈合。郑老诉该经验方性味平和，适用于各年龄段及不同体质的人群，疗效甚佳。

（九）面肌痉挛验方

面肌痉挛常见面神经所支配的肌肉发作性无痛性收缩，常从下睑眼轮匝肌的轻微颤搐开始，逐渐向上扩展至全部眼轮匝肌，进而向下半部面肌扩展，尤以口角抽搐较多。严重者整个面肌及同侧颈阔肌均可发生痉挛，眼轮匝肌严重痉挛时使眼不能睁开，从而影响行走和工作，并可伴轻度无力和肌萎缩。郑老临床常用自拟经验方治疗该病，基础方如下：黄芪30g，葛根30g，赤芍25g，川芎12g，全蝎10g，僵蚕15g，蜈蚣3条，地龙10g，川牛膝20g，甘草10g。因临床所见该类患者多伴痰湿，故临床运用此方时多辨证加减祛湿化痰之药，如白附子、半夏、泽泻等药物。临床疗效显著。

（十）脱敏验方

临床见患者皮肤红肿、瘙痒，或见皮肤多处起色红、粒小红疹，有时伴低热、疼痛、皮肤抓痕等表现，郑老多考虑为过敏反应，常予自拟脱敏验方治疗，具体药物如下：蛇床子12g，白鲜皮15g，地骨皮12g，地肤子30g，赤芍25g，生薏仁30g，苦参12g，浮萍12g，临证加减。患者多于3~7剂之内痊愈，疗效显著。

（十一）乌发生发验方

郑老诉：年轻人见发质稀疏、头发泛黄或早白，或眉毛、汗毛减少明显多为肾精不足，常予自拟乌发生发验方治疗，药物如下：蒸首乌20g，大熟地20g，黄精30g，女贞子25g，菟丝子30g，赤芍25g，墨旱莲30g，山萸肉20g，巴戟天15g，肉苁蓉15g，黑芝麻20g，黑豆30g，水煎服。临床亦因人而异辨证灵活加减。郑老早年曾予六味地黄汤治疗白发、脱发患者，疗效显著，后常予该经验方治疗该类患者，虽疗程多长于2个月，但疗效甚佳。

（十二）急性肾小球肾炎验方

临床见急性肾小球肾炎患者尿血、蛋白尿，郑老常予吕承全老中医经验方治疗该病，疗效显著，具体方药如下：黄芪30g，淫羊藿30g，生山药30g，女贞子15g，菟丝子30g，山萸肉15g，连翘15g，墨旱莲20g，生薏苡仁30g，益母草15g，刘寄奴30g，地锦草30g，血余炭12g，车前草30g，玉米须30g，川大黄10g，白茅根30g，石苇30g，甘草10g。经郑老临床验用，多于1周内见效，2周内可止尿血；尿蛋白亦可明显改善。临床疗效显著，但疗程较长。

（十三）关节疼痛验方

临床常见患者诉颈肩部、肘关节、膝关节或踝关节及其他关节疼痛不适时，郑老常予验方治疗该类疾病，药物如下：血竭10g，儿茶10g，红花15g，生麦芽30g，麻黄12g。水煎服，药渣煎汤外洗疼痛不适关节，疗效肯定。若患者体质虚弱，亦可配合食疗共同治疗：五加皮40g，赤小豆30g，老母鸡1只（去头、内脏），炖煮2小时，去五加皮，饮汤食肉，5日1次。若见遇阴雨天疼痛加重者可辨证酌情加用羌活、独活、海风藤等除湿通络止痛类药物。但郑老强调治疗该类疾病时应不忘顾护脾胃，生麦芽、砂仁等养胃护胃之药酌情加减运用，疗效更佳。

（十四）病毒性肝炎验方

临床见病毒性肝炎类患者较多，西医治疗尚可，但易复发，郑老曾于李普老中医处记一治疗病毒性肝炎验方，效果明显，方药如下：南柴胡12g，当归20g，赤芍30g，炒麦芽30g，白花蛇舌草30g，忍冬藤25g，生薏苡仁30g，莪术30g，丹参30g，丹皮15g，秦皮15g，重楼30g，黄芪30g，鳖甲20g，砂仁10g，临床辨证加减，20剂研末制水丸，每日3次，每次6g。3个月为1个疗程。长期服用，可控制病毒性肝炎发展，有些患者经治可以转为病毒携带者或转阴，肝功能改善。此方法可谓方便有效，且无毒副作用。

（十五）肝癌验方

郑老于三门峡黄河医院工作时，曾得当地一中医世家老中医治疗肝癌一方，具体药物如下：黑矾10g，生杏仁10g，飞罗面30g，枣泥30g，生姜汁10g。取20剂，制桐子大蜜丸，日3次，每次8丸。郑老曾以此方治疗1例肝癌患者，4年后复查结果未见明显异常，后该患者因脑出血死亡。又以此方治疗一肝癌末期患者，该患者于某肿瘤医院住院治疗，病情持续恶化，下病危通知并建议放弃治疗，遂来郑老门诊就诊，时患者不能饮食，长期卧床，以上方加：鲜核桃枝30g，重楼30g，力参10g，黄芪30g，生薏苡仁30g，砂仁10g，治疗一月余后，患者可下床活动，饮食量逐渐恢复。但因患者于外地某肿瘤医院行化疗治疗，停服中药，再3周，亡。郑老诉该方治疗肝癌患者10余例，效果均较为明显，建议进一步深入临床及实验研究。

（十六）小儿食积发热验方

小儿食积多由于暴饮暴食、过食生冷油腻食物，损伤脾胃，使脾胃运化功能失职，不能正常地腐熟水谷，停滞不化，胃气不降，反而上逆而引起食物积滞、出现呕吐或泄泻的一种病症。郑老常用我院儿科知名中医陈和经验方治疗小儿食积发热，方药如下：焦山楂30g，炒莱菔子10g，炒槟榔10g，砂仁10g，川大黄6g，乌药10g，柴胡10g，鸡内金10g，青皮10g，陈皮10g。该方适用于6~12岁儿童，日1剂，3次分服；6岁以下儿童，2日1剂，3次分服，至泻出无恶臭稀便为止。疗效显著。

（十七）臁疮（下肢深静脉曲张伴溃疡）验方

郑老曾于我院一退休药工处习得一治疗臁疮验方，具体方药及用法如下：轻粉6g，红粉6g，细辛6g，川芎6g，没药6g，广丹6g，蜀椒6g，大蒜9瓣。制作：①香油半斤入蜀椒6g，炒焦发黑后去花椒渣；②再加入轻粉、红粉、细辛、川芎、大蒜、没药，熬之；③熬好后离火加广丹匀之做膏药；④生泡黄豆捣泥外敷12小时；⑤在豆泥的外层纱布上敷上膏药。郑老临床验治多例，疗效肯定。

（十八）肾盂肾炎偏方

郑老常予民间一偏方治疗肾盂肾炎，药物如下：整活水蛭30只，焙焦，研粉，黄酒冲服，每日半小勺，2周为1个疗程。该方对于急慢性肾盂肾炎引起的尿频、尿急、尿痛，以及乏力、低热、厌食及腰酸腰痛等症状，疗效肯定。

（十九）前列腺增生偏方（尿频、尿不尽）

郑老常予一偏方治疗前列腺增生引起的尿频、尿急等症状，该偏方药物及用法如下：白桑葚子，每次4粒，日3次；白桑葚子之树皮，每次30g，水煎服，日1剂，日2~3次，两者配合治疗。经郑老临床验治，疗效肯定。

（二十）民间肺癌验方

郑老于三门峡黄河医院时，曾于一老中医处习得一首治疗肺癌的经验方：柴胡6g，赤芍9g，白芍9g，当归9g，白术9g，茯苓15g，猪苓15g，牡丹皮15g，黄芩15g，栀子12g，大黄12g，槟榔15g，川芎6g，生地30g，玄参15g，生地榆15g，桃仁15g，红花9g，三棱9g，莪术12g，丹参15g，穿山甲12g，鳖甲15g，桔梗6g，川牛膝9g，葶苈子20g，大枣3枚，杏仁15g，生薏苡仁15g，芦根15g，贝母15g，海浮石15g，昆布15g，白芥子9g，桑白皮15g，麻黄3g，桂枝3g，生牡蛎15g，夏枯草15g，太子参15g，鱼腥草10g，白花蛇舌草15g，黄芪20g，陈皮15g，枳壳15g，半夏9g，焦三仙各12g。5剂，制水丸，日3次，1剂服3日。郑老以此方治疗肺癌患者10余例，初起以汤药治之，后改为水丸长期口服，整体疗效肯定。彻底治愈1例，有待进一步研究。

（二十一）淋巴瘤验方

郑老一同学，同为我院中医专家，年轻时曾患淋巴瘤，经吕承全主任医师长期调理，28年未复发。具体药物如下：三七30g，血竭20g，琥珀30g，没药30g，天葵子30g，山慈菇20g，黄药子20g，土贝母20g，穿山甲20g，鹿角霜20g，露蜂房30g，蕲蛇30g，干漆20g，五灵脂20g，紫河车30g，鸡内金30g，胆南星20g，水蛭30g，千金子霜3g，冬虫夏草5g，红参20g，阿魏30g，土鳖虫20g，全蝎20g，蜈蚣10条。1剂，分别以酒、醋炮制后，研末装胶囊，口服，日3次，2个月为1个疗程。

（二十二）外用肿痛偏方

面部新生痤疮、粉刺及蚊虫叮咬引起的皮肤红肿，郑老常用一偏方外用：炼制成的猪油适量涂抹于患处，日2~4次，一般1日即愈。该方对于各种热毒上攻导致的红肿、疼痛具有较好效果，对夏季蚊虫叮咬效果也较为明显。

（二十三）小儿感冒外用验方

小儿恶寒发热，全身酸痛，咽痛，流涕。郑老常用一临床外用小验方，其方药及用法如下：麻黄15g，香薷15g，板蓝根10g，蒲公英10g，桔梗12g，将上述5药共研成细粉，倒入脐中，用布胶带固定，1次4g，小儿1.5g。对于风寒感冒，一般1剂即见显效，大多患者多于2~4剂痊愈，疗效显著。

（二十四）咳嗽小验方

体虚者咳嗽、咳痰，痰量少色白，可予以下偏方治之：桔梗10g，紫菀10g，猪肺1片，加盐适量，猪肺洗净，与药材同入砂锅，武火煮沸，文火慢煮2小时，调味频饮。该验方能润肺化痰止咳，且具有良好的滋补作用，临床疗效较好。

（二十五）胃下垂验方

许多长期饮食不规律、慢性胃炎患者，会有胃下垂，郑老经常予小验方调养，经治患者均反映疗效较好。具体方药如下：黄芪30g，白术20g，枳壳15g，防风10g，党参15g，葛根30g。郑老亦曾以此方临证加减治疗子宫脱垂、胃扩张、脱肛等疾病，临床疗效肯定。

（二十六）便秘单方

便秘为临床常见病，虽不甚痛苦，但较为影响生活质量，郑老常予一单验方治疗习惯性便秘。方药及用法如下：生花生30g，空腹咀嚼，日3次。忌食辛辣刺激。经郑老多年临床验治，该方法对于大便干燥费力、习惯性便秘均有较好疗效。

（二十七）低血压验方

临床常有患者就诊时诉头晕、眼前发黑，或突然起立时黑蒙摔倒，测血压可见收缩压和（或）舒张压低于正常，郑老常予自拟升血压经验方治疗该类患者，具体方药如下：黄芪30g，党参10g，山萸肉20g，黄精15g，枸杞子20g，熟地黄10g，淫羊藿15g，陈皮12g，升麻9g，柴胡9g，炙甘草10g，阿胶12g（烊化冲服），水煎服，日1剂，一般1个月为1个疗程，大多数患者可于2~3个疗程后症状有明显改善，部分患者血压较前会有10～20mmHg提升。

（二十八）肥胖症验方

郑老常诉现代人每日摄入能量太多而运动太少，致使能量堆积体内，极易导致肥胖。郑老认为中医在治疗肥胖方面有独特优势，郑老常予“益气健脾、理气化痰”治疗肥胖症，具体方药如下：黄芪30g，党参15g，苍白术各25g，丹参12g，山楂20g，柴胡10g，青陈皮各12g，清半夏10g，炒葶苈子10g，泽泻30g，茯苓20g，决明子20g，荷叶12g。水煎服，日1剂，14剂为1个疗程。郑老强调在治疗该类患者的同时，应嘱咐患者少吃多动，饮食、运动和药物共同运用效果更佳。

第四章 用药心悟

一、补肾药用药心悟

郑老行医五十余年，学验俱丰，在总结其临床经验的基础上，突出提出“肾虚”致病理论，指出肾虚是许多复杂疾病发生发展的病理基础，在肾虚的基础上，逐渐形成痰浊、瘀血、内风等病理产物，进而影响各脏腑的生理功能，形成临床各种病理变化，在治疗时注重补肾法的运用，并形成了补肾药的用药风格，擅用药性平和、阴阳双补、肝肾同补之品。

《神农本草经》云：“上药一百二十种为君，主养命以应天，无毒，多服久服不伤人。欲轻身益气不老延年者，本上经。中药一百二十种为臣，主养性以应人，无毒有毒，斟酌其宜。欲遏病补虚羸者，本中经。下药……”。补肾药多属于《神农本草经》中的上品，多有补益作用，不损伤人体正气。补肾药大体可分为两类，即补阳药和补阴药：补阳药物味多甘、辛、咸，性多温热，主入肾经；补阴药物性味以甘寒为主，多归心、肺、肝、肾经，具有补肺养心、滋养肝肾之效。这些药物在治疗虚损性疾病等方面有较广泛的应用。

郑老认为脑血管病、慢性退行性疾病、自身免疫性疾病和恶性肿瘤等复发疾病在中医病机上均属于本虚标实，本虚主要责之气虚和肾虚。因此在治疗上述疾病时多注重补肾气，注重补肾药的使用。例如，肺系病症：喘证、哮证、鼻渊（慢性鼻炎、过敏性鼻炎）、咳嗽（过敏性支气管炎）、长期发热等。心系病症：胸痹、心悸、不寐、健忘、痴呆、痫证等。肾系病症：水肿、癃闭、关格、阳痿、遗精、早泄等。肝系病症：中风病、眩晕病、头痛等，以及痿证、癌病等。

郑老常用补肾药物：淫羊藿、巴戟天、肉苁蓉、仙茅、杜仲、续断、锁阳、补骨脂、益智仁、菟丝子、沙苑子、刀豆子、蛤蚧、冬虫夏草、何首乌、龙眼肉、阿胶、楮实子、黄精、枸杞子、墨旱莲、女贞子、鳖甲、龟甲、山萸肉、覆盆子、桑螵蛸、金樱子、莲子、芡实等。

验案举隅：患者，男，29岁，以“间断头痛伴入睡困难10年”为主症求诊，患者10年前因高考压力过大，出现间断头痛并伴有入睡困难，经中西医治疗未见明显好转。升入大学后上述症状一度好转，后再次发作，发作时与精神压力等因素无关。既往体健，平素注意力不易集中，精神敏感多疑。大便正常，偶有偏溏，精神紧张时大便次数增多，夜尿频，舌质暗淡、边略有齿痕、苔薄白，脉弦细。郑老辨病为“头痛”，辨证为“肾气不足，木郁克土”，治以“补肾健脾，疏肝理气”，方选“肾气丸合柴胡疏肝散”，药物如下：仙灵脾30g，黄精30g，沙苑子30g，芡实30g，刀豆子20g，柴胡10g，白术15g，茯苓20g，当归15g，枳壳12g，陈皮10g，青皮10g，川芎6g。5剂，水煎服，日1剂。患者服药后头痛症除，睡眠改善，后以上方加减10余剂，头痛及失眠未再发作。

分析上述验案，此为长期间断头痛的青年患者，患者头痛日久，为内伤头痛，内伤头痛一般责之肝阳上亢、风痰上扰、瘀血阻窍、肾精不足、血虚失养等。该患者既往体健，无明显先天禀赋不足之表现。但郑老认为“久病及肾”，头为诸阳之会，清阳上升濡养头窍，得以“视、听、语、思、忆”。患者平素体健，但生性敏感多疑，日久必定耗伤阴精，导致肾精不足，男子以气为用，本病总病机即为“肾气不足”，夜尿频即为肾虚表现，情绪紧张时便溏，加之舌脉，辨证为“肝郁脾虚”，法随证出，方从法立，药到病除，长期疗效显著。

二、虫类药用药心悟

郑老临床善用虫类药治疗脑部的疑难重症，认为虫类药为血肉有情之品，效专力宏，疗效独特，非草木类药可比，特别是在搜风通络止痛、活血化瘀、攻坚破积、息风定惊等方面疗效肯定。以下所选虫类药皆为郑老临床常用之品，在此略作分析。

（一）全蝎

药性：辛，平；有毒。归肝经。

功效：息风镇痉，攻毒散结，通络止痛。

临床应用：常用于治疗中风、头痛、口僻、癫痫等脑病，是脑病临床中比较常用的一味虫类药。

案例：秦某，男，63岁，以“言语不清26小时”为主诉就诊。26小时前突发言语不利，口水较多，四肢活动无力，头沉困不适，舌质红、苔薄白，脉沉细。头颅MRI提示：①右侧侧脑室旁新鲜梗死。②脑桥双侧豆状核左侧侧脑室旁多发腔梗。③双侧侧脑室旁、放射冠区白质脱髓鞘。诊断为：中风（脑梗死）。方药：黄芪30g，淫羊藿30g，葛根30g，川芎12g，水蛭10g，红花15g，赤芍25g，全虫10g，僵蚕15g，莪术30g，三棱12g，半夏10g，泽泻30g，胆南星12g。4剂，水煎服，日1剂。后以此方加减治疗半年，言语不利明显好转，肢体活动较前灵活有力。

（二）僵蚕

药性：咸、辛，平。归肝、肺、胃经。

功效：息风止痉，祛风止痛，化痰散结。

临床应用：①常用于治疗中风、头痛、口僻、癫痫等脑病，是脑病临床中比较常用的一味虫类药，常与全蝎同用，为郑老常用对药。②止呃逆。此功效为郑老的老师刘彦同老中医所传。刘彦同老中医用丁香柿蒂散加减加上蚕茧8对治疗贲门弛缓引起的顽固性呃逆，后郑老临床多年总结，得出用僵蚕15g代替8对蚕茧，多次用来治疗顽固性呃逆以及顽固性呕吐，屡获奇效。尤其是僵蚕（蚕茧效果更好）的使用是关键，郑老认为顽固性的呃逆和呕吐，是人体内风的一种表现，僵蚕在此起到了息风止痉的作用。

（三）水蛭

药性：咸、苦，平；有小毒。归肝经。

功效：破血通经，逐瘀消症。

临床应用：常用于治疗瘀血引起的中风、眩晕、头痛、脑胶质瘤、胸痹等病。

案例：杨某，女，47岁，以“发作性头晕30年，加重2个月”为主诉就诊。患者30年前，无明显诱因出现发作性头晕，严重时伴视物旋转，恶心，呕吐，吐后或休息后缓解，可持续2～3天，多于晨起时发作，与体位变换无关，纳眠可，二便调，平素怕冷，舌质红少津、苔薄白，脉沉细。诊断：眩晕。方药：黄芪30g，葛根30g，赤芍25g，红花20g，水蛭10g，泽泻30g，半夏10g，炒葶苈子10g，白芥子20g，胆南星15g，僵蚕20g，全虫10g，板蓝根25g，牛蒡子12g，沙苑子30g，酸枣仁30g，砂仁10g。15剂，水煎服，日1剂。后电话随访诉服尽后头晕未再发作。

（四）水牛角

药性：苦，寒。归心、肝经。

功效：清热凉血，解毒，定惊。

临床应用一：治疗血分有热，肝阳上亢的眩晕、中风、头痛、高血压病等病。

案例：张某，男，56岁，以“发作性头晕伴呕吐2个月”为主诉就诊。2个月前无明显诱因出现头晕，呕吐痰涎，不伴视物旋转，于某中医院住院治疗效果不佳，遂来就诊。现症见头晕，发作时呕吐抽搐，下肢无力瘫软，近2个月听力下降，头胀，纳可，眠差，多梦，大便稀，1日3次，舌质红、苔薄白稍腻，脉弦亢有力。既往高血压病史10余年。BP：167/102mmhg。诊断：眩晕。方药：葛根30g，赤芍25g，秦皮15g，钩藤20g，地龙20g，水牛角粉30g，水蛭10g，川牛膝25g，泽泻30g，半夏10g，炒葶苈子10g，白芥子20g，节菖蒲15g，胆南星15g，沙苑子30g，白蒺藜12g。7剂，水煎服，日1剂。7剂服尽而愈。

临床应用二：定惊安神，常用于癫痫治疗。

案例：刘某，女，6岁，以“发作性意识丧失1年半”为主诉就诊。患儿四岁半开始出现短暂性意识丧失，双目上视，持续约1分钟，在某医院治疗后发作次数减少，经常服用氯硝安定等药。现夜间多动，呓语，头晕，尿失禁，智力减退，纳可，大便干。头颅MRI提示：未见异常；脑电图提示：局限性异常。舌质红，舌苔白，脉沉细。诊断：痫病。方药：节菖蒲12g，硼砂3g，珍珠粉3g，水牛角粉30g，全虫10g，蜈蚣3条，胆南星10g，清半夏10g，冰片3g。6剂，颗粒剂，入麝香2g搅匀入胶囊，1次2粒，日3次口服。后以此方加减治疗1年余，诉服药期间意识丧失未再发作。

（五）乌梢蛇

药性：甘，平。归肝经。

功效：祛风，通络，止痉。

临床应用：常用于中风后遗症引起的肢体麻木和一些过敏性疾病。

案例：陈某，男，36岁，以“右侧肢体活动不利一月余”为主诉就诊。1个月前突发右侧肢体活动不利就诊于某医院，诊断为“脑梗死”并住院治疗，好转后出院。现症见右上肢活动不利，右腿肌力下降，走路发软，饮水呛咳，吞咽困难，言语不清，头晕，纳眠可，二便调，舌质红、苔白润，脉沉弦细。诊断为中风。方药：黄芪30g，白术25g，葛根30g，赤芍25g，红花20g，水蛭10g，泽泻30g，半夏10g，炒葶苈子10g，白芥子20g，胆南星15g，全虫10g，僵蚕20g，乌蛇30g，沙苑子30g，山萸肉25g，三棱20g，莪术30g。7剂，水煎服，日1剂。后以此方加减治疗半年，患者整体症状明显改善。

（六）瓦楞子

药性：咸，平。归肺、胃、肝经。

功效：消痰软坚，化瘀散结，制酸止痛。

临床应用：多与海螵蛸联合运用。

（七）海螵蛸

药性：咸、涩，微温。归肝、肾经。

功效：固精止带，收敛止血，制酸止痛，收湿敛疮。

临床应用：煅瓦楞子和海螵蛸为对药用于治疗胃溃疡和十二指肠溃疡引起的吐酸、烧心和胃痛等症。如郑老研制的溃疡散：党参20g，白术20g，桂枝12g，炒白芍20g，青陈皮各10g，砂仁10g，煅瓦楞子30g，海螵蛸30g，白及25g，阿胶珠15g，珍珠粉3g。脘腹胀满者加全瓜蒌30g，佛手15g，乌药12g；疼痛明显者加玄胡10g，五灵脂10g；升降失常者加黄连6g，半夏9g。临床疗效显著。

（八）珍珠

药性：甘、咸，寒。归心、肝经。

功效：安神定惊，明目消翳，解毒生肌。

临床应用：用于治疗心悸失眠。用于治疗癫痫（验案见水牛角条）。用于治疗口腔溃疡、胃溃疡等病。验案见海螵蛸条。

（九）地龙

药性：咸、寒。归肝、脾、膀胱经。

功效：清热息风，通络，平喘，利尿。

临床应用：

（1）治疗血分有热，肝阳上亢的眩晕、中风、头痛、高血压病等病。验案见水牛角条。

（2）中风半身不遂。如补阳还五汤。

（3）治疗哮病。

案例：康某，男，54岁，以“发作性胸闷气短3年”为主诉就诊。患者3年前受凉后出现发作性胸闷、气短、咳嗽、喉中哮鸣音，就诊于当地医院，诊断为“哮喘”。予西药治疗，效果尚可，但症状频发，呈进行性加重，遂来就诊。初诊见：呼吸急促，声音沙哑，气短声低，胸膈满闷如塞，咳不甚，痰少，少量活动后、闻刺激性气味后、天冷或受寒后易诱发胸闷、气短，伴哮鸣音；肛门坠胀感，便意频；面色晦暗，甲床暗黑，神疲乏力，轻微活动后即大汗出，平素易感冒，食欲不振，眠差，二便调，舌质暗红、苔白腻，脉沉弱。既往过敏性鼻炎病史30余年。诊断：哮病。方药：人参10g，黄芪30g，葛根30g，赤芍25g，地龙20g，白果20g，半夏10g，杏仁12g，桑白皮30g，细辛3g，苍耳子20g，辛夷12g，款冬花12g，川贝12g，山萸肉20g，蛤蚧粉12g，楮实子30g。7剂，水煎服，日1剂。后以此方加减半年，服药期间胸闷、气喘未再发作。

（十）蛤蚧

药性：咸，平。归肺、肾经。

功效：补肺益肾，纳气平喘，助阳益精。

临床应用：肾虚之哮病、喘证。验案见地龙条。

三、解毒药用药心悟

郑老在诊治大量多发性硬化、重症肌无力、口僻、带状疱疹、格林–巴利综合征等神经系统疾病时提出了一种毒邪理论。并认为这种毒邪有两种特性：

（1）脾肾亏虚为毒邪致病的基础。郑老认为脾肾亏虚是毒邪侵袭的内在基础，也是其清除困难的内在原因。如多发性硬化、重症肌无力、口僻等病的前期以毒邪实为主，故治应重在祛邪解毒佐以补肾健脾；治疗中期扶正祛邪兼顾；治疗后期以扶正为主，祛邪为辅。治疗过程必须以扶正贯穿始终。故其处方中常常加入黄芪、党参、人参、巴戟天、沙苑子、山茱萸、黄精等补脾肾药。

（2）毒邪有湿毒、热毒、瘀毒、痰毒之分，但均能化热入血分，需用清热解毒凉血药。郑老在诊治这类疾病时往往结合手诊，部分患者的手掌特别是大小鱼际处颜色鲜红，用清热解毒凉血药有效，如重楼、六月雪、白花蛇舌草、忍冬藤等。现将郑老临床常用解毒药介绍如下。

（一）重楼

药性：苦，微寒；有小毒。归肝经。

功效：清热解毒，消肿止痛，凉肝定惊。

临床应用：常用于治疗多发性硬化、重症肌无力、口僻、带状疱疹、格林-巴利综合征等。

（二）白花蛇舌草

药性：微苦、甘，寒。归胃、大肠、小肠经。

功效：清热解毒，利湿通淋。

临床应用：常用于治疗多发性硬化、重症肌无力、口僻、带状疱疹、格林-巴利综合征等。

（三）忍冬藤

药性：甘，寒。归肺、胃经。

功效：清热解毒，疏风散热，通络止痛。

临床应用：常用于治疗多发性硬化、重症肌无力、口僻、带状疱疹、格林-巴利综合征等。

（四）刘寄奴

药性：苦，温。归心、肝、脾经。

功效：散瘀止痛，疗伤止血，破血通经，消食化积。

临床应用：常用于治疗多发性硬化、重症肌无力、口僻、带状疱疹、格林-巴利综合征等。

（五）马鞭草

药性：苦，凉。归肝、脾经。

功效：活血散瘀，解毒，利水，退黄，解疟。

临床应用：常用于治疗多发性硬化、重症肌无力、口僻、带状疱疹、格林-巴利综合征等。

（六）六月雪

药性：辛、微甘、苦，凉。归肺、肝、脾、肾、胃、大肠经。

功效：疏风解表，清热利湿，舒筋活络，活血通经。

临床应用：常用于治疗多发性硬化、重症肌无力、口僻、带状疱疹、格林-巴利综合征等。

（七）金银花

药性：甘，寒。归肺、心、胃经。

功效：清热解毒，疏散风热。

临床应用：热毒盛之疮痈，外感风热，热毒血痢。

（八）板蓝根

药性：苦，寒。归心、胃经。

功效：清热解毒，凉血，利咽。

临床应用：风热上攻之咽喉肿痛，丹毒、痄腮等。

（九）蒲公英

药性：苦、甘，寒。归肝、胃经。

功效：清热解毒，消肿散结，利湿通淋。

临床应用：疮痈、丹毒等。

（十）紫花地丁

药性：苦、辛，寒。归心、肝经。

功效：清热解毒，凉血消肿。

临床应用：疔疮肿毒、丹毒等。

（十一）土茯苓

药性：甘、淡，平。归肝、胃经。

功效：解毒，除湿，通利关节。

临床应用：丹毒。

（十二）射干

药性：苦，寒。归肺经。

功效：清热解毒，消痰，利咽。

临床应用：咽喉肿痛。

（十三）白头翁

药性：苦，寒。归胃、大肠经。

药效：清热解毒，凉血止痢。

临床应用：热毒血痢，疮痈肿毒。

郑老多用以上几种解毒药治疗多发性硬化、重症肌无力、口僻、带状疱疹、格林-巴利综合征等病。常选择几种药物联合运用。

四、药对分析

（一）黄芪-水蛭

功效：行气，活血，利水，通络。

主治：缺血性中风、出血性中风急性期。

现代药理研究对于改善脑梗死、脑出血急性期脑水肿有抑制作用，可改善微循环，促进脑出血吸收。

（二）黄芪-赤芍

功效：益气，活血，通络，止痛。

主治：缺血性中风、出血性中风急性期、高血压、脓毒疮疡、出血类疾病等。

现代药理研究对于改善脑梗死、脑出血急性期脑水肿有抑制作用，可改善微循环，促进红细胞、白细胞生成，可增强机体免疫力，有强心、双向调控血压等作用。

（三）黄芪-党参-白术

功效：补中益气，健脾祛湿。

主治：心脑血管疾病、胃下垂、子宫脱垂、发热、胃溃疡、尿蛋白、重症肌无力、多种原因所致肌肉萎缩（如多发性硬化、格林–巴利综合征、运动神经元病等）。

现代药理研究有广泛抗细菌、抗病毒效果，能提高机体免疫力，能保护胃黏膜、促进溃疡修复，可升高血糖、血压，具有升高白细胞、红细胞作用，能利尿、消除炎性蛋白尿，保护心脑血管，有降脂、抗衰老、抗氧化等作用。

（四）党参–太子参

功效：补气健脾，生津。

主治：咳嗽、低血压、糖尿病、消化道溃疡、肌萎缩等。

现代药理研究能刺激淋巴细胞、增强机体免疫力，调节胃肠运动、抗溃疡，能升血压，促进红细胞生成，有调控血糖等作用。

（五）苍术–白术

功效：益气，健脾，燥湿，止泻。

主治：消化不良、胃肠动力不足、胃溃疡、腹泻、痢疾、肌萎缩、风湿等。

现代药理研究有改善消化道平滑肌松弛、促进胃肠蠕动作用，能抑制胃酸分泌、保护胃黏膜、促进溃疡修复，能保肝护肝，可抗氧化、保护血管，有降低血糖等功效。

（六）青皮–陈皮

功效：健脾行气，化痰消滞。

主治：消化不良、胃痛、腹痛、胃肠动力不足、腹部胀气、郁证、肿瘤等。

现代药理研究有改善消化道平滑肌松弛、促进胃肠蠕动作用，能祛痰、平喘，能促进或抑制平滑肌兴奋，有显著的升压作用，能降低血脂，且能兴奋呼吸，且有抗休克、抗肿瘤等作用。

（七）柴胡–郁金

功效：疏肝理气，解郁化痰。

主治：胁痛、腹痛、乳腺增生、月经不调、郁证、子宫肌瘤等。

现代药理研究有解热、抗炎作用，可提高机体免疫功能，抗肝损伤，抗真菌，降低血脂、预防血管硬化等。

（八）泽泻–茯苓

功效：健脾渗湿。

主治：细菌感染、反流性食管炎、水肿、脂肪肝、高血脂等。

现代药理研究有利尿、抗菌（对金黄色葡萄球菌、大肠杆菌、变形杆菌等均有抑制作用）作用，能抑制消化道平滑肌痉挛，抑制胃酸分泌，保护肝细胞，降低血糖、血脂，预防动脉粥样硬化，抗肿瘤等。

（九）胆南星–天竺黄（可用竹茹代替）

功效：清化热痰。

主治：脑梗死、癫痫、头晕、上呼吸道感染、肺炎、流行性感冒等。

现代药理研究有扩张血管、减慢心率作用，能延长凝血时间，抗炎、抗惊厥、镇静、镇痛等。

（十）泽泻–炒葶苈

功效：化痰祛湿。

主治：脑梗死、癫痫、头晕、肌萎缩、水肿等。

现代药理研究有利尿，降血压、血糖、血脂，抗脂肪肝作用，能抑制金黄色葡萄球菌、肺炎双球菌、结核杆菌，强心，使心肌收缩力增强，减慢心率，抗癌等。

（十一）丹皮–赤芍

功效：凉血，活血，止血。

主治：脑梗死、头晕、头痛、痛经、闭经、出血类疾病等。

现代药理研究有改善冠脉供血、预防心肌缺血，抑制炎症反应、镇痛，较强的抗菌作用，可抑制血小板聚集、抗凝、抗血栓形成，提高机体免疫能力，抗动脉硬化，调血脂等。

（十二）秦皮–白薇

功效：清热（湿热、虚热），凉血，明目。

主治：肝炎、胆囊炎、阴道炎、结膜炎、产后发热、疮疽等。

现代药理研究有抗炎、抗菌，镇静、镇咳、祛痰、平喘、促进尿酸排泄，加强心肌收缩、减慢心率，解热，利尿等作用。

（十三）葛根-赤芍

功效：解表退热，升阳，活血。

主治：脑梗死、痴呆、高血压、心脏病、头晕、头痛、颈项僵痛、糖尿病、麻疹、腹泻等。

现代药理研究有提高肝细胞的再生能力、恢复正常肝脏机能、促进胆汁分泌，防治冠心病、心绞痛、心肌梗死等心血管疾病，改善脑缺血状态，防治脑梗死、偏瘫、血管性痴呆等脑血管疾病，调控血压，延缓衰老，调节血脂血糖，促进造血功能等作用。

（十四）天麻-钩藤

功效：平肝潜阳，息风止痉，通络。

主治：脑梗死、肢体麻木、高血压、头晕、头痛等。

现代药理研究有抑制或缩短癫痫发作时间，降低外周血管阻力，降血压，减慢心率，抗炎镇痛、镇静，抑制血小板聚集及抗血栓、降血脂等作用。

（十五）当归-赤芍

功效：活血补血，凉血止血，为调和气血之主药。

主治：脑梗死、肌萎缩（如多发性硬化、运动神经元病等）、冠心病、高血压、头晕、头痛、风湿、类风湿、月经不调、闭经、痛经、便秘等。

现代药理研究有增加冠脉血流量，降低心肌耗氧量，改善心肌缺血症状，促进血红蛋白及红细胞生成，抗血栓形成等作用。

（十六）川芎-红花

功效：行气，活血，化瘀，止痛，为调经止痛之主药。

主治：脑梗死、肌萎缩（如多发性硬化、运动神经元病等）、冠心病、高血压、头晕、头痛、月经不调、闭经、痛经等。

现代药理研究有扩张冠状动脉、增加冠脉血流量、降低心肌耗氧量，改善心肌缺血症状，扩张脑血管、降低血管阻力，显著增加脑组织供血，降低血小板表面活性、预防血栓形成，降低血压，镇静、止痛等作用。

（十七）丹参-红花

功效：活血化瘀，通络止痛，为活血通经，开胸除痹之主药。

主治：脑梗死、冠心病、心肌缺血、头痛、月经不调、闭经、痛经等。

现代药理研究有扩张冠脉、改善心肌缺血、保护心肌，扩张血管、降低血压，降低血液黏度，抑制血小板聚集、对抗血栓形成，促进骨折及伤口愈合，保护胃黏膜、抗胃溃疡，镇静镇痛，改善肾功能，抗炎、抗过敏等作用。

（十八）泽兰-甘松

功效：活血养心调经，行气利水，消肿止痛。

主治：冠心病、心肌缺血、腹痛、水肿等。

现代药理研究有镇痛、安定，扩张支气管，降低血压，抗心肌缺血，抗溃疡，强心，抗血栓形成等作用。

（十九）瓜蒌-薤白

功效：行气化痰，开胸散结。

主治：冠心病、心肌缺血、心绞痛、肋间神经痛等。

现代药理研究有抗血小板聚集、降低动脉脂质斑块、预防实验性动脉粥样硬化，扩张冠脉，改善心肌缺氧、缺血，保护受损心肌细胞，降低血脂，抗菌等作用。

（二十）川牛膝-川木瓜

功效：活血化瘀，通经除痹。

主治：脑梗死、末梢神经痛、风湿、类风湿、痛经、肌萎缩等。

现代药理研究有提高机体免疫力，保肝护肝，抑制肠道杆菌，抗生育，呼吸兴奋，抑制心脏功能，降低血黏度、降血脂，降血糖，抗凝，抗炎、镇痛等作用。

（二十一）全蝎-僵蚕

功效：息风止痉，通络散结，化痰攻毒。

主治：脑梗死、癫痫、面神经炎、风湿、类风湿、偏头痛等。

现代药理研究有明显的抗癫痫、抗惊厥作用，有抑制血栓形成、抗凝，降血糖，抑菌，镇痛，抗癌等作用。

（二十二）乌梢蛇-海风藤

功效：搜风通络除痹。

主治：脑梗死、小儿惊风、风湿、类风湿等。

现代药理研究有明显的抗炎、镇静、镇痛作用，能增加心肌血流量，对脑部缺血损伤有保护作用，有抗血栓、延长凝血时间、抗血小板聚集等作用。

（二十三）刘寄奴-忍冬藤

功效：活血通络，除痹止痛。

主治：脑梗死、癫痫、小儿惊风、痛经、闭经、风湿、类风湿等。

现代药理研究有广泛的抗菌作用，能促进白细胞的吞噬，有明显的抗炎及解热作用，能加速血液循环，促进血凝，改善心肌缺氧等。

（二十四）蜈蚣-地龙

功效：活血通络，除痹止痛。

主治：脑梗死、面神经炎、面肌痉挛、小儿惊风、风湿、类风湿等。

现代药理研究有明显的抗惊厥作用，能抑制结核杆菌及多种真菌，可舒张支气管，能改善微循环，降低血压，延长凝血时间，降低血黏度，有明显的抗炎、镇痛，且有增强免疫力等作用。

（二十五）珍珠粉-白及

功效：健脾养胃，制酸止痛。

主治：口腔溃疡、胃溃疡等消化道溃疡，反流性食管炎、胃酸等。

现代药理研究有缩短出血和凝血时间作用，对胃黏膜损伤有明显的保护作用，对胃及十二指肠溃疡有明显的保护作用，能促进疮面愈合，且有抑制人型结核杆菌，清除自由基，抑制癌细胞等作用。

（二十六）冰片-硼砂

功效：清热化痰，定惊止痫。

主治：口腔溃疡、癫痫、小儿惊厥等。

现代药理研究有保护皮肤及黏膜作用，有较强的镇静、抗惊厥、抗癫痫作用，有一定止痛、防腐作用，可不同程度抑制多种细菌、真菌等。

（二十七）重楼-六月雪

功效：清热解毒，凉肝定惊。

主治：脑梗死、多发性硬化、格林-巴利综合征、急性扁桃体炎、咽喉炎、癫痫、小儿惊风、牙痛，偏头痛，风湿性关节痛等。

现代药理研究有广谱抗菌作用，对于亚洲甲型流感病毒有较强的抑制作用，能抗炎、镇痛、镇静，镇咳、平喘，且有止血、抗肿瘤等作用。

（二十八）淫羊藿-巴戟天

功效：补肾壮阳，祛风除湿。

主治：脑梗死、多发性硬化、格林-巴利综合征、痴呆、阳痿遗精等。

现代药理研究有调高机体免疫力，增强多个内分泌系统分泌功能，促进蛋白质合成，调节细胞代谢，增加冠脉血流量，降低血压，抗骨质疏松等作用。

（二十九）当归-肉苁蓉

功效：补肾通经，润肠通便。

主治：脑梗死、多发性硬化、格林-巴利综合征、运动神经元病、便秘、阳痿遗精等。

现代药理研究有增强巨噬细胞吞噬作用，有激活肾上腺释放皮质激素的作用，能提高淋巴细胞转化率，能促进血红蛋白及红细胞的生成，保护心肌、改善心肌缺血等。

（三十）巴戟天-升麻

功效：温肾益气升阳。

主治：脑梗死、多发性硬化、高血压、胃下垂、脱肛、低血压等。

现代药理研究有解热、抗炎、镇痛、抗惊厥作用，能升高白细胞、抑制血小板聚集，有抑制平滑肌痉挛作用，有减慢心率，降低血压等作用。

（三十一）当归-天麻

功效：补肾平肝潜阳。

主治：脑梗死、多发性硬化、头晕、头痛、高血压等。

现代药理研究有降低外周血管阻力，降血压，减慢心率，抗炎镇痛、镇静，抑制血小板聚集及抗血栓，降血脂，增加冠脉血流量，降低心肌耗氧量，改善心肌缺血症状，促进血红蛋白及红细胞生成等作用。

第五章 诊余随笔

一、中医之和

“和”是宇宙的最基本原则。人身一小天地也，人身即一小宇宙，故“和”亦是认识人体生理、病理的最基本准则。

“和”在《黄帝内经》中的体现即阴阳的平衡和五行的生克制化。《素问·调经论》讲：“阴阳匀平，以充其形。九候若一，命曰平人。”《素问·生气通天论》讲：“凡阴阳之要，阳密乃固。两者不和，若春无秋，若冬无夏，因而和之，是谓圣度。”“阴阳匀平”“阴阳和之”即是阴阳平衡、和的状态。阴阳之间的这种平衡，是动态的平衡，即阴阳双方的比例是不断变化的，但又是稳定在正常限度之内的平衡，是动态的消长平衡，而非绝对的静态平衡。这种和的状态标志着人体平和健康；若这种“和”的状态被打破，轻者阴阳失衡，人就会生病，或胜，或衰，或虚，或实等，重者，即“阴阳离决，精气乃绝”，标志着生命的消亡。五行的生克制化是指五行之间的既相互资生，又相互制约，维持平衡协调，推动事物间稳定有序的变化和发展。而这种生克制化的状态，即是“和”的状态。若这种“和”的状态被打破，人体就会出现疾病，如肝郁克土，心肾不交等。“和”是《内经》的重要学术思想之一，是理解中医理论的一把钥匙，亦是认识人体生理、病理的一把金钥匙。

“和”亦是儒家的重要思想之一。通读《论语》就会发现，孔子甚为推崇“和”，认为做事情要不偏不倚，无过不及。如果能达到这种“和”的境界，就能成为孔子认为的“君子”。如其在论述文和质的关系时就体现了这一思想，子曰：“质胜文则野，文胜质则史，文质彬彬，然后君子。”（《论语·雍也》）这种不偏不倚、无过不及的中庸思想和我们中医治病的“和”的思想相一致。

“和”亦是马克思哲学的重要思想。“和”在马克思哲学中的体现即为对立统一规律和度的问题。对立统一看似为二，其实为一，没有对立就无所谓统一，没有统一就无所谓对立；对立寓于统一之中，统一寓于对立之中，对立统一相互联系、相辅相成，这种对立统一与中医的“和”的状态相似。当这种对立统一之间的关系被打破，即超过了度这个节点，出现失衡，在社会科学就会出现社会的动荡，在人体科学就会出现疾病。

“和”是古今中外的哲学家的共同认识，亦是指导中医学的重要哲学思想，亦是被临床实践反复证实的最重要的哲学思想之一。“和”贯穿于中医诊治疾病的全过程。如常人之脉为：寸关尺三部皆有脉，不浮不沉，不快不慢，不大不小，从容和缓。若这种平和之脉被打破，就会出现病态之脉，如细、沉、滑、洪等；而治病的过程就是恢复这种“和”的状态的过程，沉、细为虚需补，滑、洪为实需泻。“和”体现治的过程，就是方剂的配伍过程，即药物的升降浮沉、寒热温凉等要达到一种平衡。如临床上诊治的一个雷诺氏征：褚某，男，50岁，以“发作性右手指发白、麻木4年”为主诉就诊。现病史为：4年前无明显诱因出现右手食、中、无名指发作性麻木，苍白，天冷时易诱发，反复治疗效果不佳，近来发作频繁，平时双脚凉，腹部受凉时大便稀，舌苔薄白质红尖赤，脉沉弦细。患者四末出现问题，发作性右手指发白麻木，平时双脚凉，故中医诊病为厥证。辨证为：气血阴阳失和，气机升降乖戾不相顺接。治法为：补气养血，调理气机升降。处方为：葛根30g，黄芪30g，柴胡12g，升麻12g，川牛膝20g，络石藤30g，雷公藤25g，桂枝10g，人参20g，白术25g，当归25g，赤芍25g，巴戟天20g，山萸肉20g，全虫10g，僵蚕20g，五加皮25g。7剂，水煎服，日1剂，早晚分服。患者服药后发作性右手指发白麻木和双脚凉症状明显缓解，继守上方14剂而愈。这首处方的重要指导思想即“和”的思想，调理人体气机的升降，使其升降平衡，葛根、黄芪、柴胡、升麻为升，川牛膝为降，络石藤、雷公藤、桂枝为引经药。

中医治病的过程就是一个追求人体平和的过程，就是“修补”调理人体阴阳气血津液失衡的过程。

二、谈脑病病机四要

郑老勤求古训，博采众方，在继承前人诊治脑病经验的基础上，经过自己长期的临床实践，对脑病病机有了自己深刻的认识，并提出了脑病病机四要：虚、痰、瘀、风。

1.虚为病本。《素问遗篇·刺法论》云：“正气存内，邪不可干。”《灵枢·百病始生》曰：“风雨寒热，不得虚，邪不能独伤人。卒然逢疾风暴雨而不病者，盖无虚，故邪不能独伤人。此必因虚邪之风，与其身形，两虚相得，乃客其形，两实相逢，众人肉坚，其中于虚邪也，因于天时，与其身形，参以虚实，大病乃成。”郑老在临床实践中广泛地运用了这一理论，既用以说明疾病产生的根本原因，又作为脑病诊治过程中，使用扶正疗法的理论依据。郑老在多年的临床实践中认识到肾虚是许多脑病的发病基础，包括中风、眩晕、痴呆、痿证等。肺脾不足所致脑病亦不少见。故其在诊治中风、眩晕、痴呆等病时，辨证有肾虚时，偏于阳虚加入沙苑子、巴戟天、肉苁蓉、淫羊藿之属；偏于阴虚时加入山萸肉、枸杞子、黄精、女贞子之流；偏于肺脾气虚时加入黄芪、人参、党参、太子参等物；偏于脾虚时加入白术、茯苓、薏苡仁、砂仁等药。郑老认为在脑病的病机中以肺、脾、肾三脏虚损多见，其他脏腑虚损亦有，但总以辨证为要。

2.痰最复杂。郑老常说“百病皆由痰作祟”，“痰邪参与脑病发病中的多种机制”。足见郑老对痰这一病理因素的重视程度，而且侍诊时会发现郑老所开处方几乎方方都有化痰药，所以治痰这一学术思想几乎贯穿郑老诊治脑病全过程。痰在中风、眩晕、痴呆、痿证、癫狂、痫病、头痛等脑病的发病中起着重要作用。故郑老在诊治脑病时根据痰的轻重程度适量加入化痰药如半夏、茯苓、白芥子、炒葶苈子、泽泻、胆南星、节菖蒲、皂角刺等物，往往疗效显著。

3.莫轻视瘀。郑老认为现在一说患者是脑梗死就加入活血化瘀药，而不辨证，有失中医辨证论治的精神，这会局限活血化瘀药的应用范围，所以一定要注意有形之瘀和无形之瘀的关系。如脑梗死，外伤引起的头痛、眩晕，外伤或颅脑手术引起的癫痫等，这是有形之瘀；无形之瘀就要根据舌脉辨证，如有瘀血之人，舌往往暗紫、脉涩等。另外郑老应用活血化瘀药时善用破血消症药如水蛭、三棱、莪术等，特别是在中风和占位性脑病中最常用。

4.意象之风。郑老认为风在脑病的病机中最具意象性。《素问·脉要精微论》曰：“头者精明之府。”头居人体之最高位，法天为“清阳之府”。手、足三阳经在头面部相交接，督脉也上行至头部与手、足三阳经相合，故称“头为诸阳之会”。风为阳邪，易袭阳位。故不论是外风还是内风，侵袭人体常伤及上部头、面。故《素问·太阴阳明论》曰：“伤于风者，上先受之。”风性数变，风邪侵袭人体常发病迅速，如口僻；中风病的起病急骤如暴风之疾速，故名之为中风。风性主动，如肝阳化风的面肌痉挛，肝阳上亢化风的眩晕、颤证，肝风夹痰的痫病等。故郑师在治疗中风、口僻、面肌痉挛、痫病等脑病时，常用全虫、僵蚕、蜈蚣、地龙、牛黄等药息风止痉；天麻、钩藤、刺蒺藜等药平肝息风。用白芷、细辛、蔓荆子、藁本等药治疗风邪上扰头部的头痛。所以郑老认为无论内风还是外风，掌握风之意象思维对于脑病的诊治有一定的指导意义。

郑老在长期的脑病诊治临床实践中，对脑病病机有了自己深刻的认识，并高度凝练为“四要”，以期对大家脑病诊治实践有所帮助。

三、谈肿瘤治法

中医临证多年，所遇到的癌症不少，治疗效果明显的有，治愈的也有，失败的也有，但不论何种情况，都离不开郑老对癌症的认识作为治疗的基础。

癌症是如何形成的？西医有四大学说：病毒学说、炎症因子学说、精神学说、有基因学说。不论哪一种学说，都有一定的临床意义和学术意义。病毒可诱发癌症，这个大家都知道，如乳头瘤病毒可引发喉癌；肝细胞病毒可引发肝炎，然后逐步发展为肝硬化、肝癌；以及幽门螺杆菌感染、慢性胃炎、萎缩性胃炎、胃癌。炎症刺激学说，如肺部某一部位经常有慢性炎症刺激，时间久了，那个部位就容易引发肺癌。之前在肿瘤科遇到过一个常年打铁的铁匠，右肺肺癌，诉说年轻时候就是那个部位经常发痒且伴咳嗽，最终癌症的部位也是在那个地方，常年固定部位的痒、咳嗽，在现在看来就是长期的慢性炎症刺激。长时间的肝炎最终发展为肝癌也有炎症刺激的参与。精神学说，长时间精神压抑、郁闷的患者，容易患肝癌、甲状腺癌；经常脾气暴躁的人容易患胃癌。这些都是证明，且有很多实例。还有长时间压抑的患者容易血脂水平异常增高，这些都是情绪影响到了脏腑的正常功能，部分身体指标出现异常，以肝为主。

所有的这些例子，都证明了西医有关的癌症学说的有意义性，这些有意义的知识我们不能忽视，只要是正确的都拿来吸收，无所谓是中医的还是西医的，只要是人体医学的就可以，就算不是人体医学，动物医学也可以，只要对我们医学的发展有意义就可以吸收。

从西医来说，病毒为什么能感染人体，人体的抑癌基因为什么失效，人体的致癌基因为什么异常表达，这些都与人体的自我调控功能有关，自我调控功能失常了，这些功能也就紊乱了。而影响人体自我调控功能最大的一个系统，就是人体的免疫系统。免疫系统免疫能力下降，人体的抗感染能力就下降，就容易引起各种感染，就为癌症的发生奠定了第一步。感染之后就是免疫与感染的对抗，就是炎症反应，长期的疾病，会影响精神情绪，就是其情绪致病或加重病情，最后各种因素联合作用，诱发了癌症的发生。但不论过程如何，免疫系统免疫力的下降都是癌症发生的第一步，如果我们抵制了第一步，没有第一步，又如何发生第二步，又如何发生癌症？所以人体癌症的起因是免疫力下降引起的病毒感染，病毒感染到肺，就是感冒、肺炎、慢性炎症等；病毒感染到肝，就是肝炎，进一步发展到肝硬化、肝癌；病毒感染到胃就是胃炎、胃溃疡、萎缩性胃炎、胃癌等。免疫力低下不仅仅容易引发感染，还会导致身体自愈功能下降，身体不能及时自愈，不能自我修复就会产生多种变数。

从中医上来说，癌症发生的第一步就如同外感风寒，正如张仲景《伤寒论》所述：伤寒一日，太阳受之。若不治或治疗无效最后逐步发展至厥阴。只不过感冒为急性发病，病势急，病程短，邪气很快就会行经完成，最后自愈。而癌症则是因某些疾病治疗不及时或早期不治疗，由最初的病在太阳，逐步传经，最后发展至厥阴。并不是所有的“病在太阳”都是感冒。癌症在发生发展过程中，由最初的病在太阳逐步深入，病情加重的同时影响到身体气血津液的运行，导致局部气滞、血瘀、痰浊、湿、热等，进一步产生瘀血、痰、湿、热、毒，各种病理产物又相互作用，导致疾病向更深层次发展，最终到达厥阴。癌症发现之时，多已病在厥阴，或者说部分疾病发展至少阴层次或厥阴层次时才会变为癌症。而在所有的病理产物中，瘀血、痰浊最为重要，构成了癌症的有形之体，故治疗时当重用攻坚破瘀、化痰开窍药物，攻坚破瘀可使癌块缩小，化痰开窍可使经络、九窍通畅，保持气血通畅、神志正常，同时注意扶助正气。攻邪扶正，依据患者病情变化而调整各自比例，就可以保证攻邪不伤正，扶正不助邪。若治疗得当，疾病可由厥阴层次逐步退至少阴、太阴、少阳、阳明，最后到太阳。病始于太阳，病终于太阳。

四、漫谈中医治疗遗传性疾病思考

遗传病是临床上一大类疾病，很多慢性病如高血压、糖尿病、脑血管病等都有不同程度的遗传倾向。很多遗传病目前尚没有有效的治疗办法。中医能否治疗遗传病？中药在遗传病的治疗过程中到底能够起到多大的作用？这些问题，郑老师在临床上不断地思考、探索。经过长期的临床实践，郑老师认为中医中药能够部分改变遗传性状，减轻遗传病的病理发展过程，具有一定的优势。下面介绍一个比较典型的病例。

冯某，男，43岁，2007年9月28日以眼前出现异物伴双下肢无力4个月为主诉就诊。患者4个月前无明显诱因出现视野中出现异物，随后伴下肢无力，先后就诊于全国多所大型西医院，确诊为“伴皮质梗死和白质脑病的常染色体显性遗传性脑动脉病”（CADASIL）和“腔隙性脑梗死”。经治疗未见好转，近几日有加重迹象，为求中西医结合治疗遂来我院就诊。现症见眼前异物感伴双下肢无力，纳可，眠差，二便正常。既往体健。神经系统体检：左上肢肱二头肌腱反射（++），下肢肌力Ⅳ级，肌张力增高，膝腱反射（+++），巴宾斯基征（+）；右侧肢体肌力Ⅳ级，肌张力亢进，膝腱反射活跃（+++），巴宾斯基征（+）。影像学检查，头颅MRI提示：①双侧侧脑室旁、双侧豆状核、丘脑多发腔隙性脑梗死，部分为软化灶；②双侧侧脑室旁、放射冠、额颞顶多发白质脱髓鞘改变。电镜病理检查：动脉壁可见嗜锇颗粒。

中医诊断：痿证、青盲。

西医诊断：CADASIL。

治疗：黄芪30g，党参20g，仙灵脾30g，巴戟天15g，山萸肉20g，白术20g，女贞子20g，菟丝子30g，黄精30g，沙苑子30g，莪术25g，三棱15g，生山药30g，赤芍25g，葛根30g，全虫10g，川牛膝15g。日1剂，2次分服。中成药：大活络丹，参芪五味片，力补金秋等益气补肾、活血通络之品；参芪扶正注射液，参麦注射液，醒脑静等益气、醒脑之品。西药：甲钴胺，辅酶Q10，胞磷胆碱注射液，长春西丁注射液等。另：针灸推拿康复治疗。经治疗患者病情好转，于2007年10月13日出院。患者出院后，每周复诊1次，每日服中药1剂，以益气补肾，活血化瘀通络为主，随症加减；每半年注射免疫球蛋白1次；1年住院治疗2次。患者至今已治疗3年，除右足趾有麻木感觉外，余无不适，精神气力足，工作能力良好。

CADASIL（cerebral autosomal dominant arteriopathy with subcortical infarcts and leukoencephalopathy)即是常染色体显性遗传病合并皮质下梗死和白质脑病。伴有皮质下梗死和白质脑病的常染色体显性遗传性脑动脉病，是一种遗传性小动脉疾病，位于19号染色体上的*Notch3*基因突变所致的遗传性脑小血管疾病，表现为皮质下缺血事件，并导致进行性痴呆伴假性球麻痹。主要临床表现有：①多在35~45岁发病，多无高血压史，常有家族史；②患者反复出现TIA，皮质下梗死及腔隙性梗死的症状体征，可伴有头痛、痴呆、假性球麻痹、抑郁和尿便失禁；③CT或MRI显示皮质下或脑桥的梗死灶；④脑或者皮肤活检可见特征性血管壁变厚，血管平滑肌中层细胞嗜锇颗粒沉积，检测基因突变可以确诊。1977年Sourander与Walinder描述了一种家族遗传性的非动脉硬化性、非淀粉样变脑血管病，临床上以中年起病，反复发作缺血性脑卒中，渐出现多发性脑梗死及痴呆为特征，缺乏脑血管病的主要危险因素，作者将此病命名为遗传性多梗死痴呆(hereditary multi-infarct dementia)。在1977—1994年，数宗报道均描述了9个欧洲家系的一种常染色体显性遗传疾病，可致卒中和痴呆。1993年Bousser等在法国巴黎召开国际专题讨论会上，将此病命名为伴有皮质下梗死和白质脑病的常染色体显性遗传性脑动脉病（CADASIL）。2000年谢淑萍等首次报道了我国一家系中的4例CADASIL，之后国内陆续有CADASIL的病例报道，但为数不多。有关中医治疗本病的报道更少。本患者经过3年多的治疗，临床症状已明显改善，生活自理，说明通过长期的中药干预治疗，患者的某些遗传性状可以改变，中医中药在某些遗传性疾病的治疗方面具有一定的潜在优势，值得进一步研究、总结。

五、浅谈“阳气入内则寒，阳气外出则热”

前段时间治疗一患者，长时间大便困难，腹胀，食不进。考虑气滞则胀，气不降则胀，遂以降气为主要治法。药物：大黄10g，厚朴15g，甘草10g，清半夏10g，旋覆花15g，代赭石15g。服药1剂，大便通少许，量不多，但胃口大开。诉第一次服药后5分钟即自觉背部发凉，怕冷。后依据变症调方，瓜蒌30g，厚朴15g，枳实15g，陈皮10g，桂枝10g，羌活15g，葛根15g，半夏10g，当归15g，党参15g。服药1剂，大便通畅，排出大量宿便，身体轻松，背部发凉消失。后又调方，党参50g，黄芪50g，猪肉排骨炖汤，喝汤吃肉。大便日1次，排便顺畅。

此病例中有几个问题需要弄清楚。

患者以大便困难，腹胀，食不进为主症，服药后大便通少许，量不多，说明此方通大便的治法错误，但服药后仍通少许是大黄的功劳。患者服药后虽排便问题没有解决但胃口大开，说明了之前饮食不进的主要病机为胃气不降，今用降气治法正合其病机，故服后即胃口大开。

诉第一次服药5分钟后即觉背部发凉明显，手脚凉，怕冷。第一剂药以降气为治法，降气主药为旋覆花、代赭石、大黄。《素问·疟论》曰："阴阳上下交争，虚实更作，阴阳相移也。阳并于阴，则阴实而阳虚，阳明虚则寒慄鼓颔也；巨阳虚，则腰背头项痛；三阳俱虚，则阴气胜，阴气胜则骨寒而痛；寒生于内，故中外皆寒。"《素问·疟论》中说到，阳并于阴，则阴实而阳虚，引发寒的症状。患者服用药物后背部发凉，手脚凉，怕冷，这是太阳、阳明、少阳阳气入阴的结果。方中大黄、厚朴、半夏主入阳明胃，旋覆花主入肺卫，代赭石平肝潜阳入少阳与厥阴可带阳入阴。所以说：阳气入阴则寒，阳气出阴则热。细思我们睡醒之时身体体表渐热，入睡之时身体体表渐冷即是如此。不寐患者，阳不入阴为基本病机，可考虑引阳入阴，代赭石必用。

根据患者第一次服药反应，调方。第二剂药立方宗旨：通便不用大黄，以宽肠理气为主导思想治便秘。考虑前方降气药引起背凉等，背凉以太阳经为主，故加入桂枝、羌活行背部之阳，葛根提升气机对抗降气过甚。又以党参、当归调补气血，党参健脾，当归润肠，共同促进肠胃功能恢复正常。服药1剂诸症状消失。

结论：通过此病例得出的部分知识点有几个。

治法决定方向，方向决定药物，药物决定功效，功效决定结果。药物的作用方向在处方中非常重要，对处方的功效起到决定性作用。所立的治法正确，依据治法选择的药物才正确，药物的作用方向对人体才没有损伤。所立治法错误，或者考虑不全，所选药物必然对人体有损伤。

气的引导。阳气入阴则寒，阳气出阴则热。人体的功能由气决定，气可内可外，可上可下，可横行可纵贯，中医治病的主要思想之一就在于调气，通过气的引导来治疗疾病。经络是气血运行的通道，所以针灸可以调气而治病；中药具有气的偏性，所以中药也可以通过调气而治病；推拿可以通过手法导引人体气的运行，所以推拿可以治病；情绪更是影响体内气的运行，所以调节情绪也是治病的一种方法。各种治法有效的内在因素，都是因为在治疗过程中影响到了气的运行，所以有效。所以，调气是中医治病的主导思想之一，而气的引导是具体的治疗方法。认识人体气的运行就是认识中医的生理学。

所谓用药如用兵，有兵就有将。兵性不动，将性引导。这里的"将"就是偏性比较大的药，“兵”就是偏性比较小的药。过寒、过热、偏上、偏下等都是偏性，属将；性平、味淡、守而不走都属于平性药，属兵。在正确的认识人体气机运行的前提下，合理地调兵遣将，即可起到治疗作用而不伤及人体。中药服用后的不良反应都是不能合理运用药物和药量的结果。

六、浅谈中医动态观

郑老认为运动是物质的属性，宇宙的特性；人类也具有物质性，是宇宙的一部分。故运动也是人的属性，我们就应该动态地看待人的生理病理的演变过程。

郑老号太行道人，比较推崇道家的哲学思想。郑老认为道家思想是中国传统文化的重要组成部分，对中医学的思维方法和理论内容的形成产生了深远的影响。《道德经》的第四十二章说：“道生一，一生二，二生三，三生万物。”道混沌而成，先天地生，生一为从无到有，有一生阴阳二气 ，阴阳交合而生成和谐之气，然后化生万物。道家这种万物演变的学说充分体现了一种动态观念，道具备运动的属性；人作为道生成的万物之一，故人的生命状态无时无刻不是处于一种变动状态。正如朱丹溪所云：“天主生物，故恒于动，人有此生，亦恒于动。”故我们就应该用动态的眼光看待人体生命的过程和病理的演变规律。

《黄帝内经》是中医理论的奠基之作。动态观念亦是《黄帝内经》的重要学术思想之一。《黄帝内经》认为，任何事物，包括整个自然界和人体，都处于永恒的运动变化之中。《素问·六微旨大论》曰：“出入废则神机化灭，升降息则气立孤危。故非出入，则无以生长壮老已；非升降，则无以生长化收藏。是以升降出入，无器不有。……故无不出入，无不升降。”《素问·六微旨大论》曰：“夫物之生从于化，物之极由乎变，变化之相薄，成败之所由也……成败倚伏生乎动，动而不已，则变作矣。”根据这一原理，我们在认识人体生理、病理时，也必须一切从动态出发，在运动中把握生理变化和疾病的发展规律，才能全面准确地认识人体的生理病理变化，进而正确指导养生和治疗。

马克思主义哲学亦认为，世界的本原是物质，不仅自然界是物质的，人类社会也具有物质性，世界的真正统一性在于它的物质性，世界是物质的，而物质是运动的，运动是物质的存在方式和根本属性。物质世界的运动是绝对的，而静止是相对的。这种动态观念对于理解人体生理病理的相对稳定性和绝对变化性有一定指导意义。

动态观念是哲学共识，若动态观念只是停留在理论水平，将会形成形而上学，只有用于指导中医认识人体的生理变化和疾病诊治才具有现实意义。

用动态观念观察生命过程不同阶段的生理、心理特点，对于深入研究生命的规律、指导养生防病及疾病的诊治具有重要的指导意义。如《灵枢·天年》曰："人生十岁，五脏始定，血气已通，其气在下，故好走。……九十岁，肾气焦，四脏经脉空虚。"又如《素问·上古天真论》云："丈夫八岁，肾气实，发长齿更。……七八肝气衰，筋不能动，天癸竭，精少，肾脏衰，形体皆极。八八，则齿发去。"

用动态的观念去总结疾病的病机演变规律更是中医的特点。如六经辨证、卫气营血辨证、三焦辨证等。如《伤寒论》第186条："本太阳初得病时，发其汗，汗先出不彻，因转属阳明也。伤寒发热无汗，呕不能食，而反汗出濈濈然者，是转属阳明也。"又如《温热论》曰："大凡看法，卫之后方言气，营之后方言血。在卫汗之可也，到气才可清气，入营犹可透热转气，如犀角、玄参、羚羊角等物，入血就恐耗血动血，直须凉血散血，如生地、丹皮、阿胶、赤芍等物。否则前后不循缓急之法，虑其动手便错，反致慌张矣。"

用动态的观念指导疾病的治疗亦是中医的特色。如妇科的"少年治肾，中年治肝，老年治脾"。儿科的麻疹治疗分期：初热期宣肺透疹为主；见形期治以清热解毒，佐以透疹；收没期治以甘寒养阴清热为主。治疗多发性硬化的前期应以毒邪实为主，治应重在祛邪解毒佐以补肾健脾；治疗中期扶正祛邪兼顾；治疗后期以扶正为主，祛邪为辅；等等。

动态观念是中医重要的学术思想之一，贯穿于我们认识人体生理病理、疾病的诊治、养生康复的全过程。我们不仅要用动态的观念学习中医的理论内容，还要用动态的眼光看待中医的发展问题，敢于怀疑古人的理论，敢于创新，只有这样中医学才能生生不息，发展壮大。

七、中医与科学

自从西医引入东方以来，有一个问题就一直困扰着我们，而且可以说成了中医的软肋，甚至是中国文化的软肋，每每被人提到都让人感觉到无法回答，这个问题就是“中医科学不科学？”或者说“中医就是伪科学”。类似的问题每隔几年都要被重提一次，而且每次都会引起大部分同行的关注和讨论，最后的结果总是中医师们无法说明中医科学，弄得好像“科学不科学？”确实成了中医的软肋，突破不过去就得不到外人的承认，甚至自己也不承认。遇到这种问题我一般不会去讨论，那些连中医科学不科学还没弄清楚的人只能说明离真正地认识中医还差得很远。今天借此机会就讨论一下中医科学的问题，以期更多的同行能心有明悟。

要弄清楚中医与科学的关系，只需要弄清楚几个名词的概念和相应的范围就行了，这几个名词就是：真理、科学、科技、道、阴阳。每一个名词都有它的概念范围，概念范围明确指出了它的管辖范围和作用范围，若概念范围都弄不清楚就参与讨论，只能说明自己都是糊里糊涂，还参与什么讨论，自己都不明白，还指望把别人说明白？这是不可能的事情。

真理、科学和科技，这三个词汇是西方知识体系的专有名词，道和阴阳是东方知识体系的专有名词。这个必须要知道，而且要明确地分清楚。

东方知识体系中，中国传统文化到民国甚至是清朝末年就已经止住了，后来的这几十年已经不在传统文化范围之内。如果大家在脑中细想一下东西方的区别就会发现，两者的思维认识从最开始就不同。中国人的认识永远是尚古的，崇尚古人的智慧、古人的道德风气、古人的世界认识；而西方的认识永远是尚今的，他们永远在推翻自己过去的认识，利用时代的进步来扩大自己的认识。中国人的尚古思维就决定了中国人在不断地完善古人的认识，使古人的认识更全面，能解释世界的方方面面，所以中国人是永远在给古人打补丁，看哪里漏了赶紧打一个补丁，最后补得比较全面了，就形成了中国传统文化和中国式的思维认识。而西方的思维决定了他们以不断推翻前者为荣，当然前提是他们提出的东西要比前人更合理、更科学、更客观，这样才会被西方学术界认同。中国人对真理有一个专有名词就是道，道就是中国人的真理，阴阳就是中国人追求道、探索道的一种手段。而真理这个词汇是西方的专有名词，西方人也在追求真理，他们是通过探索客观的物质世界来探索真理，在探索真理的过程中他们发现了一些规律，如牛顿观察苹果落地，发现了万有引力，发现的这些规律就是科学，但是科学不是真理，因为大部分科学最终被证实都有瑕疵，真理是没有瑕疵的。科学只是探索真理、追求真理过程中的一种知识产物，西方人运用他们发现的科学知识发明出了一些器械的制造技术，这些技术就是科技。科技是科学的应用，如灯泡、蒸汽机、现在的各种日常工具的发明制造。西方人用他们发明的工具来服务社会，探索客观世界，提高人们的生活水平，并利用高精尖的科技继续探索真理，产生科学，然后继续转化科学为科技生产力，如此循环不休；西方对世界的认识也在不断地深入，甚至深入宇宙。而中国人通过阐述阴阳的变化来认识世界，并不断把世界万物纳入阴阳之中。

由此可见，不管是东方知识体系还是西方知识体系，都是人们认识世界过程中的一种产物，都是人们追求道和真理过程的一种产物。都是在认识同一种物质，只不过切入的角度不同，提出名词的名称不同，但本质内容、最核心的内容却是相同的。一杯水，从再多的角度去研究，最终它还是水，只不过解说的方法不同。西方说它就是两个氢离子、一个氧离子，中间有化学键连接，化学键中储存有能量；东方说水性属阴，但阴中有阳。水卦象为坎，上下为阴，中间为阳，为阴中有阳。二阴一阳可以理解为两个氢、一个氧，也可以理解为物质和能量，氢氧为物质，化学键为能量。可见，虽切入角度不同、解释不同，对于物质本质的认识却是相同的。

中国的道等同于西方的真理，中国用阴阳探索道，西方用科学和科技探索真理。道与真理是同一层次，阴阳五行与科学是同一层次，中医依据阴阳五行提出的各种治则治法与科技为同一层次，都为应用技术。中国是尚古思维，西方是尚今思维。但不论哪一种思维，道和真理都是一个无解的问题，只是一种假设的存在。就像万有引力公式里的k，这个k是假设的，谁也不知道k是什么。还有质能守恒公式里面的k值，还有爱因斯坦相对论公式里面的那个k，这个k都是提出来的一个假设存在。东方和西方都提出了这个假设，道和真理，可这个假设到底存在不存在，谁也不知道。

说了这么多，如果还是不明白中医到底科学不科学，那我就实在无话可说了。首先，提出中医科学不科学本身就是一个错误的命题，因为科学是西方知识体系的专有名词，它的概念范围和作用范围不能涵盖中医这个东方知识体系的专有名词，名词的作用范围扩大化，是不严谨、不科学的表现。其次，上面已经解释清楚，虽然两个知识体系的认识角度不同，对同一问题给出的解释不同，但是两个体系对同一物质本质的认识是相同的，也就是最深层、最核心的认识是相同的，只不过很多肤浅的人不理解罢了。个人不理解，不代表它不存在。你不理解或理解不到是你的问题，请不要因为你不理解就说什么中医不科学。

八、《黄帝内经》养生思想述评

《灵枢·师传篇》曰："人之情，莫不恶死而乐生。"从古至今人类寻求养生长寿之道从未间断过。欲得长生，必究养生。《黄帝内经》首论中医养生之道。《内经》对抗老养生的理论与实践都很丰富，对养性摄生颇具真知灼见，试归纳为以下十五个字：勤运动、畅情志、慎起居、节饮食、适环境。

1.勤运动。中医理论向来重视劳动与运动对养生的重要意义，而且创造了多样的运动，古称导引与按跷。《内经》对能"尽终其天年"的人，曾重点指出"和于术数"的重要意义。所谓"术数"，据王冰注："术数者，保生之大论。"即指各种养生之道，也包括各种锻炼身体的方法在内。《素问·异法方宜论》即有"导引按跷"之称，据王冰注："导引，谓摇筋骨，动支节；按，谓抑按皮肉；跷，谓捷举手足。"所以，导引为主动运动，以骨骼肌的运动为主，如适当的劳动、行走、打五禽戏、打八段锦、打太极拳等。按跷可以为被动运动，需要借助他人之力，使他的肌肉与关节等发生运动，包括现代的推拿、按摩等，主要用在治疗各种疾病。

2.畅情志。《内经》非常重视人的情志活动与身体健康的关系。提出七情为致病的重要因素之一。《素问·上古天真论》在总结上古时代长寿人的经验时，就指出要"无恚嗔之心，……内无思想之患，以恬愉为务"；若是"不时御神，务快其心，逆于生乐"则"半百而衰也"。因此，《内经》强调在养生锻炼的时候，不仅要练形，而且要练神。《素问·痹论》曰："静则神藏，躁则消亡。"就是说，人能保持神志安宁，性情舒畅，即能少生疾病，身体健康；即使有病，亦较易治，以神能收藏之故；反之，神不藏而躁动，自属危殆。《素问·四气调神大论》也说要做到“以使志生”“使志勿怒”“使志安宁”。《内经》对发病的理论中非常重视内伤“七情”的作用。《素问·阴阳应象大论》曰“怒伤肝”“喜伤心”“思伤脾”“忧伤肺”“恐伤肾”。无病时可因情感活动过激而致病，患病后又可因情感刺激而加重病情。《素问·玉机真脏论》曰：“忧恐悲喜怒，令不得以其次，故令人有大病矣。”因此《内经》中一再指出：“喜怒不节，寒暑过度，生乃不固”，反复强调“和喜怒”是智者养生之道。《内经》指出养性可以长寿。《素问·灵兰秘典论》曰：“心者，君主之官也，神明出焉……故主明则下安，以此养生则寿。”《内经》还提倡“恬淡虚无”“清心寡欲”。这种养性有助于排除私心杂念，不患得患失，不慕虚荣，使心胸开阔，以此而健身长寿。

3.慎起居。《内经》上古长寿人的经验之一就是“起居有常”。如果“起居无常”，使将“半百而衰也”。起居方面，首先是作息制度，也就是劳与逸的结合，必须有劳有逸。过劳过逸都是养生之大害。《内经》告诫，“不妄作劳”，否则过度劳倦，便会引起疾病。因此，《内经》将“劳倦内伤”作为一个重要的病因。但是，“不妄作劳”并非什么都不做，古人也提倡“常欲小劳”。

《内经》非常重视阴精在人体生长、发育、繁殖、延年中的作用，指出：“阴精所奉其人寿。”强调养生宜节制房事，固护阴精。《灵枢·邪气脏腑病形篇》曰：“若房劳过度则伤肾。”过度的性生活往往引起疾病。历代医家无不强调节欲、戒色欲，无不指出房劳过度对人体健康所造成的危害。《素问·上古天真论》曰：“醉以入房，以欲竭其精，以耗散其真，不知持满，不时御神，务快其心，逆于生乐，起居无常，故半百而衰也。”

4.节饮食。《内经》谈到上古之人“尽终其天年，度百岁乃去”的经验之一，就是“食饮有节”。要求吃饭时间要有规律，不过饥过饱，不过冷过热，食物的种类与调和要合理、不偏嗜等。若不节饮食，便将产生疾病。《灵枢·五味论》对不按时进餐所造成的影响说：“故谷不入，半日则气衰，一日则气少矣。”过饥过饱也会对身体造成危害。《素问·痹论》：“饮食自倍，肠胃乃伤。”若是经常多食肥甘厚味，便令人生内热，甚至引起痈疽疮毒。《素问·生气通天论》曰：“膏粱之变，足生大疔。”饮食偏嗜也会影响健康。《素问·生气通天论》曰：“是故味过于酸，肝气以津，脾气乃绝；味过于咸，大骨气劳，短肌，心气抑；味过于甘，心气喘满，色黑，肾气不衡；味过于苦，脾气不濡，胃气乃厚；

味过于辛，筋脉沮弛，精神乃殃。”同时，指出调和五味对人体健康的作用。《素问·生气通天论》曰：“是故谨和五味，骨正筋柔，气血以流，腠理以密，如是则骨气以精。谨道如法，长有天命。”

5.适环境。《内经》提出的“天人相应”学说，就是专门研究人与自然的关系。“天人相应”学说指出：自然界存在着人类赖以生存的必要条件，因此人离不开自然环境。要维护正常的活动，就必须与之相适应；否则，将引起疾病，影响寿命。《素问·四气调神大论》曰：“阴阳四时者，万物之终始也，死生之本也。逆之则灾害生，从之则苛疾不起。”

自然界是人类生命的源泉。《素问·宝命全形论》指出：“人以天地之气生，四时之法成。”《素问·六节脏象论》曰：“天食人以五气，地食人以五味。”人类就靠天和地提供的各种物质而生活。同时指出，人随着自然气候的变化而产生相应的适应性改变。《灵枢·岁露》曰：“人与天地相参也，与日月相应也。”由于祖国医学很重视人与自然环境的关系之研究，所以形成了独特的因时、因地、因人制宜的防治疾病的原则，构成整体观念的重要部分。

《内经》的养生学术思想，不仅对于继承、发扬和完善中医养生学有着深远的意义，而且对当今人们的强身延年也具有一定的指导作用。

第六章 养生杂谈

一、谈治未病

治未病思想是中医学的重要组成部分，也是中医学的精髓之一。近年来针对治未病的研究蓬勃开展，方兴未艾，呈现出欣欣向荣的良好局面，取得了可喜的成绩。

《素问·四气调神大论》“是故圣人不治已病治未病，不治已乱治未乱，此之谓也。夫病已成而后药之，乱已成而后治之，譬犹渴而穿井，斗而铸锥，不亦晚乎”，《金匮要略·脏腑经络先后病脉篇》“见肝之病，知肝传脾，当先实脾”，清代温病学家叶天士根据温病的发展规律和温邪易伤津耗液的特点，提出“先安未受邪之地”等都是治未病思想的经典论述。《光明日报》在2010年曾根据唐代医家孙思邈提出的“上医医未病之病，中医医欲病之病，下医医已病之病”，将疾病分为“未病”“欲病”“已病”三个层次。

“未病”是健康，未病态，即人体处于没有任何疾病时的健康状态；“欲病”是欲病未病态，即体内病理信息隐匿存在的阶段，或已经具有少数先兆症状或体征的小疾小恙状态，但尚不足以诊断为某种疾病；“已病”是已病未传态，即人体某一脏器出现了明显病变，根据疾病的传变规律及脏腑之间的生理、病理关系，病邪可能传入其他脏腑，但病邪尚局限在某一脏腑未发生传变的状态。因此，“治未病”就针对以上三个状态发挥相应作用。

一是未病养生，防病于先：指未患病之前先预防，避免疾病的发生。这是医学的最高目标，是健康未病态的治疗原则，也是一名高明医生应该追求的最高境界。二是欲病施治，防微杜渐：指在疾病无明显症状之前要采取措施，治病于初始，避免机体的失衡状态继续发展。这是潜病未病态的治疗原则。三是已病早治，防止传变：指疾病已经存在，要及早诊断、及早治疗，防其由浅入深，或发生脏腑之间的传变。这是欲病未病态、传变未病态的治疗原则。

郑老在长期的临床实践中对于“治未病”思想积累了丰富的经验和临床体会，也提出了一些独到的见解并身体力行，现将郑老“治未病”思想做一简要阐述。

1. 突出“肾”功能在治未病中的重要地位

阴阳平衡、气血和顺、脏腑气化功能正常是保持健康的重要基石，这其中尤以“肾”功能正常为至关重要。肾为先天之本、生命之根，人体生命的孕育，身体的发育、成长、衰老等过程与肾的关系至关密切，肾的生理功能正常对于维持五脏六腑的功能活动、气血的正常运行、阴阳平衡状态等至关重要。

中医认为，肾脏具有三方面的作用。①肾为先天之本，寓元阴元阳：先天之本是指人立身之本，“人始生，先成精”，而肾藏精，故肾为先天之本。元阴是指阴精，元阳是指元气，元阴元阳在人的生命活动中——从孕育成形到发育壮大过程中起着决定性作用。②肾藏精，主生长发育：肾主藏精，以气为用，关系着人的生长发育。肾气盛衰直接关系到人的生长发育，乃至衰老的全过程，也关系着人的生殖能力。在整个生命过程中，正是由于肾中精气的盛衰变化，而呈现出生、长、壮、老、已的不同生理状态。人从幼年开始，肾精逐渐充盛。到了青壮年，肾精进一步充盛，乃至达到极点，体壮实，筋骨强健。而待到老年，肾精衰退，形体也逐渐衰老，全身筋骨运动不灵活，齿摇发脱，呈现出老态龙钟之象。打个比方，假使人是棵大树的话，肾就像大树的树根一样，根深方能叶茂，同样道理，肾好身体才好。③肾主气化：气化指气的运动变化，主要指气的升降出入，是人体生理功能和新陈代谢的表现形式。如有形之物质可转化为无形之功能，无形之功能亦可转化为有形之物质的形气转化，《素问·阴阳应象大论》说：“味归形，形归气，气归精，精归化，精食气，形食味，化生精，气生形。”有形之质的精血转化等。气化也指脏腑的具体功能，如三焦对液体的调节功能称“三焦气化”，膀胱的排尿功能称“膀胱气化”等。肾主气化是肾脏生理功能的高度概括，是保持脏腑功能、气机升降出入正常的重要保障。反之，将出现头晕、精神不振、健忘、身困乏力、行走缓慢、腰膝酸痛等症状。下面给大家介绍几种提高“肾”功能的几种方法。

（1）经常按摩涌泉穴是提高“肾”功能的重要法宝。

涌泉穴在人体足底部，位于足前部凹陷处第2、3趾趾缝纹头端与足跟连线的前三分之一处，为全身俞穴的最下部，乃足少阴肾经的井穴。《黄帝内经》中曾说：“肾出于涌泉，涌泉者足心也。”意思是说：肾经之气犹如源泉之水，来源于足下，涌出灌溉周身四肢各处。所以，涌泉穴在治未病方面显示出它的重要作用。讲一个故事来说明：北宋大文学家苏东坡不仅精通文理，也深谙养生之道，搓擦脚心涌泉穴是他每日必做的功课，所以虽年逾花甲仍然精力旺盛。据记载：有一次，苏东坡到山中去拜会他的佛门好友佛印，在山中与好友谈天说地，酌酒吟诗，不知不觉已过半夜，无法回城，只好下榻寺里歇宿。就寝前苏东坡脱去衣帽鞋袜，闭目盘膝而坐，先用右手按摩左脚心，再换左手按摩右脚心。睡在对面床上的佛印见状，便打趣道："学士打禅坐，默念阿弥陀，想随观音去，家中有老婆。奈何？"苏东坡按摩完脚心，睁开双目笑着说："东坡擦脚心，并非随观音，只为明双目，世事看分明。"东坡居士所按摩脚心正是涌泉穴的所在，他称此法能使人面色红润、腿脚轻快、不染疾病，所以日常总把它当作一门功课来做。对于按摩涌泉穴的好处，有歌诀云："三里涌泉穴，长寿妙中诀。睡前按百次，健脾益精血。能益精气神，呵护三宝物；识得其中趣，寿星随手摘。"可见，经常按摩涌泉穴，可以使人肾精充足、耳聪目明、乌发秀泽、精力充沛、轻健有力。因此，常按涌泉穴是补肾的重要方法。一般按摩涌泉穴的方法：端坐于椅子上，先将右脚架在左腿上，以右手握着脚趾，再用左手掌摩擦右脚心的涌泉穴，直至脚心发热。再将左脚架在右腿上，以右手掌摩擦左脚心的涌泉穴，也是摩擦到脚心发热为止，每次10~15分钟。或者，每晚睡前盘腿而坐，用双手按摩或屈指点压双侧涌泉穴，以该穴位达到酸胀感觉为度，每次50~100下。也可以采用涌泉贴膏法：在《清太医院配方》一书中，载有"延年涌泉膏"之防病保健方：杜仲、牛膝、熟地、附子、续断、甘草各60g，生地、小茴香、菟丝子、天麻各15g，雄黄、木香、丁香、乳香、没药各6g，麝香0.6g。用香油1500g，将前12种药熬枯去渣，入铅丹收膏，再加入丁香、乳香、没药、麝香等搅拌成膏，制成膏贴，每晚贴双侧涌泉穴；或者用吴茱萸研粉适量，用米醋调和成糊状，每晚用创可贴贴敷双侧涌泉穴。

（2）修身养性是保养"肾"功能的主要方法。

当今社会，新生事物层出不穷，大千世界，各种诱惑纷繁多样。抵挡住各种诱惑（包括物质的和精神的），在任何情况下都能够保持淡定从容是保养"肾"功能的主要方法。

《素问·上古天真论》中说："恬惔虚无，真气从之；精神内守，病安从来？是以志闲而少欲，心安而不惧，形劳而不倦。气从以顺，各从其欲，皆得所愿。故美其食，任其服，乐其俗，高下不相慕，其民故曰朴。是以嗜欲不能劳其目，淫邪不能惑其心。愚智贤不肖，不惧于物，故合于道。所以能年皆度百岁而动作不衰者，以其德全不危故也。”恬惔虚无、心平气和能够使精神保持专一，不易为身外之物而扰动心神，脏腑之精尤其是肾精可得以有效保持而功能正常。要达到“恬淡虚无”的境界就需要清心寡欲，要静，保持一种平和的心态，要用平和的心态来对待身边的事物，上了年纪更应如此，这点是很重要的。

郑老修身养性比较好的方法就是坚持书法书写，以字会友，谈天说地，谈古论今，谈笑风生。上午忙完紧张的门诊工作，下午经过短暂的午休后，即进入书房挥毫泼墨，时常与志同道合之士在一起交流。

书法是中国一门古老而有特色的艺术形式，它能够启迪人们的心灵，提升人们的品德修养和道德情操，承载了传统文化的内涵，表现了我们民族的审美意识，是中华民族聪明才智的集中表现。书法是最能代表中国传统文化的国粹，它具有简约的形式与丰富的内涵。它以简驭繁，简约中蕴含无限的丰富性，充分体现出“道生一，一生二，二生三，三生万物”的中国传统的哲学思想，典型地代表着东方文化的特色，凸显着东方人的思维形式。那一幅幅浓淡相间、铁画银钩、纵横交错、满纸烟云的书法作品，简直就是人生命运的真实写照。在创作者的心中，那黑白相间、张弛有度、逶迤而出的就是人生的轨迹。打开心灵之窗，走进那一幅幅风格各异的书法作品，除了可以领略作者的志趣追求外，还可以听到命运的阵阵呐喊。“平心静气看浮尘，修身养性忘物我”。书法以它的永恒、自然、禅意、玄妙和神秘影响着中国一代代人。一壶茶、一本书、一张纸、一支笔，让很多人品味了人生的富足而又与众不同的快感。学习书法讲究平心静气且循序渐进而戒心浮气躁及好高骛远，还要广泛地吸取大自然和人类社会生活中的美好事物，融入书法实践中。同时，书法历来讲究“字如其人”“心正则笔正”。如颜真卿的书法享有如忠臣义士、有凛然正气的评论。人书合一，体现出书法修养对个人品德情操修养的重要作用。

2.“道法自然”“顺势而为”是保持健康状态的重要法则

中医强调人和自然界的协调统一，适应自然、顺应自然才能和自然界息息相通，五脏六腑功能才能运行正常，老子在《道德经》第二十五章中曾说：“人法地，地法天，天法道，道法自然。”人的生命活动和自然界的运动规律是一致的，人的生长壮老已和自然界的生长化收藏是一脉相承的。要想保持一个健康的体魄，就需要顺应自然界的变化“顺势而为”，保持一种自然而然的状态，而不是违反自然界的规律。

当前，随着社会的进步，人民的生活方式在改变，饮食没有规律，过食肥甘辛辣，烟酒过度，经常熬夜加班加点工作，导致很多人尤其是年轻人处于亚健康状态，经常头晕、头痛、失眠、身困乏力、精力不集中、健忘等，甚至猝死。近些年来，很多名人都是因为过劳离开人世的，比如著名小品演员高秀敏，央视著名足球评论员陶伟，凤凰网前总编辑、IT界精英吴征，年仅34岁的天涯论坛副主编金波，等等。

“道法自然”强调的是无为而治，顺应自然规律“顺势而为”，而不是碌碌无为，什么事情都不做。比如青少年时期是人体身心发育的时期，人体的阳气比较旺盛，就可以利用阳气的生发、温煦、推动作用，适度增强一些学习负荷和体育运动，摄入一些高蛋白食物，以促进智力和身体的健康发展；到壮年时期，人体的阴阳开始出现明显的变化，阳气在逐渐减少，阴气在逐渐增加，人体的内平衡很容易出现紊乱状态。这个时期要特别注意保持阴阳平衡，减少肥甘辛辣和烟酒的摄入，适度增加蔬菜、水果的摄入，保持旺盛的精力干好本职工作，但不要经常熬夜暗耗心血，适度运动而不能大运动量活动。《素问·宣明五气篇》中所说的“久视伤血，久卧伤气，久坐伤肉，久立伤骨，久行伤筋，是谓五劳所伤”正是指壮年时期所容易出现的情况，需要引起高度重视。人到老年，阴阳俱衰，五脏六腑功能低下，尤其是元气不足，这个时期要时时顾护阳气，不要过分发泄，适寒温、八成饱、适当工作、发挥余热，这样，才能达到阴阳平衡、延年益寿的目的。

3. 平衡膳食是健康长寿的基本途径

关于饮食养生的话题目前在各种电台、电视台等媒体上报道的比较多，鱼龙混杂，很多老百姓无所适从，不知道该如何是好。中医强调一种中和的思想，一种平衡的思想。也就是说，无论做什么都不要太过、不及。比如，大家都知道运动是健康的生活方式，尤其是对于高血压、糖尿病患者来说。很多人都采取超负荷的运动量，每次跑步几十里，骑自行车每天上百里等，结果一段时间下来，骨关节出问题了，反而限制了进一步的运动。饮食也是一样，一定要平衡饮食，五味搭配，粗细搭配，荤素搭配，阴阳搭配，只有这样才能保持五脏功能活动正常，身体轻健，健康长寿。

《素问·脏器法时论》中有这样的记载：“毒药攻邪，五谷为养，五果为助，五畜为益，五菜为充，气味合而服之，以补益精气。”《素问·五常政大论》中亦说："谷肉果菜，食养尽之，无使过之，伤其正也。""五谷为养"指用黍、稷、稻、麦、菽等谷物、豆类作为养育人体之主食；"五果为助"指枣、李、杏、栗、桃或坚果，富含维生素、纤维素、糖类和有机酸等物；"五畜为益"指牛、犬、羊、猪、鸡等禽畜肉食，因其有补益人体作用，所以是平衡饮食食谱里的主要辅食(增补五谷主食营养之不足)。动物性食物多含高蛋白、高脂肪、高热量，而且所含的人体必需氨基酸齐全，多属完全蛋白质，且质量优于植物蛋白，是人体生长修补组织以增强抗病能力的重要营养物质。

寒热、温凉四性的平衡和五味的平衡也是平衡膳食的重要组成部分。任何食物都有"四性""五味"，"四性"即寒、热、温、凉，"五味"即辛、甘、酸、苦、咸。中医强调药食同源，药物有四气五味，食物仍然有四气五味。不同的体质可能适应不同的性味，比如虚寒型体质的人，可以食用面糕饼、糯米、醋、大枣、荔枝、红糖、羊肉等具有温热性质的食物，而阳热型体质的人更适用粳米、小米、绿豆、赤小豆、豆腐、豆浆、西瓜、梨、柑、柿、甘蔗、鸭肉、兔肉、牡蛎、黄瓜等具有寒凉性质的食物。《素问·至真要大论》云："夫五味入胃，各归所喜。故酸先入肝，苦先入心，甘先入脾，辛先入肺，咸先入肾。"食物的酸、苦、甘、辛、咸五味分别对肝、心、脾、肺、肾五脏起作用。五味调和适度，对五脏有良好的滋补作用，有助于安康延年；反之，五味不足与过量，对五脏都将产生伤害，有损于健身益寿。正如《素问·五脏生成篇》中说："多食咸，则脉凝泣而色变；多食苦，则皮槁而毛拔；多食辛，则筋缩而爪枯；多食酸，则肉胝（皮肉坚厚皱缩）而唇揭（口唇掀起）；多食甘，则骨痛而发落，此五味之所伤也。故心欲苦，肺欲辛，肝欲酸，脾欲甘，肾欲咸，此五味之所合也。"

4. 运动要顺应阴阳四时的变化，适度、多样，贵在坚持

生命在于运动，老百姓常说能吃能动就没有什么大病。五脏六腑时时刻刻在运动着，变化着，我们要顺应五脏阴阳的变化，"春生、夏长、秋收、冬藏"，顺势而为，不违逆而动，充分调动五脏六腑的潜在功能。这也是天人相应整体观的重要表现。运动要坚持适度、多样的原则，持之以恒，坚持不懈，这样才能达到健康养生的目的。

"春三月，此谓发陈，天地俱生，万物以荣，夜卧早起，广步于庭，被发缓形，以使志生，生而勿杀，予而勿夺，赏而勿罚，此春气之应，养生之道也。"

春天是天地之阳气交融的时候，天之阳气下降，地之阳气上升。在这个季节应该多去户外活动，吸收天地之精华，吐故纳新，使人体阴阳之气顺接交融，促进新陈代谢。目前流行的春游正是符合春天升发的特点，此谓养生之道也。对于青少年来说，持之以恒的体育锻炼，是促进青少年生长发育、提高身体素质的关键因素。要注意身体的全面锻炼，选择项目时，要同时兼顾力量、速度、耐力、灵敏度等各项素质的发展，重点应放在耐力素质的培养上。力量的锻炼项目有短跑，耐力的锻炼项目有长跑、游泳等，灵敏的锻炼项目有跳远、跳高、球类运动，尤其是乒乓球。上述有些体育项目关系着几项素质的发展，如游泳，既可锻炼耐力，又可锻炼速度和力量，是青少年最适宜的运动项目。青少年参加体育锻炼，要根据自己的体质强弱和健康状况来安排锻炼时间、内容和强度。要注意循序渐进。一般一天锻炼两次，可安排在清晨和晚饭前一小时，每次1小时左右。锻炼前要做准备活动，要讲究运动卫生，注意运动安全。

“夏三月，此谓蕃秀，天地气交，万物华实，夜卧早起，无厌于日，使志勿怒，使华英成秀，使气得泄，若所爱在外，此夏气之应，养长之道也。”夏天是万物华实的季节，天之阳气普照大地，地之阳气蓄势待发。立夏时节，自然界的变化是阳气渐长、阴气渐弱，人们要顺应气候，每天晚上睡觉时间可比春季稍晚些，以顺应阴气的不足，早上应早点起床，以顺应阳气的充盈与盛实，同时应适当出汗，促进新陈代谢。人到壮年，事业达到顶峰，要顺应夏气的特点，可以适当增加运动，如打篮球、长跑、爬山等，以排解工作上的压力，促进身心健康。

“秋三月，此谓容平，天气以急，地气以明，早卧早起，与鸡俱兴，使志安宁，以缓秋刑，收敛神气，使秋气平，无外其志，使肺气清，此秋气之应，养收之道也。”立秋之后，阳气内敛，阴气偏盛，所以有肃杀之气，因此天气疾劲，地气清肃，在这样一种自然阴阳情况下，人们养生就要“早卧早起”，避免秋季的阴寒之气。人到中年，年富力强，各种事务繁多，要注意避免长期“超负荷运转”，防止过度劳累，积劳成疾。在保证充分营养的前提下，要善于科学合理地安排工作，学会休息。要善于忙里偷闲，利用各种机会进行适当的运动。如做工间操、上楼下楼、骑车走路、室内踱步，等等；利用等车、坐车时间，做一些叩齿、咽津、提肛等锻炼。也可以采用脑力劳动与体力劳动之间的交换，或改变一下作业姿势，如坐与站立交替。体育锻炼、文娱活动同样是积极的休息方式，如太极拳、八段锦、五禽戏等中国传统健身功法，以及游泳、登高、对弈、垂钓等，既可怡情养性，又可锻炼身体，如能持之以恒，必收益无疑。睡眠是重要的休息方式。中年人必须保证睡眠时间，不可因工作繁忙经常开夜车，切忌通宵达旦地工作。

“冬三月，此谓闭藏，水冰地坼，勿扰乎阳，早卧晚起，必待日光，使志若伏若匿，若有私意，若已有得，去寒就温，无泄皮肤，使气亟夺，此冬气之应，养藏之道也。”中医的养生理念特别强调“天人合一”，冬季天寒地冻，草木凋零，动植物多处于冬眠状态以养精蓄锐，为来年生长做准备。人体也应该顺应自然界特点而适当减少活动，以免扰动阳气，损耗阴精。所以传统养生学提出人们在冬季早睡晚起，有利于阳气的潜藏和阴精的积蓄，对健康有益。现代医学研究证实，冬季早睡晚起可避免低温和冷空气对人体侵袭而引发呼吸系统疾病，也可避免因严寒刺激诱发的心脑血管疾病。同时，充足的睡眠还有利于人体的体力恢复和免疫功能的增强，有益于预防疾病。年老之人，精气虚衰，气血运行迟缓，往往多种疾病缠身。因此，应在医生的指导下进行适当的活动，选择恰当的运动项目，掌握好活动强度、速度和时间。一般来讲，老年人之运动量宜小不宜大、动作宜缓慢而有节律。适合老年人的运动项目有太极拳、五禽戏、气功、武术、八段锦、慢跑、散步、游泳、乒乓球、羽毛球、老年体操等。锻炼时要量力而行，力戒争胜好强，避免情绪过于紧张或激动。运动次数每天一般宜1～2次，时间以早晨日出后为好，晚上可安排在饭后一个半小时以后。

二、谈“静功”

现代社会环境变化快、生活节奏快，很多人心理压力过大，紧张焦虑。生活中或门诊上，经常会接触到一些焦虑症、抑郁症、失眠症患者，从轻度到重度不等，有些人无法自我调整，已经严重到影响工作、学习和家庭生活。轻中度的可以通过自我转移注意力等调情志的方式，以及医生的疏导，得到治愈。中度以上的，就需要心理治疗加上药物治疗，来控制病情。从中医保健的角度分析，中医认为调理身体疾病除了要用药外，有一些养生运动也有保健效果，如静功。

郑老在长期的临床工作中结合自己的临床经验以及深厚的中医文化、哲学和基础理论功底，如精气学说、阴阳学说、五行学说、精气神学说等，十分注重形神一体观，强调人是一个有机的整体，这与现代医学观点不谋而合，1977年WHO(世界卫生组织)是这样给健康下定义的：健康是指生理、心理及社会适应三个方面全部良好的一种状况，而不仅仅是指没有生病或者躯体健壮。焦虑、抑郁、失眠、不稳定的情绪等皆可归结于传统中医的形神一体的范畴，中医学的形神关系，实际上就是物质和精神的关系。形，是指人的形体、肉体，包括构成人体的脏腑、经络、精、气、血、津液、五官九窍、肢体以及筋脉、肉、皮、骨等。神，即以神情、意识、思维为特点的心理活动现象，以及生命活动的外在表现。形神不协调，临床症状可表现为郁证、脏躁、不寐等。

中医养生学提倡“形神共养”，就是要求我们在日常的生活中既要重视形体的保健，也要重视心理和精神上的保健。就是要求我们思想上安定清静，心境坦然，不追求名利，不要有贪欲和妄想，不乱发脾气、不大喜大悲，即尽量能减少不良的精神刺激和过度的情绪波动，以保持心情舒畅，精神愉快。《内经》说道：“恬淡虚无，真气从之；精神内守，病安从来？是以志闲而少欲，心安而不惧，形劳而不倦。……高下不相慕，其民故曰朴。”这对于生活节奏快、精神压力大、功利心重的现代人来讲显得尤为重要。据此，郑老提出静功在精神和身体疾病恢复中的重要作用。

修炼静功就好像是在按摩我们的神经系统，让这个“调皮的孩子”不再影响我们的情感和思想。在静坐过程中，我们制心一处，位于脑前区域的额叶活动会有所增强，脑细胞会开始分泌脑内啡、血清素，这些都是帮助人体神经系统放松、平静的重要元素。许多人通过10分钟的静坐，就能感受到紧张的情绪得到舒缓，烦躁的心情趋于平静。长久的静坐练习，能帮助我们培养出稳定的心灵力量。

静功是一种静功功法，主要是要求放松和入静。姿势不拘，卧、坐、站皆可。练功时微闭双目，自然呼吸。呼气时默想静和体会松的舒适，或配合意念放松，逐步将全身调整成自然、轻松、舒适，解除紧张状态，排除杂念，安定心神，从而调和气血，协调脏腑，疏通经络，起到增强体质、祛病延年的作用。静功的目的，在于入静。入静的含义，就是指身心安静下来。为了达到入静的要求，首先必须去除一切杂念，这是静功筑基法最为关键的一大原则。

第一步：呼气注意心窝部。

（1）方法：做好练功准备，放松身心，集中思想，精神内守，在呼气的同时，意念随呼气趋向心窝部。

（2）时间：如果要如期完成第一步的练习，在时间上就要有一定的安排。假若条件许可的话，每天固定时间练功，养成习惯，对稳定思想更有帮助。没有固定的时间也不要紧，只要抽空抓紧练功就行。要求每日早、中、晚练习3次，每次20分钟。

（3）效果：开始几天由于不习惯，姿势也不够准确，有的人会感到头晕，腰背酸痛，呼吸也不自然，舌尖抵不住上腭等，这都是自然的现象。不要有顾虑，只要按要求坚持锻炼慢慢就会好了。

第二步：意息相随丹田趋。

（1）方法：当第一步功做到每一呼气即觉心窝部发热时，就可意息相随，自心窝部开始，呼气注意丹田，不可操之过急。用力太大产生高热也不舒服。

（2）时间：依法每天3次，每次25分钟或半个小时，10天左右可以体验到气沉丹田。

（3）效果：由于真气已通过胃区，脾胃功能已有改善。真气沉入丹田后，周围脏器如大小肠、膀胱、肾等都逐步发生生理上的改变，一般都感到食欲增进；大小便异常现象有不同程度的改善。

第三步：调息凝神守丹田。

（1）方法：当第二步功做到丹田有了明显感觉，就可以把呼气有意无意地止于丹田。不要过分注意呼气往下送，以免发热太过，耗伤阴液，犯“壮火食气”之弊。呼吸放自然，只将意念守在丹田部位，用文火温养。“少火生气”正是此义。

（2）时间：每天3次或者再多一些。每次半小时以上。这一段是培养丹田实力阶段，需要时间较长，1个月左右可以感到小腹充实有力。

（3）效果：由于任脉通畅，心肾相交，中气旺盛，因此心神安泰，睡眠安静。凡患有心火上炎，失眠多梦，以及心脏不健康的人，都有好转。通过练功不断地给肠胃增加热能，脾胃消化吸收能力增强，体重增加，精力充沛，元气充足。坚持锻炼，定有成效。

第四步：通督勿忘复勿助。

（1）方法：原则上还是按照第三步操作，真气沿督脉上行的时候，意识应该跟随上行的力量，这就是勿忘。若行到某处停下来，不要用意念去导引。这就是勿助。

（2）时间：每天练功次数可适当增加，每次的时间也应延长到40分钟或1小时左右。每个人的情况不同，通督的时间和力量不可能一样。

（3）效果：通督之后，一呼真气入丹田，一吸真气入脑海，但不可有意追求，一呼一刻形成任督循环，养生界称此为“小周天”。只有在这种情况下，才能感觉到“呼吸精气，独立守神”的实际情况。真气不断地补益脑髓，大脑皮层的本能力量增强。凡是由于肾精亏损和内分泌紊乱所引起的头晕耳鸣、失眠健忘、腰酸腿软、月经不调、精神恍惚、易喜易怒、心慌气短等神经官能症状，都可得到改善。长期坚持，可以康复。因练功经络通畅，有些多年不愈的顽症也可霍然而愈，效果明显。一般情况表现为精力充沛，身体轻捷。

第五步：元神蓄力育生机。

所谓元神，就是大脑调节管制的本能力量。与识神对立。识神是有意识的精神状态。元神和识神是体和用的关系，元神为体，识神为用。第四步功已通督脉，肾气不断灌溉脑髓，元神的力量不断得到补充。心主神明，心气上照于脑，才能发挥其全面的调节管制作用。

（1）方法：原则上还是守下丹田。丹田是长期意守的部位。通督后各个经脉相继开通。如果头顶百会穴（上丹田）处有活动力量，也可以意守头顶。可以灵活掌握，这叫“有欲观窍，无欲观妙”。

（2）时间：每天3次，或更多些，每次1小时或更长一些。总的说时间越长越好。大约1个月左右，身体内的各种触动现象才能逐渐消失，只剩下下丹田和上丹田的力量更加集中旺盛的现象。

（3）效果：根据身体的表现，尤其是丹田与头顶百会穴互相吸引的磁性力量说明，大脑皮层的本能力量增强，内分泌协调而旺盛。这种力量有形有色，功夫越深，表现得越明显活泼，对全身的生理生活机能调节就更好，真气也就更加充实，不断地补偿和增强身体的代谢机能，可充分发挥机体的潜在力量。因活力旺盛，抗病免疫力就增强了，一般致病因素就可减少甚至避免，原有的沉疴痼疾也可以得到改善或痊愈。坚持锻炼，就可以达到身心健康、益寿延年的效用。

以上五步是真气运行养生实践（静功）锻炼过程中的总体概况。在实践中，由于每个人的体质不同，具体条件又不一样，所以效果与表现也是因人而大同小异。鉴此，锻炼时既要顺乎自然，灵活运用，不能刻意拘执；又要本着一定的要求，耐心求进，持之以恒，不可自由放任，实为成功之要诀。

静功这种养生方法，在我国秦汉以前早有此说，唐人书上名为坐忘，宋人书上名为止念，它的来源是道家。修炼静功，是对生命的轻抚，其重大意义是能够降低阳气和阴精的损耗，从而维护生命的阴阳平衡，延缓早衰，增长寿命。修炼静功首先要先心静，为什么呢？因为只有心先静下来，生命才能静下来，心静下来，呼吸、心跳、血压等都能够减慢，阳气和阴精才能得到更好的保护。

修炼静功对养生有如下好处：

（1）静功能够强健身体，修复身体的亚健康状态，提升五脏六腑的功能。

（2）修炼静功能缓解压力，释放焦虑、紧张、烦躁、不安的情绪，使整个生命感受到平静、喜悦、自在和安心。

（3）修炼静功能够开启内在的智慧，引导人们反省自我，觉知生命的存在，达到解脱。

（4）修炼静功可以提升生命的气质，塑造健康、美丽的体态。

了解清楚修炼静功的功效，会帮助我们升起对修炼静功的信心。只要我们坚持每日去练，这些效果自然就会显现。

三、谈茶保健

茶，药食兼具，在中国约有五千年的悠久历史。中国茶文化融合了儒、释、道三大传统文化，历史悠久，内涵深邃，喝茶的幽静环境和它思想精神的“俭”“清”“和”“静”使人保持思想上安定清净，精神内守，达到茶与精神养生的美好结合。对于茶的药用记录最早为《神农本草经》，其云：“神农尝百草，日遇七十二毒，得茶而解之。”唐代的《本草拾遗》里有一句话“诸药为各病之药，茶为万病之药”。可见茶在本质上就是一味药。茶是天然饮品，俗话说：“宁可三日无肉，不可一日无茶。”饮茶不仅可以疗疾，而且可以宁心养性、养生保健。

随着人类对茶的认识的加强，逐渐将茶的种类丰富起来，使之更加适合不同体质的人们的需要。近年来，关于茶的健康功效研究得也越来越多：抗癌、保护心血管、防辐射……似乎人们生活中所有的健康隐患，都可以靠一杯茶来化解。

那么，喝茶固好，但是怎么喝才能发挥最大的养生效果呢？

郑老根据自己多年的临床经验和知识的积累，指出：人作为自然界中的一员，当顺应自然，协调阴阳，“顺应天时养生”，才能健康长寿。养生能懂得顺其自然，也就是真正开始接近了天地万物，才能够做到天人合一，正如《素问·保命全形论》说：“天地合气，命之曰人。”每个人都是一个小宇宙，各有自身的独到之处。而每个人又都或多或少地接受来自自然和大宇宙的信息和灵感。当人体的小宇宙，与自然的大宇宙十分吻合、毫无偏差的时候，也就是天人合一的最高境界。那么喝茶也一样，顺应自然是达到养生目的的关键。回归自然、亲近自然是人的天性，茶则是对这份天性的最好满足。不同季节饮用不同的茶会收到事半功倍的效果。

（一）春季茶

《灵枢·顺气一日分四时》曰“春生夏长秋收冬藏”，即春天萌生，夏天滋长，秋天收获，冬天储藏。

根据中医的五行学说，春属东方，五行归木，于脏为肝，因此，春季茶疗首先必须柔肝、护肝、疏肝、养血；肝脏是人体的一个重要器官，它具有调节气血，帮助脾胃消化食物、吸收营养的功能以及调畅情志、疏理气机的作用。因此，春季养肝得法，将带来整年的健康安寿。

1. 枸杞菊花茶　枸杞、菊花均有清肝明目的作用，而且菊花还有下火、排毒、清热、消肿等功能，能有效排除体内毒素，增强抵抗力，春天是万物始发之际，人体也有可能阳气过剩，所以喝些菊花茶降降火气也是不错的。菊花具有养肝平肝、清肝明目的功效，特别适宜春季饮用，尤其适合工作与电脑有密切联系的上班族。同时，其可排毒健身、驱邪降火、疏风清热、利咽消肿，对体内积存的有害化学或放射性物质有抵抗、排除的功效，还能抑制多种病菌，增强微血管弹性，减慢心率，降低血压和胆固醇，并有利气血、润肌肤、养护头发的美容之效。但也得注意，胃寒的人，月经期的妇女和孕妇，容易腹泻的人都要少喝。

配方：若眼睛浮肿，可用棉花沾上菊花茶的茶汁，涂在眼睛四周，很快便能消肿。每日泡一杯菊花茶来喝，能使眼睛疲劳的症状消退，对恢复视力也是不错的选择。

2. 薄荷茶　春天来了，春困来袭，喝薄荷茶是近来最值得推崇的提神方式。

薄荷性味辛凉，主要含有挥发油，油中主要成分为薄荷醇、薄荷脑、薄荷酮、薄荷脂、莰烯、柠檬烯等，具有一定的刺激性，不宜给哺乳期、怀孕期的女性及儿童使用。

配方：将刚买来的中药薄荷叶用冷水洗净后放到茶杯中，加入热水200毫升，加盖15~20分钟，直到药香散出即可，等凉的时候根据个人的喜好加入冰糖、蜂蜜或者是果汁，可以使茶的口感提升。

3. 玫瑰花茶　玫瑰花茶性微温，并含有丰富的维生素，具有活血调经、疏肝理气、平衡内分泌等功效，对肝与胃有调理作用，并能消除疲劳、改善体质，适于春季饮用。此外，其能有效缓解心血管疾病，并能美容养颜，有助改善皮肤干枯，去除皮肤上的黑斑。

配方：一茶匙干燥的花瓣，用一杯滚烫开水冲泡，焖约十分钟后即可；可酌加红糖或蜂蜜饮用。

《千金方》中说："春日宜省酸增甘，以养脾气。"所以春季可以在茶饮中加入大枣、蜂蜜等来滋补脾胃，减少摄入过酸、过油腻、不宜消化的食物。

（二）夏季茶

夏季是阳气最盛的季节，气候炎热而生机旺盛。此时是新陈代谢的时期，阳气外发，伏阴在内，气血运行亦相应地旺盛起来，活跃于机体表面。正如《黄帝内经》曰："夏三月，此谓蕃秀，天地气交，万物华实。"夏日气温高，暑热邪盛，人体心火较旺，因此可以饮用具有清热消暑、清心火作用的茶，如绿豆水、荷叶茶、莲子茶等来祛暑。同时夏季人体的新陈代谢活动旺盛，汗出得较多，毛孔开泄，如果贪凉，如汗出后受风或空调过凉都更容易损伤人体的阳气。所以夏季要注意养护阳气，《素问》"春夏养阳，秋冬养阴"为我们指出夏季应该遵循的养生原则。此外，中医认为"心与夏气相通应"，心的阳气在夏季最为旺盛，夏季最适宜养心，因为夏日心脏最脆弱，暑热逼人容易烦躁伤心，易伤心血。

夏季喝茶要遵循以下三大原则：

一是清热消暑。绿豆薏苡仁茶。清热解毒，消暑。老百姓常说："夏天一碗绿豆汤，解毒去暑赛仙方。"据《本草纲目》记载：绿豆"厚肠胃，除吐逆，治痘毒，利肿胀"；薏仁"健脾益胃，补肺清热、祛风胜湿，养颜驻容、轻身延年"。

二是顾护阳气。俗话说："冬吃萝卜夏吃姜""早晨吃片姜，赛过人参鹿茸汤"，夏天应多吃些姜，姜是暖的食物，夏天人的身体毛孔张开，多食用姜有利于湿寒气排出。即所谓"冬病夏治"。

三是强心。刺五加强心茶。由刺五加、桂圆、玉竹组成。刺五加活血化瘀、益智安神；桂圆补心血、安心神；玉竹滋阴生津、润肺养胃。适用对象：疲倦无力、头晕嗜睡、动辄易喘、脸色苍白、唇色淡白、头晕目眩、健忘、记忆力减退等气血虚弱证。禁忌证：感冒发热者，对本品过敏者不宜使用。

俗话说：天热食"苦"，胜似进补。苦味食物中含有氨基酸、苦味素、生物碱等，具有抗菌消炎、解热祛暑、提神醒脑、消除疲劳等多种功效。苦丁茶作为一种我们比较常用的茶，比较适合夏天饮用。据研究发现，苦丁茶里含有大约200多种营养成分，可谓是营养教科书级别的了，常喝苦丁茶不仅能清除我们体内的火气，还对三酰甘油有很显著的降低作用。喝苦丁茶能刺激胃液分泌，使我们胃口大开，对夏天因高温而食欲不振、消化不良的朋友很有帮助。而且苦丁茶含有多种抗氧化成分，能起到很好的防癌作用。

（三）秋季茶

秋季，气温开始降低，雨量减少，空气湿度相对降低，气候偏于干燥。秋气应肺，而秋季干燥的气候极易伤损肺阴，从而产生口干咽燥，干咳少痰，皮肤干燥，便秘等症状，重者还会咳中带血，所以秋季养生要防燥。即秋季饮茶调养应遵循"养阴防燥"的原则。

1. 百合茶　养阴润肺、化痰宁神，对于治疗阴虚咳嗽、上火痰多、失眠多梦等都有显著功效。百合里面含有蛋白质、钙质、磷质、铁质、脂肪、淀粉、维生素、生物碱等有益于人体健康的营养素。饮用百合茶可消除烦躁心情、宁神安心、润肺化痰、清热止咳等。在中医里，会常常用百合治疗因体虚肺弱所致的咳嗽、肺结核等病症。另外，对于失眠多梦者，也可以通过喝百合花茶改善睡眠质量。此外，也可以利用百合花与金银花、冰糖一同慢火煎成百合金银花茶饮用，有助于对抗因天气干燥所致喉咙不适、咳嗽、上火等症状。

2. 罗汉果茶　罗汉果果实营养价值很高，干果总糖含量25.17%~38.31%，特别是有比甘蔗糖甜300倍的甜苷；鲜果还含有丰富的维生素C、蛋白质和氨基酸。果实味甘性凉，有润肺、清热、消暑、生津、止咳之功效，可治疗肥胖病、糖尿病、支气管炎、扁桃体炎、咽喉炎、急性胃炎、哮喘等，同时，也是饮料和调料佳果，一般放凉饮用。

3. 石斛枸杞茶　由石斛、五味子、枸杞、麦门冬制成。石斛能滋养肺胃，清热生津，但因其味比较重，可放点冰糖，冰糖和石斛配伍可化痰；枸杞性味甘平，能滋补肝肾、益精养血；麦门冬微寒、味甘，能润肺止咳、清心降火。秋季常饮此茶，有滋阴润肺、养胃宁心、延年益寿的作用。

总之，秋季是人体阳消阴长的过渡时期。所以，顺应秋季的自然特性来养生，即保肺，可起到事半功倍的效果。

（四）冬季茶

冬季气候寒冷，寒气凝滞收引，易导致人体气机、血运不畅，而使许多旧病复发或加重。特别是那些严重威胁生命的疾病，如中风、脑出血、心肌梗死等，不仅发病率明显增高，而且死亡率亦急剧上升。所以冬季养生要注意“补”。

1. 参芪养生茶　由红参、黄芪、当归、枸杞等组成。具有温阳益气、健脾生精、振奋精神的作用。中医认为，气行则血行，气滞则血瘀。黄芪向来被认为是益气固表的能手，其性微温，归肺、脾、肝、肾经，尤其擅长补气，非常适合体质虚弱、容易感冒、畏寒怕冷的人服用。黄芪有“补而不腻”的特点，适当服用有助增强体质，缓解乏力。但心肝火旺者禁用。

2. 萝卜茶　俗话说：“冬吃萝卜夏吃姜”“十一月萝卜赛人参”。寒冷的冬季吃萝卜，是利用了食物的寒性，配合了冬季的寒性，来进行阴阳调理，以真正做到热者寒之，这是与中医医理极为合拍的养生经验。白萝卜是冬季的时令蔬菜，也是养生的好食材。中医把肺看作“娇脏”，是外邪首先侵袭的地方，立冬后需特别呵护。白萝卜性凉，味甘、辛，归肺、胃经，对肺胃有热、痰多、气胀食滞、消化不良、大小便不畅的人尤其适用。

综上可见，喝茶是一门非常实用的养生方法，《神农本草经》中记载：“茶茗久服，令人有力、悦志。”明确指出饮茶可以使人精神愉悦，身体健康。中国民主革命的先行者孙中山先生也倡导饮茶长寿说，说茶“是为最合卫生最优美之人类饮料”。现代国学大师林语堂也说：“我毫不怀疑茶具有使中国人延年益寿的作用，因为它有助于消化，使人心平气和。”

下面简单介绍郑老临床常开的几个“茶方”。

1. 平肝降压苦丁茶

苦丁茶甘、苦，寒，归肝、肺、胃经，是我国一种传统的纯天然保健饮料佳品。苦丁茶经加工成品后，茶清香有苦味、而后甘凉，具有清热消暑、明目益智、生津止渴、利尿强心、润喉止咳、降压减肥、抑癌防癌、抗衰老、活血脉等多种功效，素有“保健茶”“美容茶”“减肥茶”“降压茶”“益寿茶”等美称。现代药理研究则证明，苦丁茶中不仅含有人体必需的多种氨基酸、维生素及锌、锰、铷等微量元素，还具有降血脂、增加冠状动脉血流量、增加心肌供血、抗动脉粥样硬化等作用，对心脑血管疾病患者的头晕、头痛、胸闷、乏力、失眠等症状均有较好的防治作用，因此备受中老年人的青睐。郑老在临床上善于在辨证的基础上配合应用苦丁茶降压明目，治疗高血压引起的头痛、头晕、心烦、口苦等症往往效如桴鼓。

苦丁茶最好单独冲饮，不要和其他药物混合煎煮。冲饮苦丁茶的要点主要有：一是水要开。二是水质要好，最好是矿泉水、泉水或纯净水等优质水。三是选用瓷器或陶器做茶具，味道更佳。四是放的量要少，苦丁茶有量少味浓、耐冲泡的特点。每次用250毫升的沸水来泡2~3支茶芽，也就可以了。开始饮用的人可能感觉味道特别苦，饮用一段时间后也就慢慢适应了。一般的饮用方法是：上午、下午、晚上各泡2~3支，一直喝到无味时嚼食茶芽，通过胃黏膜吸收疗效更佳。如果病情减轻可以适当减少用量，如果感觉病情没有减轻，或者加重可以适当增加用量和浓度。对于高血压患者，通过饮用苦丁茶将血压降下来之后，可以适当降低饮用浓度，但不要完全停止，以防病情反复。 一般来说，正常饮用苦丁茶1个月左右血压可以降下来。

在临床上郑老经常应用苦丁茶配菊花治疗高血压病，两者的比例一般是2：8，这种配伍既有涩涩的苦丁茶味道又有菊花的香气，不失为一种漂亮的搭配。同时菊花的香气又遮盖了苦丁茶的一些苦味，共同起到平肝潜阳、清热明目的作用。

临床上对于以下患者饮用苦丁茶要谨慎。

（1）经期女性：女性月经期处于失血状态，抵抗力降低，此时如果喝寒性的苦丁茶，极易导致气血受寒而凝滞、经血排出不畅，引发痛经，严重者可造成月经不调。经常痛经的女性，即使不是在经期，也最好少喝苦丁茶。

（2）风寒感冒患者：风寒感冒患者往往卫阳郁滞，经气不利，治疗以发散风寒，调和营卫为主，如麻黄汤等。民间常用的姜糖水也能起到同样的作用。如果此时饮用苦丁茶，会有碍风寒的发散，不利于感冒的治愈。

（3）慢性胃肠炎患者：慢性胃肠炎患者常常存在着不同程度的脾胃虚寒，苦丁茶会加重这些症状。

（4）老年人和婴幼儿：老年人脾胃健运功能减弱，婴幼儿稚阴稚阳之体，脾胃功能尚未健全，也不宜饮用苦丁茶，否则易引起消化不良、厌食、腹泻等。此外，虚寒体质的人若常喝苦丁茶会损伤体内阳气，甚至会出现腹痛、腹泻等中阳虚损的症状。

2. 绿豆饮

时有一患者，素体虚弱，长期服用多种药物，周身发痒，手指及指缝、脸颊、口唇红痒。中医谓“是药三分毒”，郑老考虑其服药日久，体内积累“药毒”日久，乃发瘙痒，嘱患者每日取绿豆一把，洗净，冲开水时放入茶瓶内，放置2小时后即可饮用，少量频饮，1日约两茶瓶。1个月后患者前来郑老门诊诉周身红痒症状消失，神情舒畅，且自感体质较之前明显增强，又嘱按上方再服2个月。后患者反馈诉体检结果较之前明显好转，且体质明显增强，少再发病。

又有10余例患者诉间断视物不清，双目易发痒红肿疼痛，嘱患者长期频饮绿豆白菊花汤（绿豆入水煮沸，泡白菊花），诉视物不清及双目发痒、红肿、疼痛不适等症状均未再发作。

郑老认为：绿豆味甘，性寒，无毒，可解百毒（药毒、酒毒、野菌毒、有机磷农药毒等），能帮助体内毒物的排泄，促进机体的正常代谢。绿豆还含有降血压及降血脂的成分，且有清热解毒、利尿消肿、明目退翳降压等功效。经常食用，可有补益元气，调和五脏，安神，通行十二经脉之效，此外，绿豆还有排毒美肤、抗过敏的功能，易口角长疮、溃烂，常有过敏、长青春痘的人，也可多吃绿豆。加之绿豆价格便宜，易于购得，食用方便，实乃养生保健食疗之佳品。

3. 龙须茶

玉米大家并不陌生，玉米也是很多朋友非常喜欢吃的一种食物，当然它也是一种常见的主食。很多朋友在吃的时候都忽略了玉米须，但是这个玉米须是可以做成茶的，而且其功效非常强大。大家一起来了解下这个玉米须的神奇功效。

玉米须又称“龙须”。在中药里，玉米须有广泛的预防保健用途。中医认为玉米须味甘性平，能利水消肿，泄热，平肝利胆，还能抗过敏，治疗肾炎水肿、肝炎、高血压、胆囊炎、胆结石、糖尿病、鼻窦炎、乳腺炎等。开水冲泡代茶饮，可以消暑清热，常饮有减肥作用，对防治动脉粥样硬化、高血压病大有裨益。高血脂、高血压、高血糖的患者喝了，可以降血脂、血压、血糖。

玉米须含有大量营养物质和药用物质，如酒石酸、苹果酸、苦味糖苷、多聚糖、β-谷甾醇、豆甾醇等，其他的营养物质能增强人体新陈代谢、调整神经系统功能，能起到使皮肤细嫩光滑，抑制、延缓皱纹产生的作用。

自古以来，玉米须在中国就有较为广泛的应用。在《滇南本草》等中也记载，玉米须具有止血、利尿的功效。不过，一直以来人们对玉米须的认识，仅限于它的利尿消肿作用，殊不知它还是一味治疗糖尿病的良药。中国南方就常用玉米须加瘦猪肉煮汤治疗糖尿病，在《岭南采药录》中有此记录。此外，中国民间很多偏方中也有类似的内容，或用玉米须泡水饮用，或将玉米须煮粥食用，都取得了不错的疗效。

中国南方就常用玉米须加瘦猪肉煮汤治疗糖尿病，在《岭南采药录》中有此记录。此外，中国民间很多偏方中也有类似的内容，或用玉米须泡水饮用，或将玉米须煮粥食用，都取得了不错的疗效。

玉米须茶是指用玉米须制作的一种茶饮料。玉米又称玉蜀黍、包萝，系禾本科植物，各地都有栽种。取鲜玉米须30g左右（晒干样约10g）水煎代茶饮，可降低血糖，适用于糖尿病患者辅助治疗，亦有利尿、消水肿的作用。夏季吃玉米，大家都爱光煮玉米，把玉米须扔掉，这其实是浪费。郑教授指出，把留着须的玉米放进锅内煮，熟后把汤水倒出，就是“龙须茶”。“龙须茶”口感不错，喝下去甜丝丝的，又经济实惠，可以作全家的保健茶。

玉米须茶，做法非常简单：

方法一：把玉米须清洗干净，用开水冲泡即可。

方法二：用玉米须煮水后服用。

方法三：玉米保留玉米须，放进锅内一同煮熟，然后吃玉米、喝汤水。

方法四：和冬瓜一起食用煮汤，这两种都是有利于消肿的食物。

玉米中的纤维素含量很高，可以保护肠胃，促进肠胃蠕动。其中其他的营养物质能增强人体新陈代谢、调整神经系统功能，能起到使皮肤细嫩光滑，抑制、延缓皱纹产生的作用。

4. 祛湿薏苡仁茶（汤）

薏仁又名薏苡仁、苡米、苡仁，是常用的中药，又是普遍、常吃的食物。早在神农尝百草时就发现了它，见它婀娜多娇的英姿，白圆如明珠的果实，微风吹拂中是那样可爱，神农氏就把它当成人了，因而动情地昵称它为“薏苡人”。其性味甘淡微寒，有利水消肿、健脾去湿、舒筋除痹、清热排脓等功效，为常用的利水渗湿药。薏米可以去湿，下火，去痘。煲完汤后，汤渣也可以吃。

薏仁主要成分为蛋白质、维生素B_1、维生素B_2，有使皮肤光滑，减少皱纹，消除色素斑点的功效，长期饮用，能治疗褐斑、雀斑、面疱，使斑点消失并滋润肌肤。而且它能促进体内血液和水分的新陈代谢，有利尿、消水肿的作用。

薏仁油有兴奋、解热、止脱发的作用，还具有消炎排脓的效用，还可以抑制癌细胞成长。它具有营养头发、防止脱发，并使头发光滑柔软的作用。对面部粉刺及皮肤粗糙有明显的疗效，另外，它还对紫外线有吸收能力，其提炼物加入化妆品中还可达到防晒和防紫外线的效果。薏仁算是谷物的一种，以水煮软或炒熟，比较有利于肠胃的吸收，身体常觉疲倦没力气的人，可以多吃。薏仁中含有丰富的蛋白质分解酵素，能使皮肤角质软化，对皮肤赘疣、粗糙不光滑者，长期服用也有疗效。

另外，薏米茶还有一个神奇的作用，就是防癌抗癌。这是因为薏米中的有益成分可以增强机体免疫细胞功能，另外，薏米茶中的某些成分能够抑制肿瘤细胞的增殖。

薏仁茶饮用要注意事项：

（1）一个茶袋可注入200毫升的水，水温控制在80℃左右。

（2）冲泡3分钟后即可饮用。

（3）待每次喝剩1/3时即可蓄水，薏仁茶不要泡得太浓，避免影响胃液分泌，忌空腹喝。

（4）如果薏仁茶是茶袋，那么冲泡3次即可，冲泡3次营养成分已经被溶解得差不多。

建议薏仁茶长期饮用，薏仁茶属于功能性茶，具有去湿热，美白肌肤，去淡斑等功效，是痰湿体质人士饮茶的首选，长期饮用效果显著；同时薏米茶中含有“薏苡仁多糖”成分，它可以促使机体加快清除代谢物，从而缓解疲劳，对于上班族来讲，手边随时备上一杯薏米茶，有助于提高工作效率。

四、谈素饮食与健康

熟悉郑老的人应该都知道郑老是很少外出就餐的，可是有些人却不知道为何，其实“现在的”郑老是一个清淡饮食者。

为何说“现在的”郑老是清淡饮食者呢？因为以前的郑老也是不忌嘴的，除了比较油腻的肉食类不吃，其他的瘦肉类、精蛋白类动物食材郑老也吃，但是后来罹患脑梗死后，郑老对生活方式做出了巨大的调整：吃素。我们在这里不谈郑老与佛教的渊源，只从健康方面小谈一番。

郑老认为，现在的人类已经过了“大块吃肉、大杯饮酒”的时代！现在的人们，不用再从事以往繁重的体力劳动，不用再为了填饱肚子而东奔西走，因此饮食上也应该转变过来，走科学的清淡饮食路线。所谓的“科学的清淡饮食”，郑老的解释是：“科学的”，即控制相应的量，用最现代化的说法就是摄入的热量要科学，热量够用就行，用不完就不要再摄入，否则多摄入的热量最终会转变为脂肪储存起来，这也是现在的人们腰围直线上升的原因；“清”，即不吃高脂类食物，多吃绿色的、有机的植物食材；“淡”，即有意识地把口味调淡一些，不要摄入太多盐分及其他辅助调味料。然而现在很多人饮食时却“无肉不欢”，不但吃肉，而且一顿不吃肉、肉吃少了总觉得活着没有了意义，这样就导致我国“三高”（即高血脂、高血压、高血糖）人群快速上升，一旦得了“三高”，血管条件就大不如前，开始走“下坡路”，动脉硬化、斑块形成、血管狭窄，等等，最终导致心脑血管疾病的发生。再环顾四周，你会发现，有不少人患了心脑血管疾病，有的致残一辈子，而有的因此丧命，因此，吃素很重要。

但是，郑老强调“因人制宜”——不同的人采取不同级别的“清淡饮食”。郑老曾打过这样一个比方：现实生活中，有些人生活得像“老虎”，他们每天都会吃很多的肉，不吃肉就难受，但一辈子也很少患病。现实生活中不乏这样的人存在，但是这种人只是极少数一类人的代表，而我们临床上能接触到的患者，基本上都是更多的那一类应该合理管控饮食的人。郑老是一个讲科学的中医人，其特别注重因人而论，不同的人，强调其饮食方式都会有所不同。一个从事体力劳动的患者前来就医，则更多的是嘱咐道：多吃水果蔬菜，肉“吃够”就行，不要贪嘴，而一个“坐办公室”人前来就诊，则会嘱咐：要吃素，可以少量精蛋白饮食。而对于那些患有“脑梗死”的、血管内有斑块的患者，郑老说得更多的则是：严格低盐低脂饮食，鸡蛋、牛奶可以吃，肉类要戒掉，生活质量才能慢慢提高，这样才能活得更久。对于“鸡蛋”，郑老和有些临床大夫的认识存在不小的差别：很多临床医生认为鸡蛋富含胆固醇，应该少吃或不吃，但郑老认为，鸡蛋可以吃，而且对于一些蛋白偏低的患者，还可以多吃，只是蛋黄每天摄入1枚就够了。因为胆固醇就算不通过饮食摄入，每天机体也会自我代谢生成，所以鸡蛋可以吃，而且是较为优秀的精蛋白类食物。

说完了为什么要清淡饮食，接下来我们要谈谈郑老较为推荐的几种养生食材。绿色蔬菜：像青菜、白菜、芹菜、菠菜、西葫芦、西兰花等；瓜果类：像南瓜、黄瓜、冬瓜、苹果、香蕉、梨等；优质蛋白类：像牛奶、鸡蛋、鱼肉、牛肉等。这些新鲜绿色蔬菜、瓜果中富含维生素C，不仅能补充人体日常需要的维生素，还能提高机体免疫力；此外据现代医学研究，还能抑制某些致癌物质形成。但需要注意的是，郑老建议在牛奶和鸡蛋能维持身体需要的日常蛋白量时，尽量少吃肉食类。据现代医学研究，肉食类食物在体内代谢后会产生不利于健康的“毒素”，同时，最近几年作为心脑血管疾病发病高危因素代名词的同型半胱氨酸指标也与肉食有密切关系，所以建议大家尽量清淡饮食。

最后，再简单介绍一下郑老着重推荐的食材：菌类。如各类食用蘑菇（如平菇、香菇、木耳、金针菇、杏鲍菇、猴头菇等）、银耳、食药同用的菌类（如茯苓、灵芝等），它们不仅味香质鲜可口，而且富含多种酶、蛋白质、脂肪酸、氨基酸、多肽类、多糖，以及维生素等多种人体必需物质和多种对疾病有抑制或治疗作用的物质。其中最为重要的是多种酶类和多肽类，据现代医学研究，人类代谢离不开酶这种中间物质，任何一个再简单不过的动作或反射都需要几种、几十种甚至上百种酶的参与；而多肽类，更是能促进机体酶的合成以及提高机体免疫力。

最后，希望大家结合自己的身体素质，合理科学地选择“清淡饮食”程度，同时也祝愿大家拥有一个健康的身体。

附篇

附一　弟子感悟

一、桂枝汤类方感悟

（一）仲景对本方证的论述

《伤寒论》云：太阳中风，阳浮而阴弱，阳浮者，热自发；阴弱者，汗自出。啬啬恶寒，淅淅恶风，翕翕发热，鼻鸣干呕者，桂枝汤主之。

太阳病，头痛发热，汗出恶风、桂枝汤主之。

太阳病，下之后，其气上冲者，可与桂枝汤，方用前法。若不上冲者，不得与之。

桂枝本为解肌。若其人脉浮紧，发热汗不出者，不可与之也。常须识此，勿令误也。

太阳病，初服桂枝汤，反烦不解者，先刺风池、风府，却与桂枝汤则愈。

服桂枝汤，大汗出，脉洪大者，与桂枝汤，如前法。若形似疟，一日再发者，汗出必解，宜桂枝二麻黄一汤。

太阳病，外证未解、不可下也，下之为逆。欲解外者，宜桂枝汤。

太阳病，先发汗不解，而复下之，脉浮者不愈，浮为在外，而反下之，故令不愈，今脉浮，故在外，当须解外则愈，宜桂枝汤。

病常自汗出者，此为荣气和，荣气和者，外不谐，以卫气不共荣气谐和故尔，以荣行脉中，卫行脉外，复发其汗，荣卫和则愈，宜桂枝汤。

病人脏无他病，时发热自汗出，而不愈者，此卫气不和也，先其时发汗则愈，宜桂枝汤。

伤寒不大便六七日，头痛有热者，与承气汤，其小便清者，知不在里，仍在表也，当须发汗；若头痛者必衄，宜桂枝汤。

伤寒发汗已解，半日许复烦，脉浮数者，可更发汗，宜桂枝汤。

注解：伤寒以麻黄汤发其汗，则证已解，但半日许，其人复烦，切脉浮数，知表热未解也，故宜桂枝汤更汗解之。

伤寒医下之，续得下利清谷不止，身疼痛者，急当救里；后身疼痛，清便自调者，急当救表，救里宜四逆汤，救表宜桂枝汤。

太阳病，发热汗出者，此为荣弱卫强，故使汗出。欲救邪风者，桂枝汤主之。

伤寒大下后复发汗，心下痞，恶寒者，表未解也。不可攻痞，当先解表，表解乃可攻痞。解表宜桂枝汤，攻痞宜大黄黄连泻心汤。

阳明病，脉迟、汗出多、微恶寒者，表未解也，可发汗，宜桂枝汤。

病人烦热，汗出则解；又如疟状，日晡所发热者，属阳明也。脉实者，宜下之；脉浮虚者，宜发汗。下之与大承气汤，发汗宜桂枝汤。

太阴病，脉浮者，可发汗，宜桂枝汤。

下利腹胀满，身体疼痛者，先温其里，乃攻其表，温里宜四逆汤，攻表宜桂枝汤。

吐利止而身痛不休者，当消息和解其外，宜桂枝汤小和之。

产后风，续之数十日不解，头微痛，恶寒，时时有热，干呕，汗出，病虽久，阳旦证续在者，可与阳旦汤，即桂枝汤。方见下利中。

按：运用方剂在辨证，只要见其证，即宜用其方。

辨证要点：基于以上论述，可见桂枝汤为一太阳病的发汗解热剂，但因药味偏于甘温，而有益胃滋液的作用，故其应用，宜于津液不足的表虚证。若体液充盈的表实证，或胃实里热者，不可与之。有关具体的适应证，可归纳为以下几点。

（1）太阳病，发热汗出，恶风而脉浮弱者。

（2）病常自汗出，或时发热汗出者。

（3）发汗或下之，而表未解者。

（4）阳明病，脉迟，虽汗出多。而微恶寒，表未解者。

（5）病下利而脉浮弱者。

（6）霍乱吐利止，而身疼不休者。

（二）方药分析

桂枝9g，芍药9g，甘草6g（炙），生姜9g（切），大枣4枚（擘）。

用法：水煎温服。服已须臾，食热稀粥一碗，以助药力，同时盖以棉被令一时许，遍身漐漐微似有汗者益佳；不可令如水流漓，病必不除。若一服汗出病瘥，停后服。若不汗更服依前法。若病重者，一日一夜服，周时观之，病证犹在者，更作服。

方解：桂枝、生姜均属辛温发汗药，但桂枝降气冲，生姜治呕逆，可见二药都有下达性能，升发之力不强，虽合用之，不致大汗。并且二者均有健胃作用，更伍以大枣、甘草纯甘之品，益胃而滋津液。芍药微寒而敛，既用以制桂姜的辛散，又用以助枣草的滋津。尤其药后少食稀粥，更有益精祛邪之妙。所以本方既是发汗解热汤剂，又是安中养液方药，也就是后世医家所谓的“甘温除热”。

甘温除热之热不是一般的热，是胃气不振、津血有伤所致之热。有关汗出身热的机理，《内经》有类似的论述。如《素问·评热病论》曰：“有病温者，汗出辄复热而脉躁疾，不为汗衰，狂言不能食，病名为何？岐伯对曰：病名阴阳交，交者死也。帝曰：愿闻其说。岐伯曰：人所以汗出者，皆生于谷，谷生于精。今邪气交争于骨肉而得汗者，是邪却而精胜也。精胜则当能食而不复热，复热者，邪气也。汗者，精气也，今汗出而辄复热者，是邪胜也。不能食者。精无俾也。”这里主要是说：汗出身热是邪气盛，精气虚。汗出为精液外溢，此时邪乘虚入于肌表。正气为阳，邪气为阴，正气与邪气交争于肌表故称阴阳交。此时精气流于外，邪气入于里，故病死。桂枝汤证虽不全同于《内经》所说的阴阳交之证，但正邪交争于肌表，汗出身热的病机是相同的。桂枝汤的主要性能是甘温健胃，通过调和营卫使精气胜而表固，邪气不再入侵，故使汗止而热除。也即甘温除热的道理。

（三）验案

案一：患者张某某，女，46岁，河南周口人，以“恶寒14年”为主诉于2008年3月20日初诊。患者于1994年因产后受凉出现畏寒怕冷，四肢麻木疼痛。曾先后到郑州、北京等多家医院求医，口服温肾壮阳等中药数百剂，病情不见好转。每年夏天都需要穿棉衣，不敢吹电扇，不敢沾凉水，患者非常痛苦。经熟人介绍来我院就诊。就诊时见：畏寒怕冷，四肢不温，麻木疼痛，精神不振，舌质淡暗、苔薄白腻，脉沉细。考虑血虚寒厥，给予当归四逆散加减：当归15g，白芍10g，桂枝12g，附子12g，细辛3g，通草15g，羌活15g，白术15g，黄芪30g，党参15g，炙甘草6g。10剂，水煎服，日1剂。

患者1个月后复诊，自诉服上方10剂后，恶寒、肢体麻木疼痛明显好转，在老家按照上方继服20剂。考虑患者病久，久病多瘀，久病多虚，舌质淡暗、苔薄白，脉沉细。续以原方加减：桂枝12g，白芍10g，炙甘草6g，当归15g，附子12g，细辛3g，通草15g，羌活15g，白术15g，黄芪30g，党参15g，仙灵脾30g，川芎10g。30剂，水煎服，日1剂。以上方加减调治三月余，患者畏寒怕冷，四肢麻木疼痛消失，夏天能够穿短衣，精神明显好转。嘱其长期口服逍遥丸和金匮肾气丸以善后。

【按语】患者以产后恶寒为主要临床表现，且长期应用温补药疗效不显，说明体内不仅有虚还有滞而不通，治疗应以和解气血，解除郁滞为根本治法。当归四逆散是《伤寒论》治疗血虚寒厥的代表方。本方证由营血虚弱，寒凝经脉，血行不利所致。素体血虚而又经脉受寒，寒邪凝滞，血行不利，阳气不能达于四肢末端，营血不能充盈血脉，遂呈手足厥寒、脉细欲绝。此手足厥寒只是指掌至腕、踝不温，与四肢厥逆有别。治当温经散寒，养血通脉。本方以桂枝汤去生姜，倍大枣，加当归、通草、细辛组成。方中当归甘温，养血和血；桂枝辛温，温经散寒，温通血脉，为君药。细辛温经散寒，助桂枝温通血脉；白芍养血和营，助当归补益营血，共为臣药。通草通经脉，以畅血行；大枣、甘草，益气健脾养血，共为佐药。重用大枣，既合归、芍以补营血，又防桂枝、细辛燥烈太过，伤及阴血。甘草兼调药性而为使药。全方共奏温经散寒，养血通脉之效。本方的配伍特点是温阳与散寒并用，养血与通脉兼施，温而不燥，补而不滞。经过3个多月调治，14年的顽疾解除。这也是和解法在临床上的具体应用。

案二：蔺某某，男，54岁，以“汗漏不止9个月”为主诉，于1990年12月10日初诊。患者9个月前不明原因出现汗出不止，曾在多家医院诊治，疗效欠佳。为求中西医结合治疗前来我院就诊。就诊时症见汗漏不止，以前胸为明显，精神不振，时有头晕、心慌，舌淡苔白，脉沉迟且细无力。考虑为元气不足，营卫不和。治以补中益气，调和营卫，补肾敛汗：桂枝10g，白芍20g，生姜3片，大枣3枚，甘草6g，黄芪30g，党参20g，白术20g，仙灵脾30g，巴戟天20g，山萸肉20g，麻黄根12g，乌梅10g，煅龙牡各30g，旱莲草30g，葛根30g。7剂，水煎服，日1剂。7日后复诊，汗出基本止住，又以上方去旱莲草、乌梅、麻黄根，继以7剂，水煎服，日1剂，以图巩固。7日后患者复诊汗出已止，精神气力佳。

【按语】汗为心之液，胸中为阳气之府，宗气汇聚之处。若元气不足，收敛固涩作用失职，则胸中汗漏不止，所以，治疗当以大补元气为主，佐以固涩敛汗。但是，汗出的基本病机应属营卫不和，因此，调和营卫是治疗汗证的基本治法。《素问·痹论》："营者，水谷之精气也。和调于五脏，洒陈于六腑，乃能入于脉也。故循脉上下，贯五脏，络六腑也。"《素问·痹论》："卫者，水谷之悍气也，其气慓疾滑利，不能入于脉也，故循皮肤之中，分肉之间，熏于肓膜，散于胸腹。"《灵枢·本藏》："卫气者，所以温分肉、充皮肤、肥腠理、司开阖者也。""卫气充则分肉解利，皮肤调柔，腠理致密矣"。《伤寒论》所载桂枝汤是调和营卫的基本方。本患者采用补脾益肾，调和营卫，收敛固涩的方法，一方面益汗源，一方面调汗路，一方面防汗脱。这样，标本兼治，才取得了较好的临床疗效。

（王佳樌）

二、柴胡汤方药感悟

（一）方剂来源

小柴胡汤源自《伤寒论》，乃医圣张仲景治疗少阳病的主方，《伤寒论》第37条云："太阳病，十日以去，脉浮细而嗜卧者，外已解也。设胸满胁痛者，与小柴胡汤；脉但浮者，与麻黄汤。"第96条："伤寒五六日中风，往来寒热，胸胁苦满、嘿嘿不欲饮食、心烦喜呕，或胸中烦而不呕，或渴，或腹中痛，或胁下痞硬，或心下悸、小便不利，或不渴、身有微热，或咳者，小柴胡汤主之。"第97条："血弱、气尽，腠理开，邪气因入，与正气相搏，结于胁下。正邪分争，往来寒热，休作有时，嘿嘿不欲饮食，脏腑相连，其痛必下，邪高痛下，故使呕也，（一云脏腑相违，其病必下，胁膈中痛）小柴胡汤主之。服柴胡汤已，渴者属阳明，以法治之。"第99条："伤寒四五日，身热、恶风、颈项强、胁下满、手足温而渴者，小柴胡汤主之。"以及后续原文多条，不再一一列出。整体观之，小柴胡汤具有和解少阳、和胃降逆、扶正祛邪的功效。其具体方药组成及用法如下：柴胡24g，黄芩9g，人参9g，半夏9g，甘草（炙）9g，生姜9g，大枣4枚。

用法：上七味，以水一斗二升，煮取六升，去滓，再煎，取三升，温服一升，日三服。（现代用法：水煎温服，日1剂，2次分服。）该方及类方自创作以来，便受历代医家所青睐，时至今日，临床运用仍见显效。郑老从事临床工作多年，对该方亦有一些见解与感悟，在这里和大家分享一下。

（二）病症病机

小柴胡汤乃医圣张仲景治疗少阳病的主方，是和解少阳的代表方剂。少阳位于太阳、阳明表里之间。无论外邪入侵少阳，或他经传至少阳，又或者少阳本经受邪，正邪相争于半表半里之处，正胜则驱邪外出可见发热，邪胜则入里可见恶寒，故临床可见寒热往来之象。邪在少阳，少阳属胆，胆附于肝，互为表里，肝胆者风木之脏，皆性喜舒畅条达。若热邪壅遏胸中，胆热犯胃可致胃失和降，气逆于上，则可见胸胁苦满，默默不欲饮食、喜呕，皆为气郁、气机不畅之症；胆气内郁，化火上迫而见口苦；火热之邪未有不灼伤阴津者，于是症见咽干；肝胆者风木之脏，罹病多兼目眩。故自古以来，便有“但见一证便是，不必悉具”之说，主要指以上诉诸证皆可为柴胡汤证也。

（三）小柴胡汤方药分析

邪犯少阳，邪不在表、亦不在里，而于半表半里之间，故治疗应予小柴胡汤或类方和解之，而不能汗之、下之。本方以柴胡命名，此药苦平，入肝、胆经，能透泄少阳之邪，且能疏泄气机之郁滞，使半表半里之邪得以去除，且全方用量最大，故为君药。黄芩苦寒，可助柴胡清少阳半表半里之热，故为臣药。且柴胡升、黄芩降，二者合用，一升一降，构成和解少阳的核心部分。半夏、生姜温升燥湿，降逆止呕，互为佐药。又人参、大枣、甘草益气健脾，既能扶助正气以抗邪外出，又能防止邪实正虚而病邪内传，一举两得，与柴胡、黄芩共用，便有仲景“见肝之病，知肝传脾，当先实脾”之既病防变的学术思想。统观全方，药味虽少，确具解表和里，扶正祛邪，疏利三焦，调理脾胃，疏肝利胆，宣达内外，通畅气血与和解少阳之功效。关于本方君药柴胡的用量，《伤寒论》中有大、中、小三种，不同的组方中用量不同，体现了中医因证施方、遣药灵活的特点。如小柴胡汤、大柴胡汤、柴胡桂枝干姜汤用柴胡半斤，柴胡桂枝各半汤、柴胡加龙骨牡蛎汤用柴胡四两，柴胡加芒硝汤用柴胡二两十六铢。可见《伤寒论》提示小柴胡汤本证即少阳证，柴胡宜大量；其次是太阳病已传少阳，但太阳证未罢，而又较轻微，柴胡用中量；兼有太阳表证或阳明里证，而少阳病已解，仅有少阳余波未平者柴胡用小量。目前临床常规用量多在10～30g，具体用量可根据病情及患者个人情况酌情加减。

（四）小柴胡汤的临床应用及案例

本方受历代医家所青睐，历经时代演变及历代医家的潜心发掘，不但能以原方药物构成及剂量治疗少阳病变，亦可调整用药剂量及药物构成来治疗许多临床常见疾病。仲景对本方之具体应用，罗列七种化裁方法，既有药味之增减，又有剂量之盈缩。盖少阳位居半表半里，外临太阳，内靠阳明，是故病邪之进退演变，常多兼夹表里证候。治疗时，若系与太阳合病，方择柴胡桂枝汤合治之；和阳明并病者，方遣大柴胡汤表里双解；误于汗下致邪遏水停者，柴胡桂姜汤温化宣达之；误下热结阳明，而少阳病邪仍不解者，径投柴胡芒硝汤和解通结；胸中有热，胃内邪踞，腹痛欲吐者，直遣黄连汤清上温下；误下邪陷，滞碍枢机，胸满烦惊者，急予柴胡加龙牡汤和解镇惊、扶正祛邪。皆仲景垂范后世，确凿屡验者。

案例：钱某，男，56岁。2013年4月16日初诊。低热半年余，先后于多所西医院检查，结果提示无明显异常，予抗生素、激素类药物治疗效果一般，停药后反弹。为求中西医结合治疗遂来郑老门诊。初诊时患者诉头痛，略显焦虑，测体温37.3℃，纳眠可，二便正常，舌质红、苔薄白，脉弦细。郑老诉该患者低热日久，头痛，脉弦细，乃为小柴胡汤主症，便思仲景“但见一症便是，不必悉具”之旨，遂与小柴胡汤原方：柴胡24g，黄芩9g，人参9g，清半夏10g，炙甘草9g，生姜9g，大枣6枚。3剂，水煎服，日1剂。3日后复诊诉低热明显好转，自觉全身舒适，再守上方，加白术20g，黄芪30g，7剂，服法同前。后电话随访患者诉未再低热，且神清气爽，无其他不适。

郑老从事临床几十余年，经常使用小柴胡汤加减治疗多种疾病，且疗效均较为明显，在此略作陈列。如肺系常见疾病：咳嗽、急性上呼吸道感染等；心系疾病：失眠、焦虑症、郁证等；脾胃系疾病：消化性溃疡、胃食管反流等；肝胆疾病：胆管感染、胆囊炎、乙型肝炎等；肾系病证：肾病综合征、尿路感染等；气血津液疾病：不明原因发热（效果甚好）、癌症发热等；妇科疾病：痛经、闭经、经期感冒、经期头痛、乳腺增生、围绝经期综合征等；以及其他类疑难杂病。因小柴胡汤治疗验案较多，故在此只为扩展临床工作者诊治思路，不再列举详细病案。

（五）郑绍周教授临床运用小柴胡汤心得

小柴胡汤作为八法“和”法的代表汤剂，是中医整体观念和辨证论治的具体体现，在临床应用中不能拘于一种格式，抓住主症，随症加减，是今世医者治疗大法中使用和法的精髓，有大的框架指导，临床应用的方向更准确。当然这也要求我们临床医生必须按中医学辨证论治的治疗原则来应用，具体说来有以下三个方面：①必须具备柴胡证：这是应用本方的基本指征，这些指征既可出现于表证，也可出现于里证、半表半里证。要按辨证论治的治疗原则，遵仲景“但见一症便是，不必悉具”之旨。②要师其法而不泥其方：张仲景立小柴胡汤，寒温并用，攻补兼施，达到通利三焦，调达上下，宣通内外，和畅气机的目的。方中药物变化可以根据疾病的变化，按其性味功效随证加减。③合其他方药随证化裁加减，灵活应用：方剂是治法的具体体现，小柴胡汤“和法”本质就是融各种方法于一方。所以在临床运用中可以根据病情需要，合其他方，甚至数方于一方，充分体现小柴胡汤组方特点。相信大家做到这些，便可将小柴胡汤及其类方运用自如且屡获奇效。

（王厚强）

三、郑绍周教授运用瓜蒌薤白半夏汤论治冠心病感悟

（一）方剂来源

瓜蒌薤白半夏汤出自《金匮要略·胸痹心痛短气病脉证治第九》，原文为：胸痹不得卧，心痛彻背者，栝楼薤白半夏汤主之。栝楼薤白半夏汤方：栝楼实一枚（12g）（捣），薤白三两（9g），半夏半升（9g），白酒一斗（70毫升，非现代之白酒，实为黄酒）。上四味，同煮，取四升，温服一升，日三服。

出于同篇的其他条文，对于理解和应用瓜蒌薤白半夏汤亦有所帮助，故一并列出。

师曰：夫脉当取太过不及，阳微阴弦，即胸痹而痛，所以然者，责其极虚也。今阳虚知在上焦，所以胸痹、心痛者，以其阴弦故也。

胸痹之病，喘息咳唾，胸背痛，短气，寸口脉沉而迟，关上小紧数，栝楼薤白白酒汤主之。栝楼薤白白酒汤方：栝楼实一枚(捣)（24g），薤白半斤（12g），白酒七升（为黄酒，适量），上三味，同煮，取三升，分温再服。

胸痹心中痞，留气结在胸，胸满，胁下逆抢心，枳实薤白桂枝汤主之；人参汤亦主之。枳实薤白桂枝汤方：枳实四枚(12g)，厚朴四两(12g)，薤白半斤(9g)，桂枝一两(3g)，栝楼一枚(12g)（捣），上五味，以水五升，先煮枳实、厚朴，取二升，去滓，内诸药，煮数沸，分温三服。人参汤方：人参、甘草、干姜、白术各三两(9g)，上四味，以水八升，煮取三升，温服一升，日三服。

（二）用方心悟

郑老认为：用古方时首先要辨证论治，灵活化裁，一定要活用。古方是古人示人治病的规范，若用古方不化裁而套今病无异于削足适履，效果肯定不理想。研究完整的古方是基础研究者的工作，而灵活化裁用古方是临床工作者的责任。

瓜蒌薤白半夏汤主治胸阳不振，痰气互结之胸痹。郑老强调胸阳不振，津液不布，聚而成痰，痰为“阴邪”，易阻气机，结于胸中，则胸满而痛，甚或胸痛彻背。并强调胸阳为天中之日和痰为阴邪两点。故治当通阳散结，祛痰下气。方中瓜蒌味甘性寒，宽胸化痰，散结下气；薤白辛温，通阳散结，化痰散寒，能散胸中凝滞之阴寒、化上焦结聚之痰浊，宣胸中阳气以宽胸；半夏化痰散结。

郑老用瓜蒌薤白半夏汤临床加减：若胸闷，气短，胸痛，神疲乏力，纳差，大便溏结不调，舌体胖大，脉沉细无力，为心气不足，心阳虚，加补气药人参、黄芪；若补气太过，患者口干舌燥，加麦冬反佐，同时补心阴；若脾气虚，胃肠功能差，心脾相互牵连比较多，需补气健脾以助心阳心气；胃气不降者加降香；舌苔黄腻者加清热化痰药；痰湿盛，胸阳不振，胸气不畅，加白芥子、胆南星、九节菖蒲、皂角刺等。夹血瘀者，有因虚而瘀，有因痰而瘀，故加红花、丹参、赤芍等；若瘀重者加破血逐瘀药水蛭、三棱、莪术等。此外郑老治疗胸痹必用泽兰、甘松，为师承吕承全老中医所得，属辨病用药，甘松理气散结止痛，现代药理研究其有抗心律失常、抗心肌缺血作用；泽兰活血利水，现代药理研究其全草制剂有强心作用。

（三）案例

案一：张某，男，37岁，于2016年3月7日以“心前区闷痛5天”为主诉初诊。患者5天前，无明显诱因，突然出现心前区疼痛、心慌、胸闷，不能运动，行走50米上述症状明显加重，休息后可缓解。遂就诊于安阳市某医院，行冠脉造影术，回示：左前降支近段狭窄90%，诊断为“冠心病”，建议行“冠状动脉支架植入术”。但患者拒行手术，遂经病友介绍前来就诊。现症见心前区疼痛、心慌、胸闷，活动后加重，嗜食肥甘，形体肥胖，饮食可，二便可，纳眠一般，舌质淡紫、苔白厚干，脉沉迟。诊断：胸痹（冠心病）。宜用《金匮要略》瓜蒌薤白半夏汤治之。方药：瓜蒌30g，薤白20g，半夏10g，人参12g，葛根30g，赤芍25g，红花20g，水蛭10g，泽兰15g，甘松15g，麦冬30g，泽泻30g，炒葶苈子10g，白芥子20g，三棱25g，莪术30g。7剂，水煎服，日1剂。后以此方加减服用1年余，临床症状均消失。

案二：王某，女，37岁，于1998年2月20日以“发作性胸口痛2个月”为主诉初诊。患者2个月前无明显诱因出现胸口及左乳上侧刺痛，约持续几秒即缓解，近1个月上述症状频发，纳可，眠可，二便调，月经调。舌质红、苔薄白，脉沉细。诊断为胸痛（心前区综合征）。方药：瓜蒌20g，薤白20g，半夏10g，当归20g，赤芍25g，柴胡12g，郁金15g，党参20g，佛手15g，乌药12g，青陈皮各15g，香附15g，生姜3片。6剂，水煎服，日1剂。后随访诉心前区刺痛未再发作。

（柴少龙）

四、射干麻黄汤莫忘“轻”

（一）方药组成

射干9g，麻黄9g，生姜6g，细辛6g，紫菀6g，款冬花6g，大枣3枚，半夏9g，五味子3g。

加减运用：喉咙疼较重者，可加重楼以清热解毒止痛；喉咙痒者，可加苦参、白鲜皮以祛风止痒；若纳差，可加砂仁、白术、青皮、陈皮等以行气健脾助运；若服药后症状改善，但仍有喉咙红，可加用凉血化瘀药，如忍冬藤、刘寄奴等。

功用：宣肺祛痰、下气止咳。

主治：肺系疾病。

用法：水煎服，日1剂，2～3次分服。

方解：原方9味，药物虽少，但疗效显著。方中射干开痰结，与麻黄配伍，宣肺利咽、降逆平喘。细辛一则配伍生姜，辛温发散风寒；二则可入少阴温逐饮邪，和五味子同入肾脏固敛逆气、镇咳平喘，散中有收。紫菀、款冬花、半夏则温润降逆而化痰涤饮，大枣和中固护脾气，全方宣肺散寒、化饮降逆、消痰利咽。郑老临床主要用射干麻黄汤治疗支气管哮喘、急慢性支气管炎、肺炎、上呼吸道感染、肺癌等肺系疾病，其治疗机制主要有抗炎、抑制上皮细胞分泌、免疫调节等作用。

（二）案例

杨某，男，47岁，咳嗽月余，静脉输注抗生素1周未见改善。舌淡、苔薄白，脉沉细。方药：生麻黄10g，细辛3g，干姜20g，杏仁10g，炙款冬花12g，炙紫菀12g，白果15g，射干12g，牛蒡子12g，半夏10g，甘草10g。3剂，水煎服，日1剂。后复诊诉3剂痊愈，未再服药。

【按语】本方由麻黄射干汤化裁而来，对于肺系疾病，时间较短者，无论风寒、风热都可使用。方中五味子敛肺止咳，与辛散之品相配，一散一收，既可增强止咳平喘之功，又可制约诸药辛散温燥太过之弊。且肺为娇脏，用药无论寒热皆不可太过，外感肺系疾病的寒证和热证的转化很迅速，往往一两日就可变化，因此总体上药量要小，药味要少，且最好3剂以内，用药以轻清、宣散为贵。即所谓“治上焦如羽，非轻不举”。射干麻黄汤首见于张仲景《金匮要略·肺痿肺痈咳嗽上气病》：“咳而上气，喉中水鸡声，射干麻黄汤主之。”由射干、麻黄、生姜、细辛、紫菀、款冬花、大枣、半夏、五味子九味药组成，可宣肺祛痰、下气止咳。治疗痰饮郁结、气逆喘咳证。

郑老在长期的临床工作中结合自己临床经验及亲身经历指出：肺系疾病的发生、复发与加重皆与肺的生理病理特点密切相关。肺为华盖，主皮毛而开窍于鼻，凡外邪侵袭人体，不从皮毛而客必由鼻窍而入，故六淫外邪最易侵袭肺卫；又因肺为娇脏，不耐寒热燥湿诸邪之侵，而致宣肃失司。

肺为娇脏，不耐寒热，易受外邪侵袭，既易生寒，又易化热。郑老认为，肺之寒热一方面与外邪性质有关，肺因感风、寒、暑、湿、燥、火六淫邪气不同，则其证有寒热之别；内因肝火犯肺、痰热壅肺、胃肠蕴热蒸肺、肝肾虚火灼肺、痰瘀化火伤肺等均可导致肺热证；而痰浊阻肺、水饮伏肺、饮停胸胁等皆可致肺寒证。另一方面，肺之寒热亦与人之体质密切相关，大凡阴虚阳盛之体，邪易从阳化热；气虚、阳虚之体，邪易寒化。然而不论风寒、风热，“射干麻黄汤”均可使用，只是生麻黄用量可以根据寒热之偏执酌情加减。

临床所见的射干麻黄汤证极少是单纯典型的“风寒、风热证”，或兼杂他证，或由于个人体质等影响向他证转化。因此，郑老指出，重视兼症的出现也是提高疗效的关键。比如喉咙痛较重者，可加“重楼”以清热止痛；喉咙痒者，可加“苦参、白鲜皮”以祛风止痒；若患者出现纳差，则可加用“砂仁、青皮、陈皮”以健脾化痰。若服药后症状改善，但仍有喉咙红，可加用凉血化瘀药，比如“忍冬藤、刘寄奴”。

以咳嗽为例：郑某，男，22岁，以“咳嗽3天为主诉”就诊，症见恶寒，无汗，咽痒，咳嗽，咳甚影响睡眠，痰质稀薄，色白，舌苔薄白，无燥象，脉沉细。辨证为“风寒袭肺，肺气失宣”，给予“射干麻黄汤”加减，药物如下：射干9g，麻黄9g，杏仁6g，半夏6g，细辛3g，干姜9g，款冬花6g，甘草6g。患者服用2剂后效果显著，咳即止。方中射干味苦，性寒，归肺经，有宣肺化痰、清热解毒之功效；麻黄味辛、性温，归肺、膀胱经，有发汗解表、宣肺平喘之效，主风寒表实证；杏仁、半夏降逆化痰；干姜上能温肺散寒以化饮，中能温脾运水以绝生痰之源；细辛生浮，可温散风寒；款冬花有止咳化痰、润肺下气之效，多用于治疗新久咳嗽；甘草甘润平和，既可补益肺气，又可祛痰止咳。诸药合用，共奏下气止咳，宣肺祛痰之功。

郑老指出，中医强调人体“阴阳调和”，即《素问·生气通天论》所谓“阴平阳秘，精神乃治”。郑老总结自己多年运用射干麻黄汤的临床经验，认为应用“射干麻黄汤”需注意以下几点。

（1）寒热并用。机体外感风寒之邪不解，入里郁而化热；或素有内热，复感外寒之邪，导致外寒内热之证。若单用辛温药物以散表寒恐热盛，仅用寒凉药物以清里热恐碍表寒。故治之须寒热并用。

（2）药量、药味要小。肺为娇脏，一旦被侵犯，治疗当以“治上焦如羽，非轻不举”，用药以轻清、宣散为贵。

（3）用药疗程宜短。肺叶娇嫩，不耐寒热燥湿诸邪之侵，易虚易实，易寒易热，肺系疾病的寒证和热证的转化很快，往往一两日就可变化。

（4）重视机体变化。调畅气机辨治肺系疾病时特别重视气机的升降出入变化，无论是肺脏自身疾病的宣降失常，还是肺肾、肺肝、肺胃以及肺肠等脏腑之间的气机失调，其病机总以“肺失宣降通调”为中心环节。

（5）辅以补肾。肺虚久病及肾，以致肺虚不能主气，肾虚不能纳气，故肺系疾病后期要适当佐以补肾药。

（潘亚茹）

五、补中益气汤加补肾药在脑病治疗中的应用感悟

补中益气汤是李东垣创制的名方，多用于治疗脾虚气陷证和气虚发热证。郑老认为补中益气汤的功效关键在一个“升”字，而脑居人体高巅，最高位，故郑老借助其“升”的功能，应用于脑病的治疗，并经过长期的临床实践，总结出了补中益气汤在脑病中的应用规律：补中益气汤加入补肾药。

《内外伤辨惑论》载补中益气汤原方组成：黄芪（病甚、劳役热甚者）一钱（3.0g），甘草炙五分(1.5g)，人参去芦三分(0.9g)，当归酒焙干或晒干二分(0.6g)，橘皮不去白二分或三分（0.6～0.9g），升麻二分或三分（0.6～0.9g），柴胡二分或三分（0.6～0.9g），白术三分（9g）。用法：上㕮咀，都作一服，水二盏，煎至一盏，去滓，食远稍热服。主治：气高而喘，身热而烦，其脉洪大而头痛，或渴不止，其皮肤不任风寒而生寒热。

罗美《古今名医方论》曰：“凡脾胃一虚，肺气先绝，故用黄芪护皮毛而闭腠理，不令自汗；元气不足，懒言气喘，人参以补之；炙甘草之甘以泻心火而除烦，补脾胃而生气。此三味，除烦热之圣药也。佐白术以健脾；当归以和血；气乱于胸，清浊相干，用陈皮以理之，且以散诸甘药之滞；胃中清气下沉，用升麻、柴胡气之轻而味之薄者，引胃气以上腾，复其本位，便能升浮以行生长之令矣。补中之剂，得发表之品而中自安；益气之剂，赖清气之品而气益倍，此用药有相须之妙也。”

郑老根据脑的解剖、生理、病理特征，结合临床实践，将补中益气汤化裁为：黄芪30g，党参20g，白术25g，柴胡12g，升麻12g，巴戟天20g，山萸肉20g，沙苑子25g，女贞子25g。这一基本结构用于治疗脾肾亏虚，清气不升的头痛、眩晕、痴呆等脑病。若中气虚甚者还可加人参10g；肾虚明显者还可加淫羊藿25g，菟丝子20g，枸杞子20g，黄精30g等。总之辨证用药，灵活化裁。

脑藏于颅内，位于人体最高位，由髓汇集而成，故称“髓海”，为元神之官，生命之主宰。脑的解剖位置在《灵枢·海论》中就有“脑为髓之海，其输上在于其盖，下在风府”的记载。脑的解剖位置决定了其所需营养物质需其他脏腑升运而成。

脑髓依赖精气而化生，在人出生之后依靠肾中精气、脾胃摄入五谷精微营

养化生而充养长成。《灵枢·经脉》云："人始生，先成精，精成而脑髓生。"《灵枢·本神》曰："故生之来谓之精，两精相搏谓之神。"故先天之精是化生脑髓的原始物质，也是化生元神的物质基础，元神藏于脑内，所以李时珍说"脑为元神之府"。而先天之精主要藏于肾中。《素问·阴阳应象大论》说："肾生骨髓。"《素问·痿论》："肾主身之骨髓。"《灵枢·海论》："脑为髓之海。"故肾藏精，主骨生髓，脑由髓聚而成。正如张锡纯《医学衷中参西录》所说："脑为髓海，乃聚髓之处，非生髓之处，究其本源，实由肾中真阴真阳之气，酝酿化合而成，缘督脉上升而贯注于脑。"因此，肾精充足，髓海得养，脑发育健全，则思维敏捷，精力充沛；反之，肾精不足，髓海空虚，脑失所养，则出现思维迟钝、脑鸣头晕等症。故脑的病变，尤其是虚性病变，常采用补肾填精法治疗。唐容川提出："益肾生精，化为髓，而藏之于脑中。"实是通过补益先天达到补益脑髓的目的。故郑老在应用补中益气汤治疗脑病时加入补肾药，有其理论依据。

肾中精气化生脑髓之后，还需要得到水谷精微的不断濡养，先天之精和后天之精共同促进脑髓的生成和充盈。《灵枢·五癃津液别》曰："五谷之津液，和合而为膏者，内渗于骨空，补益脑髓。"故脾胃将饮食物运化为水谷精微，并借助脾的升清与胃的降浊，将水谷精微上输于脑髓，而补益之；另还可通过补养先天之精间接充养脑髓。若脾胃运化功能减退，水谷精微化生减少，则脑髓失养则会出现头晕目眩，视物昏花，反应迟钝等症。正如李东垣《脾胃论》所说："上气不足，脑为之不满，耳而为之苦鸣，头为之苦倾，目为之眩，……皆有脾胃先虚，气不上行所致也。"故郑老通过补中气、益脑髓亦有其理论依据。

郑老经过长期的临证实践也证实，只要辨证得当，补中益气汤加入补肾药治疗头痛、眩晕、痴呆、中风等脑病疗效肯定。现举案例两则。

案一：李某，女，21岁，学生，于2016年7月6日以"发作性头痛8年，加重1年"为主诉初诊。患者8年前无明显诱因出现头痛，疼痛部位以双侧太阳穴、后枕部及两眉棱骨处为主，每次持续数小时，每于天气炎热、太阳暴晒、睡眠不佳、平躺起立时或跑步等运动时诱发头痛，头痛严重时可伴恶心，入睡困难，眠浅多梦，纳可，二便可，月经正常。查体：BP为95/80mmHg，舌质红、苔薄白，脉沉细无力。

证机：脾肾亏虚，中气不足，窍络失养。

治法：补肾健脾，升提中气，和络止痛。

方药：补中益气汤加减。黄芪30g，党参25g，柴胡12g，白术20g，升麻12g，山萸肉20g，巴戟天20g，沙苑子30g，白芷10g，细辛3g，山柰10g，酸枣仁30g，黄连12g。7剂，水煎服，日1剂。后以此方加减治疗一月余而愈。

案二：刘某，女，34岁，于2014年11月3日以“发作性头晕4个月，加重1周”为主诉初诊。患者4个月前劳累后出现头晕，不伴恶心、呕吐、视物旋转等，休息后可缓解，后反复发作，未予重视和治疗。近1周头晕加重。为求系统诊治，遂来就诊，初诊症见头晕，头蒙，颈项僵硬，全身乏力，嗜睡，气短，平素怕冷，手脚冰凉，纳可，小便频数，大便日1次，排便困难，月经正常。查体：BP为90/70mmHg，舌质红、苔薄白，脉沉细。

证机：脾肾亏虚，痰浊中阻。

治法：补肾健脾，化痰止眩。

方药：补中益气汤加减。黄芪30g，党参20g，白术25g，柴胡12g，升麻12g，生山药30g，山萸肉20g，巴戟天20g，沙苑子30g，肉苁蓉25g，茯苓25g，半夏10g，节菖蒲15g，炒葶苈子10g，厚朴12g，陈皮12g。7剂，水煎服，日1剂。后以此方加减治疗近2个月而愈。

郑老应用补中益气汤加入补肾药治疗脑病既有理论依据，又有临床实践证实，只要辨证得当，疗效肯定。

（柴少龙）

六、半夏泻心汤论治不寐

不寐是指经常不能获得正常睡眠的一类病证，以入睡困难，或睡眠短浅易醒，甚至整夜不能入睡为主要表现，是目前困扰人类健康或亚健康的常见症状之一。

《难经·第四十六难》："老人卧而不寐，少壮寐而不寤者，何也？然经言少壮者，血气盛，肌肉滑，气道通，营卫之行，不失于常，故昼日精，夜不寤。老人血气衰，肌肉不滑，营卫之道涩，故昼日不能精，夜不得寐也，故知老人不得寐也。"《素问·逆调论》说："胃不和，则卧不安。"《金匮要略》载有主治"虚劳虚烦不得眠"的酸枣仁汤。明代医家张景岳将不寐概括为有邪和无邪，提纲挈领地总结了不寐的病机。后世医家不断完善，将不寐的病因概括为饮食不节、情志失调、劳逸过度、病后体虚等几个方面。郑老在临床实践中总结阴阳失调是不寐的总病机，引起阴阳失调的原因大概有以下几个方面：

（1）虚指气血精津亏虚以及病后体虚等几个方面，《景岳全书·不寐》："无邪而不寐者，必营气之不足也，营主血，血虚则无以养心，心虚则神不守舍。"明代戴元礼《证治要诀·虚损门》提出"年高人阳衰不寐"之论，清代《冯氏锦囊·卷十二》："壮年人肾阴强盛，则睡沉熟而长，老年人阳气衰弱，则睡轻微易知。"气虚则阳不入阴，血虚则心神失养，最终导致阴阳失调而不寐。

（2）郁指情志失调、气血郁滞、痰气阻滞等导致阴阳气血营卫、表里内外上下处于一种不协调的状态，正如《灵枢·大惑论》所言："卫气不得入于阴，常留于阳，留于阳，则阳气满，阳气满，则阳跷盛；不得入于阴则阴气虚，故目不瞑矣。"

（3）痰指湿邪困脾或脾虚不运，痰湿内生，郁而化热；或热邪侵袭入里，灼津炼液为痰，痰热扰动心神所致。其不寐特点为睡卧不宁，多梦易醒，烦躁不安，但必兼痰热之症（胸闷多痰，恶心欲呕，脉滑而数）。

（4）火指肝郁化火、心火内炽，扰乱心神，坐卧不安。多有心烦易怒，口苦咽干，便秘尿赤，舌红、苔黄，脉数等症。

现代医学认为，引起失眠的原因可有躯体因素（疼痛、瘙痒、咳嗽、喘息、夜尿、吐泻等）、环境因素（生活习惯的改变，更换住所，声音嘈杂和光线刺激等）、生物药剂因素（咖啡、浓茶、中枢兴奋药物如利他林、戒断反应等），也可由其他神经精神疾病所引起。但最常见的原因是精神紧张、焦虑恐惧、担心失眠等所致，又称为原发性失眠症。此外，如白天生活的影响，个性人格特征，自幼不良睡眠习惯以及遗传因素等都可成为引起持续失眠的原因。现代医学的抑郁症、神经官能症、围绝经期综合征、消化不良等引起的睡眠障碍都可以按照不寐辨证论治。

治验：张某某，女，58岁，于2008年8月7日以失眠多梦5个月为主诉初诊。患者5个月前因悲伤过度出现失眠多梦，入睡困难，时有惊恐，甚则彻夜不眠。曾先后口服多种中药及西药治疗，病情不见好转。就诊时头昏头沉，精神不振，自诉健忘，口干口苦，胃脘饱胀不适，纳呆，便溏，舌质暗红、苔薄腻，脉沉细。

中医诊断：不寐（寒热错杂，中焦痞塞）。

西医诊断：失眠症。

治法：平调寒热，和胃安神。

方药：半夏泻心汤合四君子汤加减。半夏9g，黄连10g，黄芩10g，干姜10g，党参15g，茯苓15g，白术15g，甘草6g，山药30g，陈皮10g，砂仁10g，合欢花30g，夜交藤30g。7剂，水煎服，日1剂。

2008年8月14日复诊，患者自诉服上药后症状明显好转，能够入睡6小时左右，精神好转，稍有上腹痞满，大便成形。上方加枳壳10g，继服7剂。后电话告知，能够正常睡眠。半年后再次因为生气后失眠，以上方加减，很快好转。

心悟：调和阴阳是治疗不寐的基本原则，本患者表现出寒热错杂的特点，因此，采用半夏泻心汤取得了很好的疗效。郑老在临床上比较喜欢应用合欢花、夜交藤来调和阴阳。合欢花单味就是黄昏汤，是取其黄昏即合的特征，有交阴阳之妙。合欢《神农本草经》："合欢，安五脏，和心志，令人欢乐无忧。"《本草备要》："夜则藤交，一名六藤，有阴阳交合之象。"二者共用起调和阴阳而成安眠之功。

（马利红）

七、郑绍周教授论治帕金森病感悟

颤证是以头部或肢体摇动颤抖，不能自制为主要临床表现的一种病证。轻者表现为头摇动或手足微颤，重者可见头部振摇，肢体颤动不止，甚则肢节拘急，失去生活自理能力。本病又称“振掉”“颤振”“震颤”。

治验：武某，男，52岁，于2010年3月24日以右上肢不自主震颤两月余为主诉初诊。现病史：2月余前无明显诱因出现右上肢不自主震颤，未予就诊。现症见右上肢不自主震颤，头部震颤，纳眠可，二便调。舌质红、苔白，脉沉细。

西医诊断：帕金森病。

中医诊断：颤证。

证候：肾精亏虚，风阳内动。

治法：补肾填精，息风止颤。

方药：补肾息风止颤汤加减。黄芪30g，葛根30g，赤芍25g，全虫10g，僵蚕15g，蜈蚣3条，水蛭10g，鳖甲20g，龟板20g，蒸首乌20g，山萸肉20g，女贞子20g，菟丝子30g，红花15g，黄精30g。7剂，水煎服，日1剂。

二诊：2010年3月31日。患者诉服上药后未见明显好转，现仍时有右上肢抖动，头部震颤，纳眠可，二便调，舌质红、苔白，脉沉细。再拟上方加减：黄芪30g，葛根30g，赤芍25g，川芎12g，全虫10g，僵蚕15g，蜈蚣3条，鳖甲20g，龟板25g，蒸首乌20g，山萸肉20g，女贞子20g，菟丝子30g，红花15g，水蛭10g，黄精30g。15剂，水煎服，日1剂。

三诊：2010年4月16日。患者诉病情较前稍有好转，现在仍有右上肢抖动，头部震颤，纳眠可，二便正常，脉仍沉细，再拟上方加减：黄芪30g，葛根30g，赤芍25g，玄参20g，全虫10g，僵蚕15g，蜈蚣3条，鳖甲20g，龟板25g，蒸首乌20g，山萸肉20g，女贞子20g，菟丝子30g，红花15g，水蛭10g，黄精30g。7剂，水煎服，日1剂。

四诊：2010年5月5日。患者诉头部震颤明显减轻，右上肢抖动明显好转。舌质红、苔薄白，脉沉细。方药：黄芪30g，党参20g，白术20g，天麻10g，巴戟天15g，山萸肉30g，女贞子20g，菟丝子30g，龟板20g，鳖甲20g，全虫10g，僵蚕15g，蜈蚣3条，黄精30g，生蒲黄15g，珍珠母30g。7剂，水煎服。

患者长期随诊至今，右手仍有轻微抖动（不易察觉），余无不适。

郑老经过多年的临床实践，结合前人的认识，认为形成本病的主要病因病机有以下三个方面。

（1）肝肾亏虚、内风暗动。本病多发于老年人，四十岁以下发病者少见。《素问·阴阳应象大论》谓："年四十而阴气自半也，起居衰矣；年五十体重，耳目不聪明矣。"人过中年，肝肾阴气自然衰减，更兼劳顿、色欲之消耗，而致阴精虚少，形体衰败。再老高年人常多病重叠，或久病及肾，致使肝肾虚损。肝藏血而主筋，肾藏精而主脑髓，肝肾乙癸同源。肝肾阴虚，精血亏少，筋脉失濡则肢体震颤、肌肉挛急而强直；脑髓失养则神失所荣，身失主持而失灵。阴虚阳盛，水不涵木，筋脉失养，阴虚于下，阳亢于上，化而生风。故本病肝肾阴虚、风动振摇者多见。

（2）气血虚弱、年老体衰、气血素亏；或久病体虚、气血虚衰；或五脏虚损，致使气血生化亏乏。气血不足，筋脉失养，日久血虚风动，致使震颤。《医学原理·痉门论》云："有气虚不能引导津血以养筋脉而致者；有因津血不足，无以荣养筋脉而致者；有因真元本虚，六淫之乘袭，致血不能荣养者。虽有数因不同，其于精血有亏，无以荣养者。"高鼓峰等在《医宗己任编》中论曰："大抵气血俱虚，不能荣养筋骨，故为之振摇，而不能主持也。"再者肝藏血，主风，肝病则血病而致筋脉失养，筋病则致掉眩、强直之类症状无所不至。

（3）痰浊阻络、经脉拘急。痰由湿所化，多由素体肥胖，痰湿过盛；或恣食肥甘，大量饮酒，痰湿内蕴；或饮食劳倦，内伤脾胃，水湿停蓄；或因年老体衰，肺脾肾二脏俱虚，脏腑功能失调，以致阳气不足，气运乏力，水停聚为痰。如遭外风袭扰或内风暴长，风痰互结肆虐，阻滞经络，流注四末，筋脉失约而病颤。明代楼英《医学纲目》曰："诸禁鼓栗，如丧神守，皆属于热。鼓栗亦动摇之意也，此症多由风热相合。……亦有风夹湿痰者。"一般认为震颤多属于肝风内动的临床表现，肝肾阴精不足，筋脉失养，虚风内动。但是，颤证患者往往气血阴阳俱虚，气虚的临床表现也很突出，如精神呆滞、身困乏力、流涎、纳呆等症，孙一奎在《赤水玄珠·颤振门》中又提出气虚、血虚均可引起颤证，"气虚颤振，用参术汤"。肾气是人体元气之根，肾气虚是引起颤证的重要病理基础，正如《素问·生气通天论》所说："阳气者，若天与日，失其所则折寿而不彰。"气旺精足，颤证除矣。

本患者的突出病理特点是肾气、肾精亏虚，因此在治疗时应用黄芪、党参、菟丝子等补肾益气，鳖甲、龟板、黄精、女贞子、蒸首乌补肾填精，再加一些虫类药熄风止颤，这样标本兼治，重点补肾，从而达到很好的临床疗效。本病临床表现为肝风内动，实为肾精亏耗，正如《赤水玄珠·颤振门》指出："木火上盛，肾阴不充，下虚上实，实为痰火，虚则肾亏。"

（孙燕富）

八、郑绍周教授毒邪理论感悟

毒，在中医学中主要有三个方面的含义：其一，泛指药物的毒性、偏性等；其二，指病证，多见于外科，如丹毒等；其三，指病因，包括能够对机体产生毒害（或毒性）作用的各种致病物质。

中医之毒邪，则专指病因之毒，包括外来之毒和内生之毒。《素问·生气通天论》“大风苛毒，弗之能害”，《素问·刺法论》“五疫之至，皆相染易。……正气存内，邪不可干，避其毒气”，《素问·生气通天论》“膏粱之变，足生大疔”，《内经》对毒邪的认识，包括区别于六淫的对人体毒害的邪气，以及由脏腑功能紊乱，阴阳气血失调，病理代谢产物蓄积蕴结而生的内毒。《诸病源候论》中有关蛊毒、药毒、饮食中毒及蛇兽毒和杂毒病诸候的记载，不仅丰富了致病毒邪的内涵，同时使有关病因学理论进一步发展。在近代温病学中，温热疫毒致病的理论已占据主导地位。

毒邪的特点：毒性猛烈，多属火热之毒，其性善变，内易攻脏腑，外生疮疡。毒邪致病广泛，证候特点：

（1）凶：致病暴戾，病势急剧；

（2）顽：病情顽固，易于反复；

（3）痼：病期冗长，病位深痼，常规辨治，难以奏效；

（4）杂：多与风火痰瘀等相兼为病。

传统毒邪所致病证主要涉及传染性疾病和外科疾病，以疫病之疾、痈疽疔疮等为代表。随着现代中医对疾病发病机理的不断深入研究，许多疾病的发病都与毒邪有关，尤其是感染性疾病、自身免疫性疾病、肿瘤，以及其他代谢紊乱性疾病。中医治疗感染性疾病和免疫性疾病，从现代医学角度看，外来毒邪包括各种病原微生物及其毒素、导致中毒的各种理化因素等，内生之毒则包括组织细胞功能障碍，机体一系列病理生理生化过程的产物，如毒性氧自由基、兴奋性神经毒、过敏介质、炎性介质、钙离子超载、新陈代谢毒素、致癌因子等。

《金匮要略心典》谓：“毒者，邪气蕴蓄不解之谓。”郑老继承传统毒邪理论，认为“毒”为邪气蓄积不能疏散，郁结日久而成，因此将蕴积于体内导致组织或细胞损伤，引起阴阳失衡、脏腑功能和气血运行紊乱的物质，如细菌、病毒、有毒气体，代谢产物如乳酸、酮体，免疫相关物质如免疫复合物堆积等均归于中医毒邪的范畴。

郑老将肾虚毒邪概括为多种脑系疾病的基本病机，在治疗上灵活应用补肾解毒的方法。郑老善于在辨证论治的基础上，借鉴现代中药药理研究成果，辨病辨证相结合，取得了非常显著的临床疗效。比如郑老在治疗面神经麻痹急性期，尤其是伴有耳后疼痛、手掌颜色紫暗者，以清热祛风，解毒通络为主，重用忍冬藤、连翘、二花等，其中忍冬藤“消肿散毒，疏风通络”，并且药理研究证明其具有较强的抗菌、抗病毒作用。

郑老根据毒邪的性质分别采用祛风解毒、化湿解毒、清热解毒、化痰解毒、通络解毒等方法，常用的解毒药物有白花蛇舌草、半枝莲、重楼、六月雪、土茯苓、苦参、败酱草、薏苡仁、马鞭草、僵蚕、全蝎、蜈蚣、三棱、莪术、皂刺、忍冬藤、刘寄奴、鸡血藤、楮实子、黄精、核桃仁、杏仁等。毒邪往往具有兼加的特点，在应用时几种解毒方法往往联合应用，才能取得较为满意的临床效果。以验案四则，阐述郑老毒邪理论在脑系疾病中的应用。

案一：汪某，男，41岁，于2014年1月15日初诊。

主诉：四肢麻木无力两月余。2个月前因感冒后于郑州某医院住院3天后出现尿潴留、口角麻木，转入神经内科查MRI提示颈髓、胸髓段异常信号，考虑脊髓炎，治疗后无明显好转。转入郑大一附院查MRI提示：左侧基底节、胼胝体压部、左侧岛叶、双侧颞叶、脑桥、左侧小脑半球异常信号，考虑炎症或脱髓鞘。左侧小脑半球可见条状强化信号影，诊断为“多发性硬化（MS）”，激素冲击治疗后症状减轻，现口服醋酸泼尼松片5mg×9片。为求中西医结合治疗，遂来郑老门诊。初诊时症见神志清，精神可，四肢麻木无力，胸部以下有束带感，短距离行走后出现双下肢酸困无力，右侧较重，纳眠可，小便可，大便干，需使用开塞露。舌质红、苔白，脉沉细。BP：100/75mmHg。

证候：痿证（脾肾亏虚，痰瘀阻络）。

处方：黄芪30g，生薏苡仁30g，人参15g，升麻12，葛根30g，全蝎20g，僵蚕20g，蜈蚣3条，乌梢蛇30g，白术25g，重楼30g，六月雪25g，翻白草30g，山萸肉20g，黄精30g，巴戟天20g，仙灵脾30g。7剂，水煎服，日1剂。嘱避免情绪激动，避风寒，勿劳累。症状逐渐好转，随症加减，坚持门诊中药治疗2年，每自觉症状有反复迹象便至门诊就诊，现无感觉及运动障碍，无自主神经功能障碍。

案二：常某，男，63岁，于2015年11月27日初诊。

患者因右下肢无力3年，双上肢无力2年，双手合谷穴处肌肉凹陷1年为主诉就诊，曾于北京大学第三附属医院及北京协和医院查肌电图及病理活检，确诊为运动神经元病（未提供相关检查资料）。查舌质暗红、苔薄白少津，脉沉细。BP：125/80mmHg。

证候：痿证（脾肾亏虚，毒邪内蕴）。

治法：补肾健脾，解毒通络。

方药：人参15g，黄芪30g，白术30g，山茱萸20g，黄精20g，沙苑子30g，全蝎10g，炒僵蚕20g，乌梢蛇30g，蜈蚣3条，重楼30g，苦参20g，雷公藤25g，鸡血藤30g，半夏10g，炒白芥子20g。7剂，水煎服，日1剂。

后2个月坚持门诊治疗，随证加减。至2016年1月22日复诊，诉右上肩关节处疼痛，双手合谷处肌肉萎缩，与之前无明显变化，查舌质红、苔薄白，脉沉细。BP：115/80mmHg。

方药：人参15g，黄芪30g，白术30g，山茱萸20g，黄精20g，生薏苡仁30g，全蝎10g，炒僵蚕20g，重楼30g，雷公藤25g，鸡血藤30g，马鞭草30g，葛根30g，羌活15g，独活15g，半夏10g，炒葶苈子10g，炒白芥子20g。10剂，水煎服，日1剂。后随诊数次，酌加伸筋草、威灵仙、白花蛇舌草、忍冬藤、豨莶草等，疼痛症状减轻。至随访时患者无明显神经功能障碍，仍坚持门诊口服中药治疗。

按：多发性硬化是与病毒感染和自身免疫反应有关的中枢神经白质脱髓鞘疾病，运动神经元病是与组织氧化应激和神经毒性物质堆积有关的神经变性疾病，二者均为慢性进展性疾病，且目前并无行之有效的治疗方案。郑老从脾肾亏虚，毒邪蓄积辨治，取得了较好的临床疗效。郑老发现，多数患者在外感病之后发病，且症状多以肢体活动和感觉障碍为主，考虑六淫邪毒侵袭人体，上犯于脑，损害脑髓，气血运行不畅，脑络失养，导致疾病的发生。同时脏腑机能失常，气血运行紊乱，使机体内生理和病理产物不能及时排出，蕴积于体内而化生内毒。机体阴阳失衡，外感六淫之邪未除，内生痰湿瘀血蓄积，浸淫入络，随气血走窜，从而表现出复杂的临床症状。郑老认为湿热痰瘀之毒邪是多发性硬化和运动神经元病发病的直接原因，脾肾亏虚是发病基础，毒邪内蕴是主要的致病因素，临床治疗以健脾补肾为主，扶助正气，常用药物有人参、黄芪、巴戟天、山茱萸、仙灵脾、菟丝子等，辅以清热、化痰、活血、祛风等，清除内毒，促进脏腑功能的恢复，如半夏、皂角刺、三棱、莪术、僵蚕、全蝎、雷公藤、鸡血藤等。郑老在临床中非常重视手诊，凡毒邪蕴结，查看手掌大鱼际处肌肉颜色紫暗者，多有血分热毒，常用重楼、白花蛇舌草、苦参、六月雪、刘寄奴清热活血。又因毒邪致病顽固，对于运动神经元病、多发性硬化等，郑老通常在整个病程中重用此类药物。重楼、六月雪、苦参经药理实验证明具有确切的抗肿瘤、抗病毒作用，可抑制免疫反应，减轻组织或细胞的炎性损伤。刘寄奴属活血类药物，现代药理学研究显示具有抑制血小板聚集、抗氧化反应、抗亚硝化反应、抗菌镇痛等作用，传统用药和现代药理均提示刘寄奴具有较好的抗炎效果。鸡血藤"去瘀血，生新血"，为"血分之圣药"，药理实验证明其具有抗病毒和免疫调节作用。雷公藤最早见于《本草纲目拾遗》，述"其性最烈，以其草烟熏蚕子则不生……"其具有祛风湿、活血通络、消肿止痛的功效，现代药理对雷公藤做了深入研究，证明雷公藤中大多数活性成分具有免疫调节作用，并具有拮抗炎症介质的释放，作用类似皮质激素，但不具激素的副作用，郑老一般将雷公藤用至20～30g以抑制免疫反应造成的神经损伤，脾胃虚弱的患者酌情减量或不用。

案三：李某，男，54岁，于2015年10月30日初诊。

主诉：言语不利、右侧面部及手指麻木四月余。4个月前突然出现言语不利、右侧面部及手指麻木，至当地医院查头颅MRI提示：左侧额、顶叶占位，考虑脑胶质瘤，遂至郑州市肿瘤医院手术治疗，术后病理诊断"左侧额、顶叶胶质母细胞瘤WHOⅣ级"，术后2个月查头颅MRI提示：左侧额、顶叶胶质瘤术后改变，手术边缘强化结节并周围水肿，复发待排除。近来出现言语不清加重，手指及面部麻木，查舌质红、舌苔薄白润，脉沉细。BP：100/80mmHg。

证候：中风–痰瘀阻络，正虚邪伏。

治法：消瘀散结，益气补肾。

方药：人参15g，黄芪30g，白术25g，芡实30g，泽泻30g，半夏10g，炒葶苈子10g，炒白芥子20g，九节菖蒲15g，全蝎10g，炒僵蚕20g，皂角刺20g，醋三棱25g，醋莪术30g，苦参25g，重楼30g，刘寄奴25g，砂仁10g。7剂，水煎服，日1剂。门诊口服中药治疗，后根据症状及舌质脉象以胆南星、乌梢蛇、络石藤、雷公藤、楮实子、桑葚子等加减。随访2年，每半年复查1次，未提示新发病灶。

按：神经胶质瘤是最常见的颅内恶性肿瘤，就像其他肿瘤一样，发病原因并不是十分清楚，手术治疗是目前临床的首选方法，但仍难以根除，且胶质瘤细胞对射线不敏感，化疗药物又难以透过血脑屏障，术后复发率几乎为100%。郑老曾治疗1例淋巴瘤患者，该患者连续服用中药8年，生存27年。在治疗过程中，郑老使用了大量的化痰逐瘀药物，以此为经验，郑老在此后治疗肺癌、乳腺癌、结肠癌中均以化痰逐瘀为主，辅以清热解毒、益气扶正之品，取得了一定的疗效。

近年研究提示肿瘤的发生发展与机体免疫功能低下有关，《灵枢·百病始生》中说："凝血蕴里而不散，津液涩渗，著而不去，而积皆成矣。"张景岳也指出："脾肾不足及虚弱失调之人，多有积聚之病。"根据以往经验，郑老认为毒邪内伏是胶质瘤术后复发的重要原因，手术切除不能完全消除肿瘤发生的病因，相当于祛邪不尽，术后正气亏虚，毒邪潜伏，再加上化疗药物多损伤脾胃，气血津液积聚，蕴而成毒，当正气不能压制毒邪便会再次复发。治疗以益气健脾，化痰逐瘀，散结通络为主，郑老常用皂角刺、三棱、莪术以破瘀散结，半夏、胆南星、白芥子等消痰散结，改善正常血液循环，重楼、苦参的抗肿瘤作用显著，已成为治疗肺癌、恶性淋巴瘤、脑肿瘤、鼻咽癌等肿瘤疾病的重要药物。对于术后继发癫痫的患者，郑老采用涤痰息风、镇惊开窍的方法，加硼砂、水牛角粉、胆南星、麝香等。

案4：张某，女，6岁，于2016年8月1日初诊。

患者以"交替性双眼睑上抬无力4年"为主诉至门诊就诊。发病后于郑州市某医院诊断为重症肌无力（眼肌型），给予大剂量甲泼尼龙冲击治疗后症状好转，此后小剂量口服醋酸泼尼松片，每个月减1/3片，现5mg×3片晨起顿服。就诊时见：神志清，面部浮肿，面色黧黑，体胖，体毛旺盛，皮肤瘙痒，左侧眼睑下垂，无吞咽或四肢活动障碍，纳眠可，二便调。查双手大鱼际可见紫红色瘀斑，舌质红、舌苔薄白，脉沉细。BP：105/80mmHg。

证候：痿证（脾肾亏虚，浊邪阻络）。

治法：健脾补肾，除风通络。

方药：黄芪30g，人参10g，葛根30g，赤芍25g，生薏苡仁30g，山茱萸20g，黄精30g，沙苑子30g，全蝎10g，炒僵蚕20g，乌梢蛇30g，重楼30g，刘寄奴25g，苦参20g，地肤子25g。3剂，颗粒剂，混匀分10包，日1包，分3次冲服。嘱避免感染。连续门诊治疗。2016年10月停用激素，至随访时，面色红润，眼球运动灵活，双侧眼睑抬举正常。

按：重症肌无力是一种神经肌肉接头传递障碍的获得性自身免疫性疾病，目前对该病的病因研究比较明确，治疗手段主要依赖肾上腺皮质激素及免疫抑制剂治疗，预后因类型不同而异。本案患者病情较轻，但是长期激素治疗，症状无好转，且出现明显的激素副作用。脾胃后天之本，主生化气血，脾主肌肉，主四肢肌肉运动，眼胞属脾，肾为先天之本，主藏精。《诸病源候论》："目是脏腑血气之精华，若血气虚，其皮缓纵，垂复于目，则不能开，此呼睢目。"《灵枢·大惑论》记载："五脏六腑之精气皆上注于目而为之精，……精散则视歧，视歧见两物。"郑老认为本病属脾肾气虚，清阳不升，精血不能濡养经络，脉络空虚，风邪挟六淫之外邪侵袭，蕴而为毒，当以补肾健脾为基本原则，辅以养血祛风，解毒通络。激素类药物以中医辨证多属于温性，具有补火助阳，温补脾肾的作用，本案中患者长期使用糖皮质激素类药物，损伤肾阴，阴虚火旺，津液凝滞为痰，血行不畅为瘀，导致湿热痰瘀互结。郑老以整体观念为原则，在益气健脾、滋补肝肾的同时，加清热解毒之重楼，祛湿化痰之薏苡仁、苦参，活血祛风之全蝎、僵蚕，标本兼顾。后期症状减轻，停用激素后，减少清热活血的药物，增加填精养血，升清化浊之药，如菟丝子、巴戟天、当归、升麻等。乌梢蛇、地肤子、白附子祛风止痒，具有抗过敏作用，郑老用以缓解长期应用激素导致的皮肤瘙痒。

（王猛川）

九、中风病证治经验感悟

中风也叫脑卒中，是以猝然昏仆，不省人事，口舌歪斜，半身不遂，语言謇涩，或不经昏仆而仅见口眼歪斜为主症的一种病证，因其起病急骤，见证多端，变化迅疾，与风性善行数变的特征相似，故以中风名之。临床一般分为两种类型：缺血性脑卒中和出血性脑卒中。由于本病发病率高、死亡率高、致残率高、复发率高以及并发症多的特点，所以医学界把它同冠心病、癌症并列为威胁人类健康的三大疾病之一。

郑老诉有关中风的记载始见于《内经》，《内经》对卒中、昏迷有仆击、大厥、薄厥等描述，对半身不遂有偏枯、偏风、痱风等名称。病因方面，《内经》也多有论述。在病机方面，在唐宋以前，多以“内虚邪中”立论。唐宋以后，特别是金元时代，突出以“内风”立论。随着病因学的发展，中风发病期与后遗症的治疗方法也日趋完善，唐宋以前主要以疏风散邪，扶正为法。金元以后治火、治痰、治虚、滋阴、息火、开窍、固脱各有所长。现代医家总结前人经验，并结合现代医学知识，进一步探讨发病机制，认为本病发生主要在于肝阳化风，气血逆乱，直冲犯脑，或痰瘀互阻，脑脉闭塞。病位在脑，病情较重。郑老认为：脾肾气虚是中风病发病的基础，痰瘀互阻是中风病发病的基本病理环节，中风病的发生是多因素长期作用于人体的结果。因此，郑老提出：

（1）补肾益气法是中风的基本治疗大法，具体治疗法则视中风病所处阶段而异。

1）中风先兆期，肾虚导致痰瘀内伏是其发病基础，因此在治疗时要以补肾益气为先。现代医学认为，短暂性脑缺血发作的最常见原因是脑动脉硬化，而脑动脉硬化与高脂血症和自由基损伤导致脂质过氧化密切相关。因此在此期治疗时要以补肾益气为主以治本，佐以化痰活血以治标。只有肾气充足，气化有权，痰瘀才能渐开，中风之危险因素才能消除。

2）急性期，痰瘀互结，痹阻脑脉，脑髓神机失用是其病机核心。治疗时，在化痰利水的同时不要忘记补肾益气这一基本法则。因为痰饮和水皆为阴邪，易伤阳气，得温则化，又为肺、脾、肾三脏气化失调的病理产物，因此在治疗时要适当应用一些温阳益气之品，遵张仲景“病痰饮者，当以温药和之”之旨，促使肺、脾、肾三脏尤其是肾脏的气化功能恢复。只有这样，痰饮、瘀血才能渐消缓散，神机才能逐渐恢复。

3）恢复期，中风发病超过2周或1个月即进入恢复期，元气亏损，血瘀脑脉日久，久病入络，神机失用为其突出病机。因此，在此期应以大补元气为主，佐以活血通络，以促进神经机能的恢复，预防复中；只有元气充足，推动温煦作用正常，脏腑功能和调，气血流畅，四肢经络之顽痰死血才能逐步消解，痿废肢体才有望恢复功能。

（2）分期治疗。

中风的形成和发展是一个长期和渐进的过程，根据其病机特点和临床表现一般将其分为中风先兆期、急性期和恢复期三个阶段。仅仅抓住补肾化痰活血这一主线还不够，应根据各期的具体病机特点灵活运用。

1）中风先兆期：补肾益气为先，佐以化痰活血。肾虚为本，肾虚导致痰瘀内伏是中风先兆的发病基础。因此，在此期治疗时要以补肾益气为主以治本，佐以化痰活血以治标。只有肾气肾精充足，痰瘀才能渐开，中风之危险因素才能消除。临床常用补肾化痰汤加减：仙灵脾30g，何首乌20g，石菖蒲15g，泽泻15g，丹参15g，水蛭15g。

2）急性期：化痰利水为急先，佐以活血补肾。痰瘀互结、痹阻脑脉、脑髓神机失用是中风病急性期的病机核心。脑脉痹阻，气机郁滞不畅，阻碍津液敷布，聚而为饮，凝而为痰，此即“血不利则为水”。痰饮聚集脑窍，反过来又加重脑局部气血郁滞，进而使病情加重。故而此期应以化痰利水为先，辅以活血补肾。候痰化饮去，脑脉痹阻才能缓解，神机方可能渐渐恢复。临床常用化痰通络饮加减：石菖蒲20g，泽泻30g，大黄10g，水蛭10g，丹参20g，仙灵脾15g。

3）恢复期：活血通络为主，佐以补肾化痰。中风发病超过2周或1个月即进入恢复期。血瘀脑脉日久，神机失用为中风恢复期的突出病机。久病入络，肾虚为中风发生之根本，痰滞脉道为复中的危险因素。因此在此期应以活血化瘀通络为主，佐以补肾化痰，以促进神经机能的恢复，预防复中。临床常用通络益元煎加减：水蛭10g，地龙15g，小白花蛇1条(研末冲服)，仙灵脾30g，黄芪15g，石菖蒲15g。

（3）分型辨证施治。

虽然肾虚、血瘀、痰阻为中风的基本病机，但是，由于患者的体质不同，体内阴阳气血的偏盛偏衰不一，临床表现也不尽相同。因此，在治疗中风的时候，不仅要抓住补肾化痰活血这一基本治法，同时还要根据不同患者的具体病情进行辨证施治。只有这样才能切中病情，取得较为满意的疗效。郑老在临床中认为以下几种证型较为常见。

1）肝阳上亢型：素体阳亢之人，除具备中风四大主症（半身不遂、舌强语蹇或不语、口舌歪斜、偏身麻木）之外，尚具有头痛眩晕、面红目赤、口苦咽干、心烦易怒、舌质红或红绛、舌苔薄黄、脉弦有力等临床特点。在治疗时，须在补肾化痰活血的基础上加用一些平肝潜阳之品，如天麻、钩藤、石决明等，或合用天麻钩藤饮化裁。

2）痰热腑实型：素体内热痰盛之人，除具备中风四大主症之外，尚具有头晕目眩、腹胀便秘、痰多口臭、舌质暗红、苔黄腻、脉弦滑等临床特点。治疗时，在补肾化痰活血的基础上加用一些化痰通腑之品，如全瓜蒌、大黄、芒硝、半夏、胆南星、白芥子等，或合用星蒌承气汤加减。

3）气虚血瘀型：素体肥胖气虚之人，除具备中风四大主症之外，尚具有面色㿠白，气短乏力，口角流涎，自汗，心悸，便溏，手足肿胀，舌质暗淡、舌苔薄白或白腻，脉沉细、细缓或细弦等临床特点。治疗时，在补肾化痰活血的基础上加用一些益气活血之品，如黄芪、党参、当归、桃仁等，或合用补阳还五汤化裁。

4）肝肾阴虚型：素体阴虚之人，除具备中风四大主症之外，尚具有烦躁失眠，眩晕耳鸣，手足心热，舌质红绛或暗红、少苔或无苔，脉弦细等临床特点。治疗时，应在补肾化痰活血的基础上加用一些滋补肝肾之品，如龟板、黄精、天冬、女贞子等，或合用镇肝熄风汤加减。

同时郑老认为处于中风后遗症期的患者，应注意勤锻炼，消耗过剩能量，降低血脂，并且规律适当锻炼也可提高机体免疫力。此外，长期规律“药物对抗治疗”对于改善中风患者身体机能、保护脑血管及预防中风复发很有必要。所谓“药物对抗治疗”即间断性地住院接受活血化瘀、补肾健脾益气化痰等相关药物治疗。对于“规律”，郑老的解释是：每年的深秋季节和阳春三月这两个时间段要接受“药物对抗治疗”，因为每年的这两个时间段为中风病的高发时间段，此时予药物对抗能够及时纠正身体免疫状态，从而降低中风病的罹患风险。仔细思考，郑老的规律药物对抗治疗应该就是古人所说的“不治已病治未病”吧。

（王　丹）

附二　墨宝和年谱

（一）墨宝

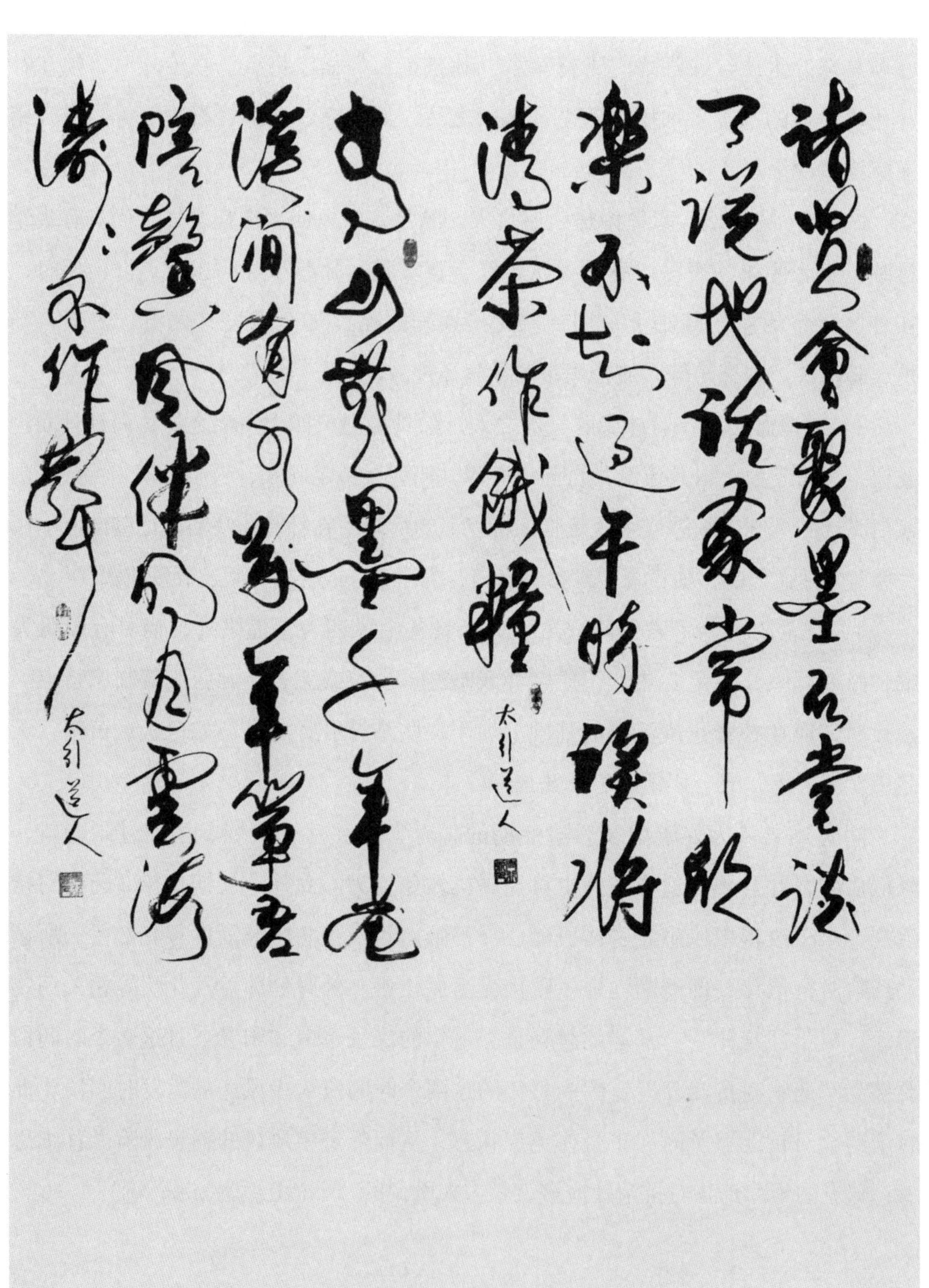

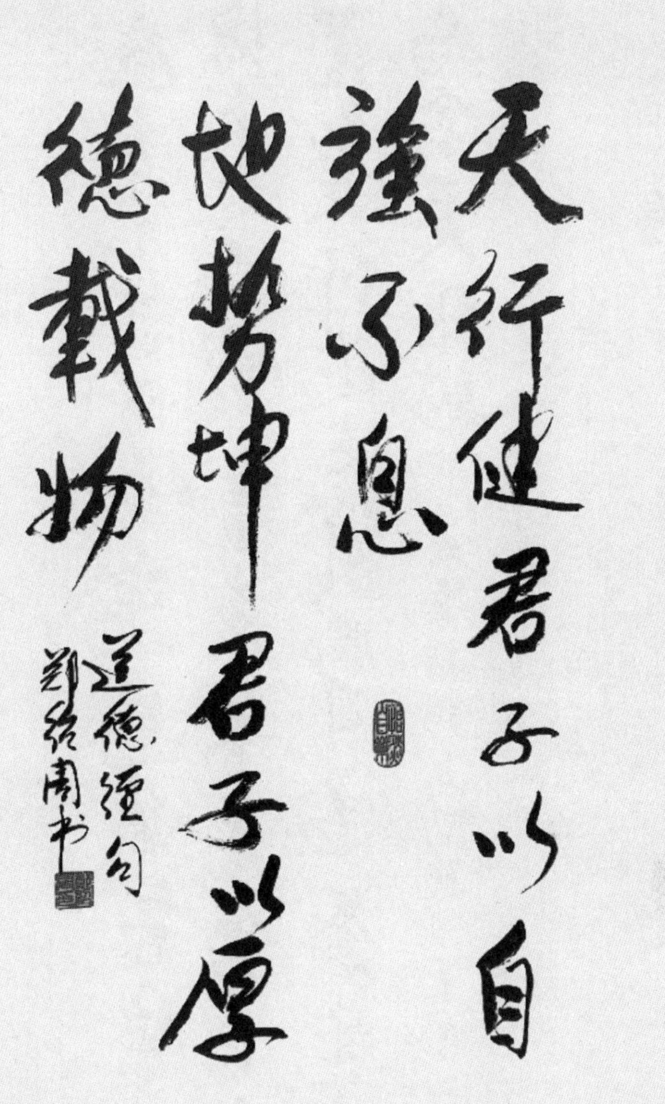
天行健君子以自
強不息
地勢坤君子以厚
德載物
道德經句
劉繼周书

自慮吉凶護惜身命見彼苦惱若己之深心悽愴勿避險巇晝夜寒暑饑渴疲勞一心赴救無功夫行迹之心如此可為蒼生大醫反之則為含靈巨賊

大醫精誠 孙思邈

乙未年 郑绍周书

有支山歌聽不夠頌歌聽了幾拾年人把黨來比母親越聽頌歌心越甜想想萬惡舊社會外侵內亂災荒多饑兒饑黔多慘死國人淚多都流干是黨導引強國夢開顏暢笑甜甜甜

黨的生日撰句并書 鄭[illegible]

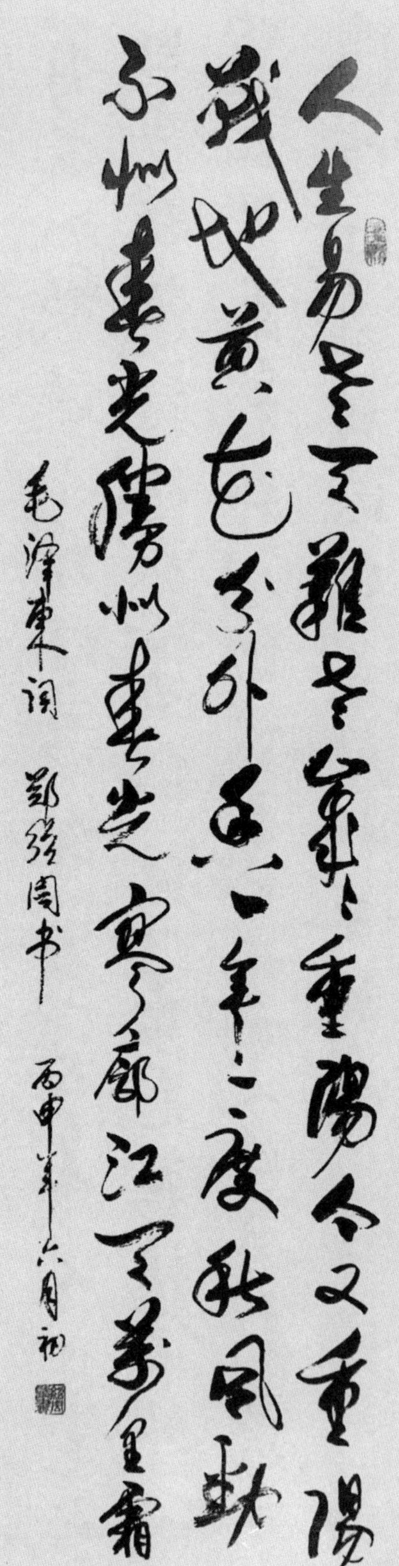
人生易老天難老
歲歲重陽
今又重陽
戰地黃花分外香
一年一度秋風勁
不似春光
勝似春光
寥廓江天萬里霜
毛澤東詞
郑绍周书
丙申年六月

中華文化起中原人杰地
靈看河南古有醫聖張
仲景而今傳承待新賢

鄭維周撰句并書於斗室 庚寅盛夏

道可道非常道名可名非常名无
名天地之始有名萬物之母故常无
欲以觀其妙常有欲以觀其徼此兩
者同出而異名同謂之玄玄之又玄
衆妙之門

選自老子道德經 庚寅年金秋 鄭紹周

上古之人其知道者法於陰陽和於術數飲食有節起居有常故能形與神俱而盡終其天年度百歲乃去

摘自內經 鄭紹周

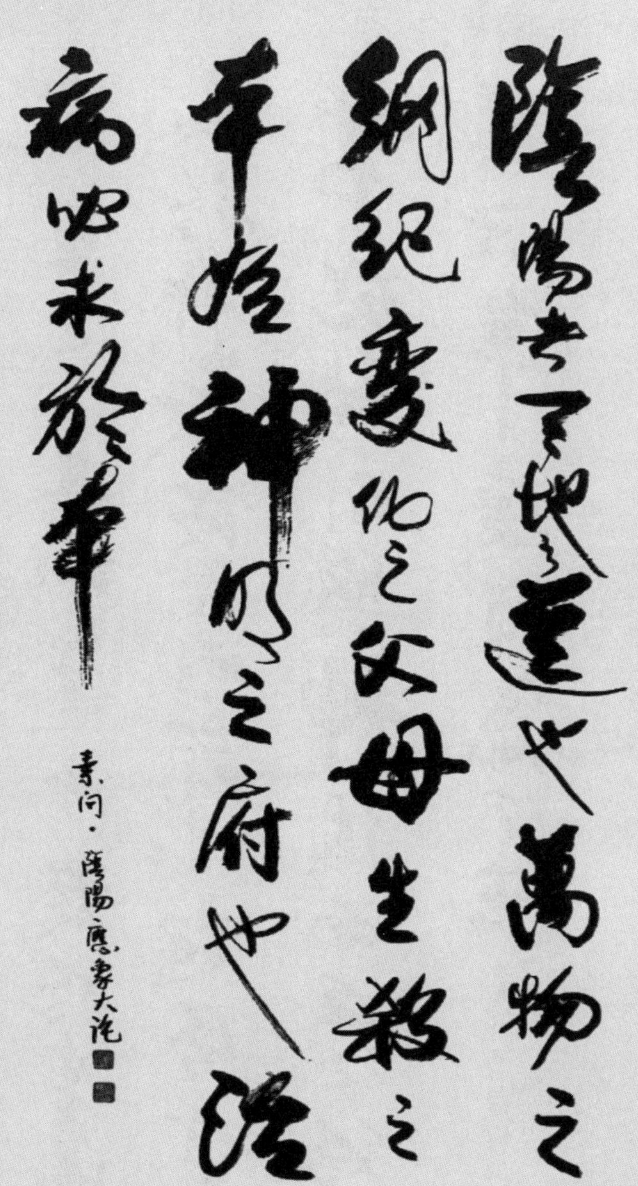
陰陽者天地之道也萬物之
綱紀變化之父母生殺之
本始神明之府也治
病必求於本
素问·陰陽應象大論

（二）郑绍周年谱

1938年1月，出生于河南省内黄县；

1947年7月—1953年7月，就读于内黄县楚旺小学；

1953年9月—1956年7月，就读于内黄县楚旺中学；

1956年9月—1959年7月，就读于内黄县中学；

1959年9月—1964年7月，就读于河南中医学院；

1964年7月—1972年5月，三门峡黄河医院中医科工作；

1972年5月—1980年7月，河南中医学院内科、伤寒教研室；

1974年1月—1975年1月，中山医科大学第二附属医院心血管科进修；

1980年7月—1989年5月，河南中医学院第一附属医院急诊科；

1989年5月—1997年5月，河南中医学院第一附属医院中风科；

1993年—2006年，河南中医学院中医内科硕士研究生导师；

1997年5月—1999年12月，河南中医学院第一附属医院脑病医院院长；

1999年11月至今，退休，河南中医学院第一附属医院脑病医院名誉院长，仍坚持门诊及病房不定期查房。